全国中医药行业高等职业教育"十三五"规划教材

推拿手法

（第二版）

（供针灸推拿等专业用）

主　编◎张光宇　　吴　涛

中国中医药出版社

· 北　京 ·

图书在版编目（CIP）数据

推拿手法/张光宇，吴涛主编．—2版．—北京：中国中医药出版社，2018.6（2021.12重印）

全国中医药行业高等职业教育"十三五"规划教材

ISBN 978 - 7 - 5132 - 4859 - 4

Ⅰ．①推…　Ⅱ．①张…②吴…　Ⅲ．①推拿 - 高等职业教育 - 教材

Ⅳ．①R244.1

中国版本图书馆 CIP 数据核字（2018）第 065453 号

中国中医药出版社出版

北京经济技术开发区科创十三街 31 号院二区 8 号楼

邮政编码　100176

传真　010 - 64405721

河北省武强县画业有限责任公司印刷

各地新华书店经销

开本 787×1092　1/16　印张 20　字数 412 千字

2018 年 6 月第 2 版　2021 年 12 月第 4 次印刷

书号　ISBN 978 - 7 - 5132 - 4859 - 4

定价　75.00 元

网址　www.cptcm.com

服 务 热 线　010 - 64405510

购 书 热 线　010 - 89535836

维 权 打 假　010 - 64405753

微信服务号　zgzyycbs

微商城网址　https://kdt.im/LIdUGr

官 方 微 博　http://e.weibo.com/cptcm

天猫旗舰店网址　https://zgzyycbs.tmall.com

如有印装质量问题请与本社出版部联系（010 - 64405510）

中医药职业教育是我国现代职业教育体系的重要组成部分，肩负着培养新时代中医药行业多样化人才、传承中医药技术技能、促进中医药服务健康中国建设的重要职责。为贯彻落实《国务院关于加快发展现代职业教育的决定》（国发〔2014〕19号）、《中医药健康服务发展规划（2015—2020年）》（国办发〔2015〕32号）和《中医药发展战略规划纲要（2016—2030年）》（国发〔2016〕15号）（简称《纲要》）等文件精神，尤其是实现《纲要》中"到2030年，基本形成一支由百名国医大师、万名中医名师、百万中医师、千万职业技能人员组成的中医药人才队伍"的发展目标，提升中医药职业教育对全民健康和地方经济的贡献度，提高职业技术院校学生的实际操作能力，实现职业教育与产业需求、岗位胜任能力严密对接，突出新时代中医药职业教育的特色，国家中医药管理局教材建设工作委员会办公室（以下简称"教材办"）、中国中医药出版社在国家中医药管理局领导下，在全国中医药职业教育教学指导委员会指导下，总结"全国中医药行业高等职业教育'十二五'规划教材"建设的经验，组织完成了"全国中医药行业高等职业教育'十三五'规划教材"建设工作。

中国中医药出版社是全国中医药行业规划教材唯一出版基地，为国家中医中西医结合执业（助理）医师资格考试大纲和细则、实践技能指导用书、全国中医药专业技术资格考试大纲和细则唯一授权出版单位，与国家中医药管理局中医师资格认证中心建立了良好的战略伙伴关系。

本套教材规划过程中，教材办认真听取了全国中医药职业教育教学指导委员会相关专家的意见，结合职业教育教学一线教师的反馈意见，加强顶层设计和组织管理，是全国唯一的中医药行业高等职业教育规划教材，于2016年启动了教材建设工作。通过广泛调研、全国范围遴选主编，又先后经过主编会议、编写会议、定稿会议等环节的质量管理和控制，在千余位编者的共同努力下，历时1年多时间，完成了83种规划教材的编写工作。

本套教材由50余所开展中医药高等职业教育院校的专家及相关医院、医药企业等单位联合编写，中国中医药出版社出版，供高等职业教育院校中医学、针灸推拿、中医骨伤、中药学、康复治疗技术、护理6个专业使用。

本套教材具有以下特点：

1. 以教学指导意见为纲领，贴近新时代实际

注重体现新时代中医药高等职业教育的特点，以教育部新的教学指导意

见为纲领，注重针对性、适用性以及实用性，贴近学生、贴近岗位、贴近社会，符合中医药高等职业教育教学实际。

2. 突出质量意识、精品意识，满足中医药人才培养的需求

注重强化质量意识、精品意识，从教材内容结构设计、知识点、规范化、标准化、编写技巧、语言文字等方面加以改革，具备"精品教材"特质，满足中医药事业发展对于技术技能型、应用型中医药人才的需求。

3. 以学生为中心，以促进就业为导向

坚持以学生为中心，强调以就业为导向、以能力为本位、以岗位需求为标准的原则，按照技术技能型、应用型中医药人才的培养目标进行编写，教材内容涵盖资格考试全部内容及所有考试要求的知识点，满足学生获得"双证书"及相关工作岗位需求，有利于促进学生就业。

4. 注重数字化融合创新，力求呈现形式多样化

努力按照融合教材编写的思路和要求，创新教材呈现形式，版式设计突出结构模块化，新颖、活泼，图文并茂，并注重配套多种数字化素材，以期在全国中医药行业院校教育平台"医开讲－医教在线"数字化平台上获取多种数字化教学资源，符合职业院校学生认知规律及特点，以利于增强学生的学习兴趣。

本套教材的建设，得到国家中医药管理局领导的指导与大力支持，凝聚了全国中医药行业职业教育工作者的集体智慧，体现了全国中医药行业齐心协力、求真务实的工作作风，代表了全国中医药行业为"十三五"期间中医药事业发展和人才培养所做的共同努力，谨此向有关单位和个人致以衷心的感谢！希望本套教材的出版，能够对全国中医药行业职业教育教学的发展和中医药人才的培养产生积极的推动作用。需要说明的是，尽管所有组织者与编写者竭尽心智，精益求精，本套教材仍有一定的提升空间，敬请各教学单位、教学人员及广大学生多提宝贵意见和建议，以便今后修订和提高。

国家中医药管理局教材建设工作委员会办公室

全国中医药职业教育教学指导委员会

2018 年 1 月

《推拿手法》
编委会

主 编

张光宇（重庆三峡医药高等专科学校）

吴　涛（河南推拿职业学院）

副主编（以姓氏笔画为序）

王志磊（山东中医药高等专科学校）

刘海涛（江西中医药高等专科学校）

杨　淳（保山中医药高等专科学校）

张晓哲（邢台医学高等专科学校）

编　委（以姓氏笔画为序）

于雪萍（四川中医药高等专科学校）

何立东（江西中医药大学）

张　亮（湖南中医药大学）

赵　娟（河南推拿职业学院）

袁　园（昆明卫生职业学院）

唐　娟（成都中医药大学附属医院针灸学校/四川省针灸学校）

梁振新（南阳医学高等专科学校）

谢　寒（重庆三峡医药高等专科学校附属医院）

雷　伟（湖南中医药高等专科学校）

学术秘书

杨梦琳（重庆三峡医药高等专科学校）

《推拿手法》是"全国中医药行业高等职业教育'十三五'规划教材"之一，主要适用于高职高专针灸推拿专业学生。通过学习，使学生具备操作和运用推拿手法的能力和素质，为进一步学习推拿治疗、保健推拿等专业课程打下基础。本教材也可供相关人员参加执业医师资格考试、职业培训等参考使用，或作为中医学、中医骨伤、康复治疗技术、医学美容技术等相关专业学生学习用书。

全书分为四篇、十二个模块。推拿手法基础篇介绍了推拿手法相关的基本概念、基础知识和推拿手法练功。成人推拿手法篇介绍了基本手法、复合手法与其他类手法、手法操作与应用练习。小儿推拿手法篇介绍了小儿推拿常用手法、小儿特定穴推拿手法。职业按摩师推拿手法篇介绍足部按摩手法、踩跷法、美容按摩手法、运动保健按摩手法等内容。

与上一版教材相比较，本教材有如下特点：①保留前一版教材的基本体系，将"附篇"明确为"职业按摩师推拿手法篇"。根据认知规律，完善了"手法基础""单式手法""部位手法""职业手法"的递进形式。②采用篇、模块、项目的架构，细分和明确各知识点的组成。③每个模块以"学习目标"明晰教学的主次把握，以"复习思考"进行学习效果的检测，适当辅以"知识链接"进行文献和新知识、新技术的拓展。④小儿推拿手法部分，解决了前一版教材特定穴手法的问题，处理好了特定穴和特定穴手法之间的关系。⑤"职业按摩师推拿手法篇"，保留了"足部按摩手法""美容按摩手法""踩跷法"，增加了"运动保健按摩手法"，供学生根据职业规划选择学习，实现与产业需求、岗位胜任能力严密对接。

本教材由多所院校老师共同编写，分工如下：模块一由赵娟编写；模块二由吴涛编写；模块三由王志磊、梁振新编写；模块四由张光宇编写；模块五由唐娟编写；模块六由何立东编写；模块七由袁园、张晓哲编写；模块八由杨淳、于雪萍编写；模块九由谢寒编写；模块十由刘海涛编写；模块十一由雷伟编写；模块十二由张亮编写。

本版教材为修订教材，感谢前一版教材编委会老师奠定的丰厚基础！感谢此次修订中，各位编委为文字撰写、插图制作所做的大量工作！特别感谢王志磊老师为制作手法练功及小儿推拿常用手法插图的辛苦付出！感谢教材学术秘书杨梦琳老师，在整个编写过程中的联系协调工作！教材编写过程中，得到了各参编学校的大力支持；同时，本教材借鉴了部分相关教材和著作的成果，在此一并表示衷心的感谢！

由于中医推拿源远流长、流派众多，而我们自身水平十分有限，修订中又难免"敝帚自珍"，若有错漏不足之处，恳请使用教材的广大师生和同道多提宝贵意见，以便进一步完善。

《推拿手法》编委会
2018 年 1 月

▌推拿手法基础篇▌

目录

小儿推拿手法篇

职业按摩师推拿手法篇

推拿手法基础篇

模块一

概 述

【学习目标】
1. 掌握推拿、推拿手法和推拿手法学的概念。
2. 熟悉推拿相关成就和代表著作。
3. 了解推拿手法发展简史；推拿手法学习的方法。

推拿又称为"按摩"，古代称为按跷、跷摩、案扤等，属于中医学临床学科中的外治法，是中医学宝库的重要组成部分。发展推拿事业，是历史赋予我们的一项光荣而艰巨的任务。学习这门医疗技术，应在继承的基础上，整理、发掘、弘扬这门古老而有特色的医疗学科，为人类的医疗卫生事业做出贡献。

项目一　推拿的基本概念

一、推拿及推拿学

推拿在明代以前多称"按摩"，明代以后多是"推拿"与"按摩"并称，沿用至今。作为一种疗法，推拿是指在中医学和现代科学（包括现代医学）理论指导下，运用手法和

1

功法作用于人体体表的特定部位，以检查、调节机体的生理、病理状态，达到诊断、预防、治疗和保健目的的一种医学技术，是中医的外治疗法之一，属自然疗法范畴。

推拿学则是在中医学和现代科学（包括现代医学）理论指导下，研究运用手法和功法防治疾病、养生保健的方法、作用原理和应用规律的一门临床医学学科，属中医学的分支学科之一。

二、 推拿手法

推拿手法是以医疗、康复、保健和养生为目的，术者用手或肢体的其他部位，或手持器械在受术者身体特定部位施予一定力量的、有目的、有规律的操作活动的总称，是推拿技术的核心。

三、 推拿手法学

推拿手法学是研究推拿手法的术式结构、技能训练、动作原理、作用机制、临床应用及其研究方法与发展历史的一门专业学科，它既是推拿学基础与推拿治疗学之间的一门桥梁课程，又是推拿专业的核心技能课程。

四、 推拿的相关学科

推拿是一门跨学科的应用科学，涉及中医学和现代科学（包括现代医学）的许多领域。除了推拿手法学以外，还包括以下学科。

1. **推拿基础学** 主要介绍推拿学的基础理论及相关知识，如推拿的基本概念、基本内容、发展源流、适应证、禁忌证、注意事项、推拿体位、推拿辅助要素、推拿反应、推拿诊法、推拿穴区、推拿的作用和原理等。

2. **推拿功法学** 是研究推拿功法的技术特征、作用原理和应用规律的一门学科，属推拿学的分支学科之一，与推拿手法学共同构成推拿学科的基本技能。

3. **推拿治疗学** 是研究推拿的治疗作用、治疗原理、治疗原则、基本治法及骨伤、内、外、妇、儿、五官等科中推拿适应证的推拿治疗方法的一门临床课程。

4. **推拿保健学** 是研究推拿的预防保健作用、施术方法、自我推拿保健方法和实践应用规律的一门课程，是一门很有市场前景的应用学科。其内容包括专业保健推拿和自我保健推拿两部分，并且方法众多，目的各异。

5. **推拿实验学** 是运用现代科学的实验研究方法探讨和阐明推拿手法、功法和治疗机理的一门课程，主要分为基础研究和临床研究。前者如手法操作技能的实验研究、推拿力学实验研究、推拿动物实验研究等；后者如推拿治疗和预防疾病机理的实验研究、推拿麻醉的实验研究等。

6. 推拿文献学　是研究代表性推拿古籍和各推拿流派的理论、方法和应用的一门学科。

项目二　推拿发展简史

历史唯物主义认为，任何科学的诞生均起源于人们生产劳动的实践，推拿也不例外。在远古时代，人类在肢体冷冻或因撞击、扭挫、跌损等而引起疼痛或心理受挫需要安慰和交流时，都会不自觉地自己或让同伴搓摩、按揉、抚摩不适部位以抵御寒冷、减轻伤痛和得到宽慰，于是便有了最初的推拿手法。经过长期的实践和不断的总结，就由自发的本能行为发展到自觉的医疗行为，形成了一种最古老的疗法。因此，可以说自从有了人类就有了推拿。

推拿治病的文字记载，始于殷商甲骨文。在甲骨卜辞中多次出现个象形文字"付"，为"拊"字的初文，本义是一个人用手在另一人腹部或身上抚摩。春秋战国时期，推拿已成为主要的治疗和养生保健手段之一，当时就有名医扁鹊运用推拿、针灸等法成功抢救虢太子尸厥的记载。1973 年湖南长沙马王堆三号墓出土了大批帛书和竹木简，《五十二病方》是其中最重要的一部医著，其内容早于《黄帝内经》，反映了春秋战国时期的医学成就。其中涉及的推拿手法有安（按）、靡（摩）、掔、蚤挈、中指蚤（搔）、括（刮）、捏、操、抚、掮等十余种，而以摩法运用记载最多。其中还有以药摩和膏摩治疗皮肤瘙痒、冻疮等的方法。

秦汉时期，来自经验积累的推拿疗法已摆脱了经验医学的桎梏，成为一门有民族特色和理论基础的学科，在中医学中占有极其重要的地位。其显著标志是推拿专著《黄帝岐伯按摩》10 卷的问世（已佚）和现存最早的中医经典巨著《黄帝内经》对推拿起源、手法、工具、作用、原理、应用、适应证、禁忌证和教学等的论述。东汉张仲景《金匮要略》详细记载了救治自缢的胸外心脏按摩术、按腹人工呼吸法、颈部牵引法、四肢关节屈伸法等推拿技术，运用手法多达 7 种。书中还提出用膏摩、导引、吐纳、针灸等治疗四肢重滞。三国时期的名医华佗擅用膏摩治疗伤寒及肌肤浮淫、举体风残，还根据虎、鹿、熊、猿、鹤的动作创造了最早的推拿导引术——五禽戏。

两晋南北朝时期膏摩广泛应用，推拿手法丰富多样。东晋葛洪《肘后备急方》不仅记载了用掐按人中、拇指按胃脘、抓脐上 3 寸、抄举法、捏脊法、背法、口内复位法等治疗昏厥、溺死、卒心痛、卒腹痛、颞颌关节脱位等急症，而且首次系统总结了膏摩的方、药、症、法和摩膏的制法。《刘涓子鬼遗方》记载了用擦法和拓法（以药布在患处反复熨擦）治疗皮肤病及痈疽，记述了不同膏摩手法的辨证选用。南北朝时期的《养性延命录》《太清道林摄生论》等，除详细介绍了许多导引与自我保健推拿的套路外，前者还记载了一些诊断用检查手法和用曲折法治疗风痹不授等病证，后者还强调了蹻法（踩跻法）的全身保健作用，并首次记述了"老子按摩法"。

隋唐时期是推拿发展的盛世。一是受到政府的认可，推拿成为医学教育的四大科目之一，并有了规范的治疗范围。据《隋书·百官志》记载，隋文帝开皇元年（公元581年），在太常寺统辖下的太医署中设置按摩博士2人，按摩师120人，按摩生100人，医教规模宏大。唐承隋制，太医署四大科目中设有按摩科，并开始了有组织的推拿教学和较规范的推拿医疗。教学上规定按摩博士在按摩师和按摩工的辅助下，教授按摩生"导引之法以除疾，损伤折跌者正之"；医疗上，《唐六典·太常寺》提出按摩导引的治疗范围："除人之八疾：一曰风，二曰寒，三曰暑，四曰湿，五曰饥，六曰饱，七曰劳，八曰逸。凡人肢节脏腑积而疾生，宜导而宣之，使内疾不留，外邪不生；若损伤折跌者，以法正之。"即将推拿用于内科和骨伤疾病。孙思邈《备急千金要方》《千金翼方》用推拿治疗腰痛、下颌关节脱位、子宫脱垂、脱肛、难产（倒产）等。二是推拿已成为骨伤病的常规疗法，适用于软组织损伤及骨折脱位的整复。除了《唐六典》的规定外，蔺道人《仙授理伤续断秘方》作为现存最早的骨伤科专著，第一次系统地将推拿运用于骨伤病的治疗，提出用"揣摸、拔伸、搏捺、捺正"四大手法治疗闭合性骨折，用手法整复肩、髋关节脱位等，对骨伤推拿的发展做出了重大贡献。三是小儿推拿的起源和发展。孙思邈《备急千金要方》甚为推崇小儿推拿的医疗和保健作用，认为小儿"中客忤项强欲死""鼻塞不通有涕出""夜啼""腹胀满""不能哺乳"等十余种病证均可按摩治疗，并提出"小儿无病，早起常以膏摩囟上及手足心，甚辟风寒"以及摩小儿心口、脐等推拿保健方法。四是自我推拿（导引）得到充分的发展，广泛用于预防保健。隋代巢元方《诸病源候论》50卷中几乎每卷都附有导引按摩法，尤以摩腹保健法更具特色；孙思邈《备急千金要方》中详细介绍了"天竺国按摩法""老子按摩法"及面部按摩法、腰背痛导引法、踏背保健法、食后按摩导引法等自我推拿导引保健方法。五是推拿整脊有了进一步发展。唐代王焘《外台秘要》用三指按脊法和屈指推脊法等治疗噎症、瘰疬，乃是继《引书》和《黄帝内经》之后用推拿整脊治疗脊柱相关内脏疾病的发展。六是膏摩盛行。《备急千金要方》《外台秘要》收录了大量的膏摩方，如莽草丹、丹参膏、乌头膏、野葛膏、苍梧道士陈元膏、木防己膏等，临床可辨证选用。特别是孙思邈用膏摩于儿科疾病的治疗和小儿保健，推动了后世膏摩的快速发展。七是推拿的对外交流。盛唐时期对外文化交流欣欣向荣，推拿也随中医学传到朝鲜、日本等国和阿拉伯地区，促进了这些国家推拿医学的发展。如日本的"大宝律令"即将推拿作为医学生的必修课程之一。与此同时，国外的推拿方法也流入我国，如"天竺国按摩法"等。

宋金元时期，比较重视推拿手法的研究和推拿作用的分析，使推拿的适应范围更加广泛，推拿治疗逐渐向专业化发展，推拿学术体系因而愈益丰富和完善。这一时期，国家医学机构中虽然没有设置推拿专科，但北宋末年政府组织编写的《圣济总录》却是一部包括现存最早、最完整的推拿专论的医学著作。书中阐述了按摩的含义及按与摩的区别，分析和批判了将按摩与导引混为一谈的现象，提出了推拿"开达抑遏"的作用机制和推拿手法的辨证应用理论，并且将宋以前十余家养生学派的保健按摩方法整理成一套完整的养生功法——14式"神仙导引法"。此外，《圣济总录》的膏摩方、生铁熨斗摩顶治风热冲目；《太平圣惠方》的摩腰膏、摩风膏、摩顶膏等系列膏摩方，集宋以前膏摩之大成，其摩顶膏尤擅长治疗目疾、鼻塞及诸痛症；《宋史》记载庞安时的按摩催产；苏轼、沈括《苏沈良方》记载的掐法治疗新生儿破伤风；张杲《医说》记载的搓滚竹管治骨折后遗症；《宋史·艺文志》记载宋代有《按摩法》和《按摩要法》各一卷（已佚）等，均从不同侧面反映了宋代的推拿学成就。金代张从正《儒门事亲》认为按摩具有汗、吐、下三法的作用，对推拿的治疗作用提出了新的见解。元代是正骨推拿发展和完善的重要时期，如危亦林《世医得效方》首创用患者自身重量牵引整复来替代拔伸手法，李仲南《永类钤方》用多人牵拉下肢配合同步按压腰部治疗腰椎骨折，《回回药方》中"脚踏法""擀面椎于脱出的骨上"治疗脊柱骨折法等，都是正骨推拿史无前例的创新和发展。

　　明代是推拿发展的高潮期，推拿学得到较全面的创新、总结和发展。具体表现为：一是受到国家的重视，太医院将推拿列为医政十三科之一。二是沿用两千多年的"按摩"之名开始有"推拿"之称，该词首见于龚云林《小儿推拿方脉活婴秘旨全书》，为学科的定名奠定了基础。三是小儿推拿专著的诞生和小儿推拿独特体系的形成。四明陈氏《小儿按摩经》（原名《保婴神术》）是我国现存最早的推拿专著，也是第一部小儿推拿专著，其后有龚云林《小儿推拿方脉活婴秘旨全书》（又名《小儿推拿秘旨》）和《小儿推拿方脉全书》、周于蕃的《小儿推拿秘诀》（又名《推拿仙书》）、罗洪先的《万寿仙书》。四是正骨推拿持续发展。朱橚《普济方》记载正骨手法27种，王肯堂《证治准绳》记载了15种骨折脱位的整复手法，使正骨手法不断丰富。五是开始对推拿人员身心素质、推拿手法的技术要求和推拿反应引起重视。张介宾《类经·官能》指出："导引者，但欲运行血气而不欲有所伤也，故惟缓节柔筋而心和调者乃胜是任，其义可知。今见按摩之流，不知利害，专用刚强手法极力困人，开人关节，走人元气，莫此为甚。病者亦以谓法所当然，即有不堪，勉强忍受，多见强者致弱，弱者不起，非惟不能去病，而适以增害。用若辈者，不可不慎。"

　　清代太医院未设推拿专科，除了正骨科采用手法治疗和一些医家在医疗活动中主动结合运用推拿手法外，推拿基本在民间生存和发展。吴谦等的《医宗金鉴》对伤科手法进行了总结和分类，将"摸、接、端、提、按、摩、推、拿"列为正骨八法，这是对正骨手法的首次科学总结，对清代以后的正骨推拿流派的形成有重要意义。这一时期小儿推拿在民间进一步流传，小儿推拿著作的数量也明显增加，但主要是以继承为主，在理论和手法及临床上未见重大创新。清代质量较高的小儿推拿专著有熊应雄的《小儿推拿广意》、骆如龙的《幼科推拿秘书》、张振鋆的《厘正按摩要术》、钱怀邨的《小儿推拿直录》、夏云集的《保赤推拿法》等。

由于明代中后期太医院取消按摩科，推拿便广泛传向民间和武林，推拿之术师徒相传，疏于交流，加之我国地域广阔，习惯相异，便逐渐形成各具特色的推拿流派。其中除小儿和点穴推拿流派成于明而传于清外，像一指禅、内功、正骨、腹诊、脏腑经络、捏筋拍打等推拿流派多形成于清代。

民国时期，由于有关方面对中医及推拿的限定政策，推拿手法的发展在总体上处于低潮，只能在民间寻求发展。但推拿流派仍有所发展，而且随着西方医学传入中国，国外的一些推拿手法和理论的中译本或编译本的传入，丰富了中医推拿手法，充实了操作内容，对中西医手法的交流有着积极意义。

中华人民共和国成立后，政府为中医学创造了空前发展的大好环境，推拿医学进入高速发展期。推拿学在医疗、保健、教学、科研、学科建设、著作出版和队伍建设等方面得到了全面快速的发展。中医医院开始设有推拿科，中医院校开设推拿专业。

项目三　推拿手法的学习方法

推拿手法作为一种操作技能，需要长时间的刻苦学习和训练。其中，手法本身的训练是一方面，同时还要进行推拿功法的锻炼。推拿手法的学习和训练可以分为以下三个阶段：首先是手法基本动作的学习和训练，虽然枯燥乏味，但极其重要。需要潜心练习，切忌浮躁。学习的方法是模仿，反复模仿老师的动作并仔细体会其中的要领，此谓之"初与师合"，为第一阶段。其次，将手法和功法结合起来进行练习。注意保持身体协调一致，用力自然、持久，动作灵活、连贯，避免局部僵硬、过分用力，造成自我损伤。此谓之"手与功合"，为第二阶段。最后，以上练习达到要求后，可以开始人体操作训练，它与体外练习的最大区别是人体表面的肌肉具有一定的弹性，会对手法产生反作用力，所以要求练习者时刻注意体会手下的力量变化，不断提高自己的手感，逐步做到根据手下肌肉的反应而及时调整施力的大小。由于每个学习者的身体条件和力量大小不同，此阶段往往会形成一些独具特点的操作方法，这些都是允许的，此谓之"终与师离"，为第三阶段。

复习思考

1. 什么是推拿？

2. 什么是推拿手法？

3. 我国第一部推拿专著是哪本著作？

4. 我国现存的第一部推拿专著是什么？

5. 我国最早有组织的推拿专科教学出现在什么时期？

扫一扫，知答案

扫一扫，看课件

模 块 二

推拿手法的基本知识

【学习目标】

1. 掌握推拿手法的基本技术要求、适应证和禁忌证；手法的体位选择原则；手法操作的注意事项。

2. 熟悉手法的分类与命名；推拿手法的作用原理；推拿的常见体位；手法的反应与异常情况。

3. 了解推拿手法的辅助要素。

项目一　手法的分类与命名

一、推拿手法的分类

推拿手法素以历史悠久、流派众多、手法丰富、技巧性强、适应证广、疗效显著而著称于世。据目前统计，手法见之于文字的至今有 400 余种，而流传于民间未定型的手法可能更多。实际上在临床应用中由于流派的不同，一般常用的手法不过 100 种，这些手法在应用中有其一定的规律，临床归纳起来有以下几类。

1. 按照手法施力方向分类

（1）垂直用力类　指手法作用力方向与治疗部位皮肤表面互为垂直的一类手法。如按法、压法、点法、掐法、踩法等，都是由上而下施加不同之力。

（2）平面用力类　指在一定按压力的基础上手法移动方向与治疗部位皮肤表面互为平行的一类手法。如摩法、擦法、平推法、直推法、旋推法、抹法等，都是在体表上下、左右、前后或盘旋往返施力。虽然在平面施力时，也有往下的压力，但施术时具有明显不同的侧重点。

（3）对称用力类　指在某一部位两侧呈对称性相对用力的一类手法。如拿法、捏法、拧法、挤法、搓法、捻法、握法、抓法等，都是用双手（或双指）同时相对施力，其中有些手法如拿法、捏法、拧法、扯法等还有上提的力，又称之为提拿法、提捏法等。

（4）对抗用力类　指两个相反方向的作用力同时作用于某一部位的一类手法。如拔伸法、牵引法、斜扳法等。

（5）复合用力类　指两个以上方向的力同时作用于某一部位的一类手法。如摇法、扳法、背法等，则是属于被动运动关节性质的，这些手法都是综合动作，在完成一种手法的过程中，包含着几种动作，因而施力方向也是多方面的，而且是随着动作的变化而变化的。

2. 根据手法动作形态分类

（1）摆动类　指主要以前臂的主动运动带动腕关节左右摆动来完成手法操作过程的一类手法。如一指禅推法、㨰法、大鱼际揉法等。

（2）摩擦类　指手法操作过程中，着力部位与被治疗部位皮肤表面之间产生明显摩擦的一类手法。如摩法、擦法、推法、抹法、搓法等。

（3）振动类　指医者以特定的肌肉活动方式使被治疗者皮下组织产生明显振动感的一类手法。如振法、颤法、抖法等。

（4）叩击类　指以一定的节律富有弹性地击打机体表面的一类手法。如拍法、击法、叩法等。

（5）挤压类　指单方面垂直向下用力或两个方向的力相对用力的一类手法。如按法、压法、点法、捏法、拿法、捻法、拨法、踩跷法等。

（6）运动关节类　指运用一定的技巧在生理极限范围内活动被治疗者关节的一类手法。如摇法、扳法、拔伸法、背法、屈伸法等。

3. 根据手法应用对象分类

（1）成人推拿手法　指主要应用于成人的一类手法。如㨰法、一指禅推法、踩跷法、压法、扳法等。

（2）小儿推拿手法　指主要应用于小儿的一类手法。如凤凰展翅、二龙戏珠、双龙摆尾、猿猴摘果、旋推法、分推法等。

4. 根据手法的基本作用分类

（1）松解类手法　指以一定压力作用于软组织，起到放松、缓解紧张作用的一类手法。如本教材中除运动关节类手法以外的绝大部分手法，皆属于松解类手法。

（2）整复类手法　指以一定的技巧力作用于骨关节，并起到矫正关节错缝作用的一类手法。如本教材中的运动关节类手法和部分按法皆属于整复类手法。

另外，还有其他一些分类方法，如根据手法轻重分为阴柔型手法和阳刚型手法；根据治疗过程分为准备手法、治疗手法、结束手法；根据推拿教学需要分为单式手法、复合类手法、特定类手法；根据推拿手法流派分为一指禅推拿手法、滚法推拿手法、内功推拿手法、正骨推拿手法、点穴推拿手法、气功推拿手法、捏筋拍打推拿手法、脏腑推拿手法等。

二、 推拿手法的命名

由于历史沿革、地域分隔、师徒传授等各方面原因，推拿手法的命名较为混乱，有关手法的名称各家说法不一。

1. 根据动作形态而定名 如推法、拿法、搓法、揉法、捻法、背法、按法、摩法、擦法、捏法、挤法、抆法、刮法、掏法、击法、拍击、掐法、挪法、撮法等。

2. 通过术者手法，使受术者产生相应的动作而定名 如屈伸法、旋转法、摇法等。

3. 按照动作的字义而定名 如摇法、推法、摩法有运动之义而又称为运法、运肩关节、运八卦等。

4. 按借用的器具和手法动作相结合而定名 如用桑枝棒进行击打的称之为"棒击法"。

5. 按照手法作用而定名 如顺法、理法、和法等。

6. 根据医者施术的不同部位而定名 如指拨法、指摩法、掌摩法、肘压法等。

7. 顺其传统的叫法而定名 如一指禅推法等。

然而在临床上，一种手法又常可依据不同的命名原则而产生"一法多名""一名多法"的现象。例如，"拿法"南方称之为拿法，但有的地区又叫弩法。再如指按法、指击法，有的称之为点法。还有人把拨极泉、小海、委中的方法称之为拿极泉、拿小海、拿委中等。用指掌吸附于体表做直线来回摩擦移动的手法称为擦法，有人把它称为平推法。同样的"运法"名称，在小儿和成人运用中截然不同。凡此种种，给教学、科研交流造成了一定困难，有的名异法同，有的法异名同，命名方法没有统一规范。为了将推拿手法普及提高，就现时情况而言，以动作形态定名为好。

项目二 手法的基本技术要求

推拿手法是一种技术，是一种高级运动形式，是推拿用于疾病预防、治疗、康复及保健的主要手段。手法掌握的正确与否，直接影响到治疗效果，甚至可以危及受术者的生命。所以，必须讲究操作技巧，重视手法的研究和使用，特别要在"法"字上下工夫。"法"是方法，也是技巧。《医宗金鉴·整骨心法要旨》说："法之所施，使患者不知其苦，方称手法也。"又说："伤有轻重，而手法各有所宜。其痊可之迟速，乃遗留残疾与否，皆关乎法之所施得宜，或失其所宜，或未尽其法也。"

一、 松解类手法的基本技术要求

松解类手法种类众多，操作各异，每一种手法都有其特定的技术要求，但总的来说必须做到持久、有力、均匀、柔和，从而达到深透的作用效果。

1. **持久** 手法应按治疗的需要持续应用足够长的时间，以保证手法对人体的刺激量积累到一定程度，足以起到调整内脏的功能、改变病理状态的作用。在操作过程中，能够严格按照规定的技术要求和操作规范持续运用，在规定的时间内不走样、不变形，保持动作和力量的连贯性，不能断断续续。除了每个手法持续应用的时间要够，同时总体治疗的时间也要足够。

当然，手法应用持续的时间并不是越长越好。手法应用持续时间太长，机体对手法刺激的敏感性降低，不但起不了治疗作用，反而会引起被操作部位的损伤。

2. **有力** 手法在操作过程中必须具备一定的力度和功力，使手法具有一定的刺激量。一是指手法直接作用于体表的力度；二是指维持手法所需要的功力。

手法要有力是术者必须具备的条件之一，有力并不是指单纯力气大，而是一种技巧力。要根据治疗对象、施术部位、手法性质、病证虚实及患者的体质而变化应用，并借以调整力的大小，施加恰当的力度。因此，用力的基本原则是既要保持治疗效果，又要避免产生不良反应。一般来说，肌肉丰厚的部位（如腰臀部）操作时，力量可稍重些，而肌肉薄弱的部位（如胸腹部、头面部）操作时，力量可轻些；青壮年患者操作时，力量可重些，老幼患者操作时，力量可轻些。此外，季节与气候，如秋冬季节，肌肤腠理致密，治疗时力应重些，相反春夏季节，肌肤腠理较疏松，操作时力应轻些。同时，具体手法有力的标准又不同，如点法刺激腧穴应以局部有"得气感"为度，而单纯的揉法操作应以能带动被操作部位的皮肤及皮下组织为标准，应在手法的学习中区别掌握。

总之，手法力量的不及或太过都会影响治疗效果，根据临床具体情况施加恰当的力度，须经过长期的实践，才能掌握。

3. **均匀** 手法操作时要有节律性，其动作幅度的大小、速度的快慢、手法压力的轻重，都必须保持一致，幅度不可忽大忽小，速度不可忽快忽慢，压力不可忽轻忽重，应使手法既平稳而又有节律性。

4. **柔和** 手法操作时要有技巧性，动作稳柔灵活，变换自然流畅，毫无涩滞，使手法轻而不浮，重而不滞，使之既能达到治疗作用，又不增加受术者的痛苦。即所谓"法之所施，使受术者不知其苦，方称为手法也"。柔和并不是指手法操作绵弱无力，而应是力量和技巧的完美结合。

5. **深透** 深透是指患者对手法刺激的感应和手法对疾病的治疗效应。要求手法的刺激，不仅作用于体表，而且能克服各种阻力，使手法的效应能传之于内，达到筋脉、骨肉、脏腑。如《小儿推拿广意》所说的"外呼内应"，以能"操造化，夺天工"，而达到防治疾病的目的。"深透"是手法操作的总要求，只有做到"持久""有力""均匀""柔和"，并将它们有机地结合起来，方能真正达到"深透"。

以上几个方面密切相关，相辅相成，相互渗透。持续运用的手法可以逐渐降低患者肌肉的张力和组织的黏滞度，使手法功力能够逐渐渗透到组织深部。均匀协调的动作，能使手法更趋柔和。而力量与技巧相结合，则使手法既有力，又柔和，达到"刚柔相济"的境界。

在临床应用时，力量是基础，手法技巧是关键，两者必须兼而有之，缺一不可。术者体力充沛，能使手法技术得到充分发挥，运用起来得心应手；反之，如果体力不足，即使手法技术高超，但运用时，难免力不从心。要使手法持久、有力、均匀、柔和，达到刚中有柔，柔中有刚，刚柔相济的境界，就必须勤学苦练，才能由生到熟，熟而生巧，乃至得心应手，运用自如，做到《医宗金鉴·正骨心法要旨》中所说的："一旦临证，机触于外，巧生于内，手随心转，法从手出。"

二、整复类手法的基本技术要求

由于关节周围软组织的保护作用，特别是在病理情况下，错缝关节周围的软组织多呈紧张状态，给手法操作带来一定难度。因此，为了保证手法的安全性和有效性，整复类手法的操作应符合稳、准、巧、快的基本技术要求。

1. **稳** 是对整复类手法安全性方面的要求，强调在施行手法整复时，首先要考虑到安全问题，它包括排除整复手法的禁忌证和具体手法的选择应用。就手法操作本身而言，应做到平稳自然、因势利导，避免生硬粗暴。一般来说，某一个关节可以通过多种手法来实现整复目的，可根据具体病情、患者适宜的体位及手法的特异性作用而选择安全性相对高的手法，不能过分依赖单一的扳法。此外，也不可一味追求手法整复时"咔嗒"声的出现，它并不是判断手法整复成败的唯一标准。

2. **准** 是对整复类手法有效性方面的要求，强调进行关节整复时，一定要精准。

（1）明确诊断 必须具有明确的手法应用体征，即诊断明确，排除禁忌证，准确把握病变关节生理许可范围及其病理受限情况，合理选用手法，做到有是证用是法。

（2）定位准确 在手法操作过程中，定位要准确，如施行拔伸类手法时，通过变换拔伸力的方向和作用点，可以使应力更好地集中于所要整复的关节部位；而在施行脊柱旋转扳法时，则可以通过改变脊柱屈伸和旋转的角度，以及手指的支点位置使应力集中于需要整复的关节部位。

（3）施术准确　施术中准确把握手法的相关要素，严格控制手法的幅度，不宜过大或过小；手法的发力时机应依据手感，准确判断、适时而发，不宜过早或过晚。

3. 巧　是对整复类手法施力方面的要求，强调运用巧力，以柔克刚、以巧制胜，即所谓"四两拨千斤"，不可使用蛮力、暴力。从力学角度分析，多数整复类手法是运用了杠杆原理，因此，力的支点选择和力的组合运用十分重要，同时还要考虑到不同体位下的灵活变化，要尽可能地借助患者自身之力以完成手法的操作，只有这样，才能符合"巧"的基本要求。

4. 快　是对整复类手法发力方面的要求，强调发力时要疾发疾收。

（1）时机要准　即需要对发力时机做出判断，它主要是依靠手下的感觉，一般是在关节活动到极限位而又没有明显阻力的时候发力。

（2）用力短暂迅速　术者无论采用哪一个部位发力，一般都是运用自身肌肉的等长收缩方式进行，即所谓"寸劲"，极少有形体和关节大幅度的运动。

（3）力度适当　需要对发力的时机和力的大小进行控制，不能过长过大。

以上四方面的技术要求应始终贯穿于每一个整复手法操作的全过程，只有这样才能确保手法的安全性和有效性。

项目三　手法的作用及原理

一、中医学的认识

推拿疗法集预防保健、医疗、康复功能为一体，具有简便易行、施用安全、无副作用等特点。推拿治疗疾病是医者通过各种手法作用于患者穴位、经络，以调节人体的生理、病理状况，达到防病治病的目的，属于中医外治疗法范畴。

在致病因素的作用下，如果机体的动态平衡遭到破坏，而机体又不能通过自身的调节能力立即恢复时，就会出现脏腑气血功能紊乱，而呈现出阴阳偏盛偏衰等病理状态。此时，通过推拿手法所产生的外力，作用于人体体表的特定部位、经络或穴位，可以引导、激发经络的"经气"，发挥其潜在的调节作用，以调动机体的抗病能力，使机体建立并维持新的动态平衡，从而疏通经络、畅通气血、调和营卫、调节脏腑、平衡阴阳等，以达治疗疾病的目的。

在非病理状态下，推拿同样可以通过激发和引导经络系统的功能，将机体各脏腑、组织、器官的功能调节到最佳状态，使机体内部正气旺盛，抗病能力增强，从而起到强身健体、预防疾病的作用。正如《素问·刺法论》所曰："正气存内，邪不可干。"

推拿治疗疾病的范围涉及骨伤、内、妇、儿、五官等各科中许多疾病的治疗，因此，推拿治疗的作用原理是多方面的。现从以下几个方面介绍。

（一）推拿治疗伤筋的机理

伤筋，西医学称之为软组织损伤，是伤科最常见的疾病之一。凡人体各个部位的关节、筋络、肌肉、筋膜、肌腱、韧带等，受外来暴力撞击、强力扭转、牵拉、压迫或因不慎而跌仆、闪挫，或体虚、劳累过度及持续运动、经久积劳等原因，所引起的功能或结构异常，而无骨折、脱位或皮肤破损者，均称为伤筋。

筋伤后的主要临床表现为肿胀、青紫瘀斑、疼痛、功能受限或障碍等。推拿治疗伤筋历史悠久，优势明显，疗效肯定。它具有理筋整复、舒筋活血、疏通经络、滑利关节等作用。

1. **理筋整复** 运用推拿的牵引、拔伸、摇扳、弹拨等手法可使关节脱位者整复，骨缝开错者合拢，软组织撕裂者对位，肌腱滑脱者理正，滑膜嵌顿者退出，从而消除引起肌肉痉挛和局部疼痛的病理状态，有利于损伤组织的修复和关节功能的恢复。筋骨损伤必累及气血，致脉络受损，气滞血瘀，出现肿痛，从而影响肢体关节的功能活动。推拿能够理筋整复，具有滑利关节的作用，其具体表现在：①通过手法促进局部气血运行，祛瘀消肿，改善局部营养，促进新陈代谢。②运用适当的运动关节类手法松解粘连。③运用整复手法纠正筋出槽，关节错缝。

2. **舒筋活血** 跌仆扭挫，必伤及筋骨气血，导致气滞血瘀，阻滞经络，出现肿胀疼痛。推拿是解除肌肉紧张和痉挛的有效疗法。它不仅可以直接放松肌肉，解除肌肉紧张和痉挛，而且还可以解除引起肌肉紧张的原因，达到标本兼治的双重目的。按、摩、推、揉等手法，能促使局部皮肤温度升高，促进损伤组织周围的血液循环，使瘀血逐渐吸收与消散，从而起到活血化瘀、祛瘀生新的作用。推拿治疗时，可根据损伤的不同部位，采用不同的手法和选用适当的腧穴进行治疗。如胸胁迸伤，除在胸胁、背部用摩法、推法、滚法外，还应根据其经脉循行和穴位的功效，采用按揉血会之膈俞穴，以活血祛瘀；拿揉阳陵泉以通调上下气机，加快瘀血消散。又如踝关节扭伤，主要用揉法作用于病变部位及其周围，同时按揉太冲、三阴交，以加强活血祛瘀的功效。

3. **疏通经络** 经络内属脏腑，外络肢节，沟通表里，联络全身，具有"行气血，营阴阳，濡筋骨，利关节"的生理功能。人体的五脏六腑、四肢百骸、五官九窍、皮肉筋骨等，只有依赖气血的濡养与经络的联络作用，才能充分发挥各处的生理功能，并相互协调，形成一个有机的整体。当经络的生理功能发生障碍时，就会导致气血失调，百病乃生。推拿具有疏通经络的作用。当推拿手法作用于体表，则能引起局部经络反应，并通过经络系统而影响其所络属的脏腑、组织的功能活动，使百脉疏通，五脏安和。诚如《医宗金鉴·正骨心法要旨》中所说："因跌仆闪失，以致骨缝开错，气血郁滞，为肿为痛，宜用按摩法。按其经络，以通郁闭之气，摩其壅聚，以散瘀结之肿，其患可愈。"

4. 滑利关节 运动是人类重要的生理功能，运动是由关节与软组织共同完成的。一旦伤筋，由于患者无法忍受疼痛，其肢体多处于强迫体位；也因为神经的保护性反射，使机体软组织处于紧张痉挛状态，肢体关节的活动度也会减小。如果失治或误治，长此以往，在痉挛处形成粘连，将进一步影响肢体关节活动，轻者仅"关节不利"，重者完全冻结、畸形，或"痿废不用"。

滑利关节是增加关节运动的幅度和灵敏度的方法。滑利关节是推拿之所长。推拿助"动"有三大机理：①推拿运动关节类手法为关节的各种运动形式设计了相应的手法，如拔伸使之沿纵轴牵拉，扳法使之瞬间旋转或曲折，摇法使之环转等，均能有效地扩大关节的运动范围，且手法运动较之器械更灵活、更有针对性。②通过对相关肌群的推拿，松解粘连，既有利于增强源运动肌肉的肌力，又有利于减少其拮抗肌肉的阻力，从而增大关节的活动范围。③推拿练功，神形兼备，动静结合，通过主动运动而改善关节的运动状态。

（二）推拿调整脏腑气血的机理

1. 调整阴阳 阴阳是中国古代哲学概念，是对自然界相互关联的事物或现象对立双方属性的高度概括。阴阳学说是中医学的核心。生理上，阴阳用于人体部位的划分，用于区分手掌的属性，用于经络的命名，用于阐释人体各种生理现象及脏腑之间的关系；病理上，疾病的产生、发展与传变无不与阴阳有关。所有这些，都对推拿临证有着重要的指导意义。

此外，阴阳还直接用来规范与归类手法，用于解释推拿的作用机理。如传统推拿将手法分为"阳刚之法"与"阴柔之法"；手法的作用被概括为"开达"与"抑遏"；两掌或两拇指同时由中央推向两侧，名为分推，而在推拿中都被冠以分阴阳，计有头阴阳、胸阴阳、腹阴阳、背阴阳、手阴阳；推拿治法中的温、通、补法属于阳，泻、汗、散、清属于阴；推拿手法的基本要求中，持久、有力属于阳，均匀、柔和属于阴等。

推拿调整阴阳的原理主要通过手法、经络、穴位、动静状态、操作方向等实现。如手法轻柔和缓者为阳，具温补之功；刚劲强力者为阴，具清泻作用。运丹田、擦命门可温补肾阳；摩关元、擦八髎可温阳止泻；擦涌泉可坚阴益肾、引火归原；揉二人上马能滋阴补肾。推拿击法最能疏通，施于督脉，可通调一身之阳气。头面部按揉与振法多有镇静之功，治阴虚阳亢最宜；而适时运动关节却能导引阳气，治阳虚寒凝有效。手法操作时，方向向上，顺其阳升之势，能助阳以升；而方向向下，顺其阴降之势，有降逆安神之功。

2. 调理脏腑 脏腑是生化气血、通调经络、维持人体生命活动的主要器官。推拿对脏腑的调理作用可归纳为"补"和"泻"两个方面，对脏腑来说，若正气不足，功能降低，如阴阳、气血、津液的虚损不足，在推拿治疗时则可采用"补"的方法，即根据辨证选用相应的部位、经络、穴位及手法，通过经络系统的调节作用，一方面加强脏腑的功能，另一方面促进气血津液的生成、输布，从而达到改善"虚"的病理状态的目的。如脾虚性泄泻，采用摩腹、捏脊和揉、点脾俞、大肠俞等以达健脾固涩止泻的目的。而病邪过盛，脏腑功能亢进，如寒湿、湿热、气滞和血瘀，在推拿治疗时则可采用泻的方法，即根据辨证选用相应的部位、经络、穴位及手法，通过经络系统的调节作用，以达温下、寒下、行气活血、化瘀及清热的目的。如胃肠燥热之便秘，采用摩腹、揉脊柱两侧的脾俞、大肠俞以消食导滞、泻热通便。"补"与"泻"既对立又统一地反映了推拿对机体活动的双向调节作用，其根本目的都在于扶正祛邪，平衡阴阳，恢复机体脏腑协调统一的生理状态。

推拿时，一是运用各种手法在人体体表"推穴道，走经络"；二是对脏腑在体表的反射区施以手法能起到对其"直接"推拿的作用。根据脏腑体表相关学说，在临床上常采用刺激体表反射区或穴位，通过经络的传导作用，以达到调节相应的脏腑功能。如点按脾俞、胃俞能缓解胃肠痉挛、止腹痛；推桥弓可以降血压等。临床实践还表明，推拿对脏腑的不同状态，有着双向的良性调整作用。如运用较强的拿按法刺激内关穴，可治疗心动过缓，而用较轻柔的按揉法刺激内关穴，可治疗心动过速；一指禅推或按揉足三里既能使分泌不足的胃液增多，又能使分泌过多的胃液减少。只要选用相宜的治疗手法和部位，无论是虚证或实证，热证或是寒证，均可得到不同程度的调整。

3. 调和气血　气血是构成人体的基本物质，是脏腑、经络、组织器官进行生理活动的基础，人体的一切组织都需要气血的供养和调节才能发挥作用。若气血失和则五脏六腑、皮肉筋骨将失去濡养，以致脏腑组织的功能活动发生异常，而产生一系列的病理变化。推拿具有调和气血，促进气血运行的作用。

推拿对气血的调整作用，总的来说可以概括为益气养血和行气活血两个方面。

（1）益气养血，促进气血生成　气血生成来源有三，一是自然之清气，二是水谷饮食，三是肾精化血。虽然推拿不能直接为患者输入清气、水谷和精髓，但推拿通过直接对胸廓和肺的作用，通过被动的身体运动和特殊的练功方法，能明显增强肺的呼气和换气功能；通过特有的脘腹部操作、捏脊术及对相应穴位的刺激等，能明显增进饮食、促进消化、健运脾胃；通过对腰、脊、骨、耳、发等部位的操作，能聪耳明目，有利于肾精骨髓化生为气血。所以，在内伤杂证补虚时，尤其在对虚劳、虚损、疳积、五迟五软、阳痿、肺气肿等的防治方面，如能在运用药物调补肺、脾、肾的基础上配合推拿治疗，有事半功倍之效。

推拿的益气养血作用，主要是采用推拿手法施术于所选择的部位、经络和穴位，通过健脾胃，促使人体气血的生成，同时尚可通过疏通经络，加强气生血、行血、摄血的功能，使人体气血充盈而调畅，以起益气养血的作用。

（2）行气活血，调节气血运行　气血在人体不疾不徐，沿固定方向运行。如气血运行太快，将为衄、为狂、为妄，而气血运行不及则为瘀、为滞、为积、为郁、为虚。采用推拿手法作用于所选择的部位、经络和穴位，增强心、肝、肺等脏器的推动、疏导功能，促进气血的运行，从而起到行气活血的作用。当推拿的操作方向，尤其是推、揉、运、摩等手法与气血运行的固有方向相同时，可促进气血的运行，反之，当推拿的操作方向与其固有方向相反时，则可减缓其运行。医者之手还如闸门一般，当垂直于经络与血脉施术时，可暂时阻断气血，临床多根据具体病情灵活运用，以调节气血的运行。

瘀血是气血运行中常见的病理产物，推拿除了善治肢体因伤筋而致的瘀血，还能治疗脏腑瘀血。推拿治疗脏腑瘀血，多通过刺激相应脏腑的经络与腧穴，通过对相应脏腑的体表投影的振拍与挤压，以及对肌肉(全身小动脉与毛细血管的主要分布场所)的机械性刺激等来实现。如点按心俞、内关治疗心悸；随呼吸振按胸廓增强心肺功能，治疗真心痛；大面积的肌肉放松对眩晕(高血压)、消渴、痿证等有较好疗效。

总之，中医学对推拿的作用与作用原理的认识，是以实践为基础，以朴素的阴阳辨证法和整体观为指导思想，以脏腑经络学说为理论根据，特别是紧紧围绕经络学说，在总结前人经验和研究成果的基础上，逐步丰富发展起来的。随着人类社会和科学的进步及中医学的不断发展，人们对推拿的作用和作用原理的认识也将会更加深入。

二、 西医学的认识

根据西医学理论，推拿手法就其实质来说是一种被动运动，是一种机械性刺激。其对于机体产生的作用如下：①反射作用：推拿虽作用于局部，但可以通过包括神经和体液在内的途径，引起远隔部位或内脏器官的反应。②局部作用：即对于接受推拿部位所产生的作用，如各种软组织损伤的推拿对人体产生的影响。

从20世纪50年代开始，人们已经开始运用现代科学和医学知识对推拿作用机制进行了广泛的临床和实验研究。随着科学技术的不断发展，自20世纪80年代起，此项研究工作进入了一个崭新的阶段，并日趋深入。近年来，采用现代科学手段，对推拿防治疾病的作用及作用原理进行研究的报道屡见不鲜，总结了许多实验资料，丰富了推拿理论，促进了推拿医学的发展。根据有关文献，对推拿机理的现代研究做如下综述。

（一）推拿对循环系统的影响

对循环系统的作用是推拿的优势。推拿通过特有的机械刺激方式，对心脏、动静脉及毛细血管、淋巴系统和血液等都有较好的作用，从而有效地调节心律、脉搏、血压和体温等。

1. 推拿通过对胸廓按压及穴位刺激能改善心肌供氧，调节心脏节律，加强心脏功能，减轻心脏负荷，从而较好地保护心脏。

2. 通过阻断（按压）与放开交替作用于动脉，改善动脉与周围组织间的关系，能改变动脉血液的流体状态，从而有防止血栓形成、防止血管硬化等作用。

3. 沿静脉方向的推摩，或由肢体远端向近端的推拿操作趋势都有利于静脉血和淋巴液的回心，从而可防治静脉炎，或具有强心作用。

4. 肌肉是毛细血管分布的最大场所，通过对肌肉的机械性刺激，能扩张毛细血管，促进血管网重建，恢复血管壁的弹性功能，大量消耗和清除血管壁上的脂类物质，减缓血管的硬化。

5. 通过对骨骼、内脏和经穴等作用影响血液的生成、分布、流体状态和血细胞的凋亡。

（二）推拿对消化系统的影响

脘腹部直接操作是推拿之长，不论顺时针还是逆时针摩腹，以及腹部的按法、揉法、推荡法等都对消化系统的诸多疾病有治疗作用，报道较多的有单纯性腹泻、感染性腹泻、功能性便秘、呃逆、呕吐、肠预激综合征、胆囊及胃肠术后综合征、肠套叠等。

1. 通过腹部操作直接作用于与消化相关的腹腔脏器。腹腔内许多脏器如肝、胃、大小肠等，都可用手在腹部体表触摸到。在此基础上，施以推拿手法，给予程度不同的刺激，对相应脏器可产生不同的影响。

2. 推拿本身的机械力学性质，符合消化过程的动态特征，尤其是腹部手法，有助于调节胃肠蠕动，从而可对多种胃肠疾病进行治疗。

3. 对肢体远端穴位的刺激，通过神经、经络传导途径，反射性影响消化系统的功能。

4. 根据自主神经与内脏的特定关系，选择与刺激脊柱的相应区域，对消化系统进行调节。

（三）推拿对呼吸系统的影响

按揉肺俞、风门、定喘等穴位能改善呼吸道的通气功能和换气功能。推拿还能通过提高白细胞的吞噬能力，调整体内免疫物质的水平，促进肺部血液循环，改善支气管分泌和纤毛运动等作用。

（四）推拿对血液系统的影响

推拿后可使血液中的白细胞总数不同程度地增加，临床应用于治疗白细胞减少症；可使白细胞分类中淋巴细胞比例增高，而中性粒细胞比例相对减少；提高白细胞的吞噬能力。红细胞总数在推拿后也有少量增加。

（五）推拿对神经系统的影响

推拿对神经系统的影响，表现在通过反射途径来影响中枢神经系统的兴奋或抑制过程。推拿两侧合谷和足三里穴，然后进行推拿前、推拿后即刻及推拿后5分钟的脑电图对比，推拿后即刻及推拿后5分钟脑电图都出现了"α"波增强的现象，这种现象可能与强手法的穴位推拿引起大脑皮质内抑制的发展有关。一般认为，强而快的手法可使神经、肌肉引起兴奋，轻而缓慢的推拿手法可使神经、肌肉发生抑制。

推拿可改善周围神经感受装置及传导径路的功能。观察证实，震颤法可使脊髓前角炎患者原本对感应电流不产生反应的肌肉，重新产生收缩反应，已消失的膝腱反射经 5 分钟的机械性震颤后可以重新出现。

根据节段反射理论，由内脏发出的兴奋经过交感和副交感神经系统传导，传导的区域表示脊髓节段所支配的神经部位。因此，相应的传出神经是在脊髓中各个不同的节段：颈部 8 对、胸部 12 对、腰部 5 对、骶部 5 对。可以认为，体表的一些固定部位是借助于神经系统同一定的内部器官相互联系的。因此，在体表，包括与之相应的内脏器官的所有病理过程，在转变上是内脏器官受损害时，累及体表一定部位的组织，而推拿体表的一定部位或穴位也能改变内脏器官的功能状态。

内脏与脊神经支配的节段之间建立的相互的功能关系，是运用分节反射推拿的基础。在皮肤上的推拿作用使一定节段或点上发生应答性反应，这可以改善血液循环，改变细胞的新陈代谢等，尽可能使患病组织和器官的相互关系正常化，促进疾病康复。如谢尔巴克在领区推拿，领区的皮肤刺激可反射性地影响头部、颈部及上肢血管的功能，故对高血压、血管运动性偏头痛具有良好的影响。米亚西谢夫等应用机械性推拿于患颈第 7 颈椎时，于 X 线下观察到心脏缩小，血压下降，脉搏变慢，鼻及口腔分泌减少。卡尔克用硬刷子摩擦腹部皮肤 5 分钟，可见到胃酸升高，而摩擦背部或大腿部皮肤时则此现象消失。同理，用推拿足三里的方法也可改变胃的运动状态。推拿对神经系统的影响，一般认为与中枢神经系统的功能状态，皮肤中神经末梢的功能状态，应用手法的剂量，如强度、持续时间、频度等因素有关。

（六）推拿对运动系统的影响

1. 解除肌肉痉挛　推拿既能通过肌肉牵张反射直接抑制肌痉挛，又能通过消除疼痛病灶而间接地解除肌痉挛。由于消除了肌痉挛这一中间病理环节，使软组织损伤得以修复治愈。

2. 改善肌肉营养，促进组织修复　在推拿手法作用下，肌肉中的血管扩张，血液循环加快，从而使肌肉组织获得更多的血供，肌肉营养改善，调整肌肉弹性，使肌肉力量增强，防止肌肉萎缩。推拿能使实验性跟腱切断动物的跟腱修复和功能重建，使胶原纤维排列方向接近正常肌腱，结构强度亦高。

3. 松解粘连，滑利关节　软组织损伤后，瘢痕组织增生，互相粘连，对神经血管束产生卡压，是导致疼痛与运动障碍的重要原因。运动关节类手法可防治关节粘连。推拿治疗的力与挛缩或粘连的组织纤维走向垂直时，有松解粘连、解除痉挛的作用。推拿对关节能增加滑液分泌，改善软骨营养，促进关节功能的恢复。

4. 促进水肿、血肿的吸收，消炎镇痛　软组织损伤后，血浆及血小板分解产物形成许多炎症介质，具有强烈的致炎、致痛作用。推拿手法能促进静脉、淋巴回流，促进炎症介质的分解、稀释、排泄，消除无菌性炎症，起到镇痛作用。推拿具有良好的活血化瘀作用，能加快静脉回流，有利于水肿、血肿的吸收。

5. 纠正解剖位置异常 急性损伤造成的关节错位或肌腱滑脱，应用推拿手法整复，可使关节、肌腱归顺其位，解除对组织的牵拉、扭转或压迫刺激，使疼痛消失。

（七）推拿对免疫系统的影响

1. 通过对腰骶及其他骨骼部位的刺激，激活骨髓，促进免疫细胞的生成，增强人体的免疫能力。

2. 通过对胸腹等部位的直接作用，或根据全息理论在足底相应免疫器官反射区的刺激以调节其免疫功能。

3. 根据"神经－内分泌－免疫"网络学说，运用推拿手法作用于人体体表，刺激分布于皮肤、肌肉、关节、骨骼及内脏等处的神经感受器，通过神经与免疫系统之间特有的"神经－内分泌－胸腺轴"对免疫系统功能进行调节。根据"交感神经具有抑制免疫效应，副交感神经具有增强免疫效应"，而"轻而缓的刺激（推拿补法）具有抑制中枢神经，兴奋副交感神经；重而快的刺激（推拿泻法）能兴奋中枢神经，兴奋交感神经"的思路，运用不同的推拿刺激方法对免疫效应进行调控。

（八）推拿对皮肤及皮下组织的影响

面部推拿，可祛除皮肤表面的排泄物，消除衰亡的上皮细胞，改善皮肤的呼吸，有利于汗腺及皮脂腺的分泌，增加皮肤的光泽和弹性。推拿还能促进皮下脂肪的消耗，减少皮下脂肪的堆积。

（九）推拿对体温的影响

推拿对体温的影响和调节主要是通过扩张血管、增加血液灌流等途径，同时也有神经反射和中枢水平的参与。实验研究发现，推拿使机体局部深层温度的升高具有普遍性，但对整体体温无明显影响；不同部位经推拿后产生的热效应不同，组织松软的臀部比骶棘肌群处升温明显；不同操作水平，其热效应的差异主要表现在深层温度上；在推拿手法刺激2分钟后，局部体温已有明显上升，至5分钟时则不再升高；不同推拿手法，产生的热效应不同。

项目四 手法的适应证与禁忌证

推拿是一种简便验廉、舒适安全的外治技术。然而，为了杜绝不良反应的发生，提高推拿的安全性和有效性，严格掌握推拿的适应证、禁忌证、注意事项、体位、反应和辅助要素等仍是十分必要的。

一、 适应证

推拿除用于保健养生、减肥美容、消除疲劳外，临床广泛用于脊柱骨盆、骨伤、内、妇、儿和五官等科的许多疾病。

二、 禁忌证

1. 各种急性传染病。

2. 各种恶性肿瘤的局部或体表投影部位。

3. 烧伤、烫伤及各种溃疡性皮肤病的局部。

4. 各种感染性、化脓性疾病，如丹毒、骨髓炎、化脓性关节炎、脓毒血症等。

5. 各种出血证、血液病或有出血倾向者，如便血、尿血、外伤出血、软组织损伤早期瘀血肿胀及较重要部位骨折早期、截瘫初期、急性胃十二指肠穿孔等。出血性中风患者，应在出血停止 2 周后再行推拿。

6. 严重心、脑、肺、肾等器质性疾病及年老体弱的危重病患者。

7. 月经期、妊娠期妇科疾病（尤其需要腹部操作者）。

8. 诊断不明确的急性脊柱损伤（尤其伴有脊髓刺激和压迫症状者）、骨折、骨裂和椎体脱位等。

项目五　手法的体位

推拿时，术者和受术者均应选择一个恰当的体位，以利手法操作。选择体位时应以受术者感到舒适、安全，被操作的肢体又尽可能得到放松，并且能保持较长时间接受操作；术者在施行各种手法时以感到发力自如、操作方便，并能持久操作为原则。

一、 施术者的体位

根据受术者的体位和被操作的部位，术者应选择一个合适的体位、步态和姿势。一般来说，受术者取坐位、俯卧位时，术者应取双脚开立或丁字步站立位；受术者取仰卧位、仰坐位时，术者可取坐位；进行揉法、按法、推法和运动关节类手法操作时多取站位；进行一指禅推法、揉法、拿法操作时可取坐位。此外，术者的体位与姿势应根据手法操作的需要随时调整变换，做到进退自如、转侧灵活、动作协调，这也是推拿工作者的一项基本功。

二、 受术者的体位

1. **仰卧位** 头下垫薄枕，仰面而卧，上肢自然置于身体两侧，下肢伸直，肌肉放松，呼吸自然。亦可根据操作需要，上肢或下肢采取外展、内收、屈曲位等。在颜面、胸腹及四肢前侧等部位施术时常选此体位。

2. **俯卧位** 俯伏而卧，下颌及前颈垫薄枕，头转向一侧，或面向下，或面对呼吸孔，上肢自然置于身体两旁或屈肘向上置于头部两侧，双下肢伸直，肌肉放松，呼吸自然。在肩背、腰臀及下肢后侧施术时常选此体位。

3. **侧卧位** 侧向而卧，下肢屈曲或上侧下肢屈曲，下侧下肢伸直；上侧上肢自然伸直置于身体上，下侧上肢屈肘置于床面或枕于头下。在臀部、下肢外侧施术及做腰部斜扳时选用此体位。

4. **端坐位** 端正而坐，两脚分开与肩同宽，大腿与地面平行，两上肢自然下垂，两手置于两膝上，全身放松，呼吸自然。在头面、颈项、肩及上背部施术常选此体位。

5. **俯坐位** 端坐后，上身前倾，头略低，屈肘支撑于膝上或两臂置于桌面、椅背上，全身放松，呼吸自然。在项部、肩部及上背部操作时常选此体位。

6. **仰坐位** 小儿受术者多取仰坐于家长怀中的体位。

项目六　手法的辅助要素

一、 推拿介质

推拿操作时，为了减少对皮肤的摩擦损伤，或者为了借助某些药物的辅助作用，可在推拿部位的皮肤上涂些液体、膏剂或洒些粉末，这些统称为推拿介质，也称推拿递质。目前，推拿临床中运用的介质种类颇多，现简要介绍如下。

1. **药膏** 用中药浸液或煎液加适量的赋形剂，如凡士林、猪油等，调制而成的膏剂。由于药物组成不同，其治疗作用各异。推拿前将其涂搽在施术部位，然后进行手法操作，称为膏摩。

2. **药水** 用新鲜的中药，如葱白、生姜、薄荷等，捣碎取汁，或干药用开水浸泡后放凉去渣，如木香水等，在推拿时使用。葱、姜汁温通散寒，常用于秋冬季及虚寒证；薄荷水清凉解表、清利头目，常用于风热表证；木香水行气、活血、止痛，常用于急性扭挫伤及肝气郁结两胁疼痛等。

3. **酊剂** 将新鲜中药，如葱白、生姜切片，或中药制剂，如5%薄荷脑等，浸泡于75%乙醇中配制而成，温经散寒止痛作用较强。

4. 油剂 用药用植物油为主料配制而成，如红花油（冬青油、红花、薄荷脑）、传导油（玉树油、松节油、甘油、酒精、蒸馏水等）、麻油（食用麻油）等。红花油、传导油均有消肿止痛的作用，常用于急慢性软组织损伤，传导油还能祛风散寒，用于痹证。

5. 酒剂 常用的有食用白酒及其浸泡剂（外用药酒）。前者活血通经活络、祛风散寒除湿，多用于急性扭挫伤及发热病人的物理降温；后者因浸泡药物不同而作用各异。

附：推拿治疗慢性软组织损伤、骨关节退行性病证药酒常用方

归尾、桂枝各 30g，乳香、没药、马钱子、川乌、草乌各 20g，广木香、血竭、生地各 10g，冰片 1g，浸泡于 1.5kg 高度白酒中，2 周后使用，具有行气活血、化瘀通络的作用。

6. 其他 ①清水：能增强清凉退热作用，常用于小儿热证。②滑石粉：有润滑作用，夏季和小儿推拿常用。③爽身粉：有润滑、吸汗、吸水作用，可代替滑石粉应用。④按摩乳：有润滑滋养皮肤的作用。⑤蛋清：有清凉去热、祛积消食的作用，适用于小儿外感发热、消化不良等。

二、 推拿用具

推拿时借助工具有悠久的历史。从殷商的陶搓、玉梳到现代的治疗棒、锥、拍子、槌子，历代均有发展。推拿工具虽然是推拿辅助因素，但如果合理设计，正确使用，对提高推拿效果大有帮助。常用推拿工具有推拿巾、推拿床、椅、凳和各种推拿用棒、锥、拍子、槌子、刮板等，以及各类按摩器械。此外，日常生活用具，如瓷勺、擀杖、棒刷等，也可作为推拿工具酌情使用。

项目七　手法的反应与异常情况

一、 手法的反应

推拿手法对患者是一种安全、舒适、有效而很少有不良反应的物理刺激，多数不会产生不适反应。但在实践中，或出于身体的正常反应，或手法应用不当，或适应证选择不当，受术者也会产生不适性反应、损伤性反应，甚至较严重的伤害。

1. 良性反应 是指在正常手法刺激下，受术者出现的某些一过性反应，如术后疲劳、嗜睡、手脚出汗、饥饿，以及疼痛由深而浅、由集中而扩散或暂时加重等。这种反应不会对人体造成任何伤害，也不会留下任何后遗症，有些良性反应甚至是取得良好效果或是病情好转的征兆。良性反应多在第 1~3 次施术时发生，以后施术中就不再出现，并随着病情好转而消失。

推拿的良性反应一般不需特殊处理，可让受术者多喝些开水，补充点营养，也可任其自然，并且一定要嘱咐受术者坚持推拿，一般在 2 ~ 3 天后多会自然消失，并会产生明显效果。

2. 不良反应 是指由于手法操作不当造成受术者的损伤性反应，如施术部位的瘀斑、破皮、擦伤、肿痛等，或出现头晕、恶心等不适现象。这种反应虽不会对人体造成明显的伤害，但常引起受术者不适或痛苦，并且需要暂停施术，等到不适和损伤性反应消失后再行推拿。

二、 常见异常情况及处理

推拿异常情况又称推拿意外，是指由于适应证选择不当、对患者病情未完全了解清楚或手法操作不当造成受术者晕厥、骨折、脱位、皮下出血、破皮等，更有严重者可危及受术者生命。

对于异常情况，若适宜推拿处理的，如神经挤压及掊伤、关节半脱位或脱位，应按现症推拿整复；若不适宜推拿处理的，如骨折、肾挫伤、脑梗死、心肌梗死等，应立即停止施术，及时送往相关科室治疗，必要时还应现场抢救，并要做好患者康复的妥善安排和处理。

项目八 手法操作的注意事项

1. 治疗前应先辨病，后辨证，辨病与辨证相结合，全面了解患者病情，严格排除推拿禁忌证。

2. 术者手要保持清洁，手上不得佩戴戒指及其他装饰品，指甲要经常修剪，冬季手要保持温暖，以免给患者带来不适甚或损伤患者皮肤。

3. 施术时要态度严肃、从容沉着、全神贯注，做到"手随心转，法从手出"，不能边操作边嬉笑或左顾右盼、心不在焉，更不能谈论与治疗无关的话题或随意中断操作，离开受术者。

4. 施术有序。一般顺序为自上而下，从前到后，由浅入深，循序渐进，并可依据病情适当调整。局部治疗，则按手法的主次进行。手法强度应遵循先轻后重、由重转轻进而结束的原则。

5. 施术过程中要随时观察和询问患者的反应，尤其是儿童和年老体弱者，适时地调整手法及刺激量，真正做到使患者不知其苦。

6. 久病体虚、极度疲劳及过饥过饱、剧烈运动、暴怒之人，一般不予立即施术。

7. 每次施术 10 ~ 40 分钟，每日或隔日 1 次，10 ~ 15 次为 1 个疗程，疗程间隙 2 ~ 3 日。

复习思考

1. 松解类手法的基本作用是什么？其基本技术要求可概括为哪几个方面，分别规范了什么内容？

2. 整复类手法的基本作用是什么？其基本技术要求可概括为哪几个方面，分别规范了什么内容？

3. 推拿手法的常见适应证有哪些？

4. 推拿手法的常见禁忌证有哪些？

5. 如何正确选择推拿手法操作的体位？常见体位有哪些？

6. 什么是推拿介质？其有什么作用？

扫一扫，知答案

扫一扫，看课件

模块 三

手法练功

【学习目标】

1. 熟悉各种功法训练的动作和要领。

2. 了解手法练功常识。

项目一　手法练功常识

一、手法练功的意义

手法练功，又称"推拿功法练功"，是指根据推拿临床需要，用来提高推拿医务工作者身体素质和手法技能的练功方法，是推拿医务工作者必须掌握的专业技能之一。

传统的推拿治疗以手法为基本手段，手法练功是学习推拿手法的基础，二者在临床应用中相互配合，融为一体。通过推拿功法的练习，可以增强手法操作时相关肌群的肌力与协调性。对于初学者而言，功法的练习能够为手法学习打下坚实的基础，包括体能、力量和身体协调性等。良好的推拿手法必须具备"持久、有力、均匀、柔和、深透"等要点，这其中刚柔相济是基本要求。这些手法要求，并不能仅仅通过体育训练完成，而是必须通过特定的手法功法锻炼进行训练。正所谓"工欲善其事，必先利其器"，只有练好功法，方能更好地为临床服务。

临床实践中，手法练功不仅可用于推拿医务工作者，患者在接受治疗时也可以选择适合病情的功法进行锻炼，从被动、主动两方面发挥手法的疗效，恢复肌肉、关节的功能，增强体质，加速康复。

二、 手法练功的分类

手法练功的分类方法多种多样，自古到今门派林立，名称不一。目前主要按以下 4 种方法分类。

（一）按练功的姿势分类

1. 卧功　凡是采取躺卧姿势锻炼，并有一定的姿势要求的功法统称为卧功。常用的卧功姿势如下。

（1）仰卧式　练功者仰卧于床上，枕头的高低以自觉舒适为宜。上肢平伸于身体的两侧，肘臂放松，手指微曲，或虚握两拳，放于大腿的两侧；也可两手交叉相握，轻放于小腹之上（此法易于进行"意守"，也有助于形成腹式呼吸）。两腿自然平伸，两脚靠拢或稍有分开；也可将一只脚放在另一只脚的脚踝上，练久时两脚可以调换一下。口齿轻闭，舌抵上腭，双目轻轻闭合，或微留一线，自然地注视着两脚的稍上方。

（2）侧卧式　向左侧卧或向右侧卧皆可，一般以右侧卧为宜。胸腹腔器官有病者宜卧向健侧或采用仰卧式。右侧卧者，右肩在下，面向右侧躺卧，枕头高低以自觉舒适为宜。右腿平伸，左腿稍弯曲，轻放在右腿上。右手自然地放在眼睛前方枕头上，手距面部两拳左右。左手自然地轻放在左腿上。口齿轻闭，舌抵上腭，两眼轻闭或微留一线（图 3 - 1）。

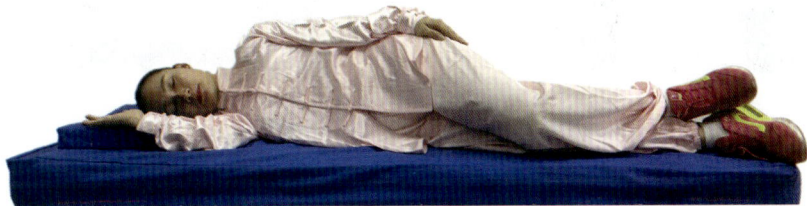

图 3 - 1　侧卧式

卧式练功，主要用于某些卧床不起和久病体弱的患者，也可用于睡前的诱导入睡和加快消除疲劳。但卧式容易使人昏沉欲睡，在增长体力方面不如站功和坐功。

2. 坐功　凡是采取坐着姿势练功，并有一定的姿势要求的功法统称坐功。常用的坐功姿势如下。

（1）平坐式　又称普通坐式，可以坐在椅子、凳子上或床边练功。要求上体端正，含胸拔背，直腰，两脚平行着地，相距与肩同宽；松肩，坠肘，肘臂微屈，手心向下，轻放在两大腿上或两手相合放于靠近小腹的大腿根部；头顶平，两目微睁，默视远方或含光内视，口齿轻闭或微开，舌抵上腭（图 3 - 2）。

（2）盘坐式　也叫盘膝式，又分为自然盘膝、单盘膝和双盘膝，其中又以前两种为常

27

用。自然盘膝的动作要领是把两腿依照自己的习惯盘起来，两小腿交叉，将两脚置于两腿的下面，两脚跟抵于两大腿后面的中部；上体端正，松肩屈肘，含胸虚腋，两手相合，置于靠近小腹部的大腿根部，其他均参照平坐式（图3-3）。单盘膝的动作要领是把一脚放在另一条大腿的上面，如左腿盘在右腿的下面，左脚尖和右膝相对，右小腿置于左小腿的上面，其他均同自然盘膝。

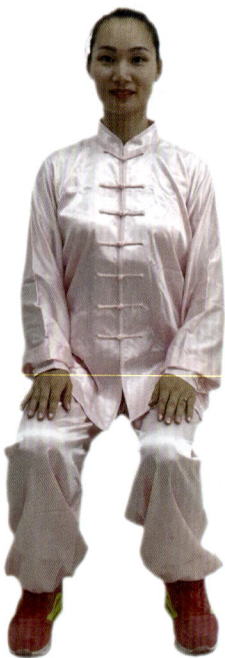

图3-2 平坐式

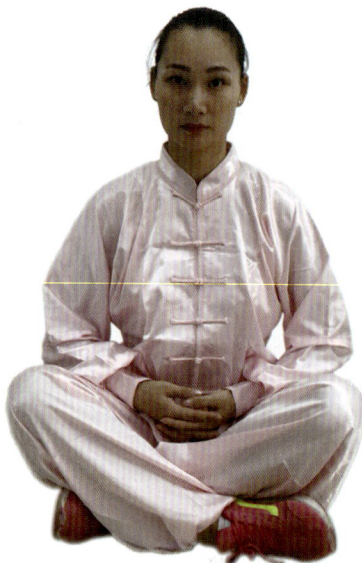

图3-3 盘坐式

（3）靠坐式　是一种介于坐式与卧式之间的体式。按坐式要求将上体倚靠在被子或枕头上，后脑部不可悬空，腿与躯干角度在120°～140°，下肢采取自然盘膝或两下肢平伸，以舒适得力、便于气血流通为宜。

坐功介于站功与卧功之间，对体力的要求较卧式高，但较站式低，多用于身体并不虚弱的患者或身体较弱者进行医疗保健锻炼。也是体弱患者由卧式转为站式，以增强体力的一种过渡姿势，靠坐式多适用于体力较弱的患者。

3. 站功　凡是采取站立姿势练功的，并有一定的姿势要求，两脚站立不动进行锻炼的功法统称站功。常用站功姿势如下。

（1）自然站式　身体自然站立，含胸拔背，收腹敛臀，松髋屈膝，两脚平行分开，脚尖稍内扣与肩同宽；松肩，虚腋，屈肘，两臂自然下垂，掌心向里，手指向下，五指微屈分开；头、眼、口、齿等要求同坐功。

（2）按球站式　在自然站式的基础上，两上肢呈环抱状，两手指尖相距与胸宽相等，大拇指与其余四指分开，五指微曲，掌心向下，如按水中浮球，两手高不过乳，低不过脐。

（3）抱球站式　在自然站式的基础上，两手呈环抱树干状，两手指尖相对，掌心向里，五指分开手指微曲，形如抱球。两手高不过肩，低不过脐。身体架势的高低，可根据自己身体状况酌情选用（图3-4）。

站功的优点是易于调运气血，锻炼方便，体力增长较快等。缺点是负重较大，较易疲劳等，故重病体弱者初时不宜练习。

4. 活步功　凡是在下肢走动的状态下进行锻炼的功法，都属于活步功。

这种功法的肢体运动姿势更加多样化，功法种类也更为繁多。在姿势的结构上，有繁有简；在力量的运用上，有刚有柔；在动作的速度上，有快有慢；在用力的程度上，有大有小；在姿态上，有些动作优美柔和，有些动作挺拔苍劲，有些动作轻盈舒展，有些动作敏捷灵活，有些动作威猛刚强，有些动作气势磅礴。这些练法的多样性，一方面可以适应多种情况的需要，同时也可以从各方面提高练功者的锻炼兴趣。

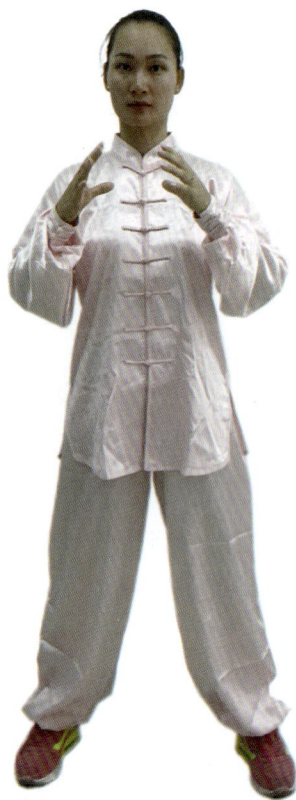

图3-4　抱球站式

在活步功法中，有些体式比较简单的功法，称行步功，简称行功，如虎步功、鹤步功、鹿步功、熊步功、猿步功、涉水步、甩手步等。行功易于练习，效果也好。

（二）按练功的方法分类

1. 形体功　凡是着重于姿势锻炼的功法，都属于形体功，古代也称调身功。这种功法可分为动功和静功，各有不同的锻炼呼吸和锻炼意守的内容，姿势上也有坐、卧、站、走（活步）的区别。

2. 呼吸功　凡是着重于呼吸锻炼的功法，都属于呼吸功，古代也称调息功、吐纳功或练气功。这种功法也可分为动功和静功，各有不同的锻炼意念活动的内容和姿势上坐、卧、站、走（活步）的区别。

3. 意守功　凡是着重于意念锻炼的功法，都属于"意守功"，古时也称"调心功"。这种功法同样又可分为动功和静功，各有不同的锻炼呼吸的内容和在姿势上坐、卧、站、走的区别。

（三）按练功的动静分类

1. 静功　凡是在练功时肢体不进行运动的功法，都可归属于静功，如吐纳、行气、

29

静坐、立功、参禅、坐禅、定功、止观等。静功是与动功相对而言的，从形体上，要静定握固，缄口垂帘，但真正达到静功的境界，须进一步调心、调息，使人身之元气充沛和循环畅通，以臻保健强身、祛病延年之功效，故静功着重于人体内部的调养。静功之静，不是绝对的静，"静者静动，非不动也"，要"心死神活"，即杂念去净，精力充沛，这是静功所特有的生理效应，已为现代科学逐步证实。静功也有着重练意守、练呼吸和练姿势之别，在姿势上又有坐、卧、站的区分。

2. 动功 是指练功者在练功时，体位、身法按功法要求而不断地变化的一类功法，如太极拳、五禽戏等，均是推拿功法中动功的重要锻炼方法。古代养生练功家认为，健身，莫善于习动，一身动则一身强。要动中求静，动功的"动"是指"外动"，动功的"静"是指"内静"。动功也就是经过一定的练功姿势练习呼吸和意守，在大脑相对安静的状态下进行的一种内外结合、刚柔并举的壮力强身的运动。锻炼时要求做到意气相随，意到气到，气到力到。动功还包括自我按摩、拍打、叩击等方法，这些主要是用以锻炼外部肢体和强健筋骨，亦有治病保健的作用。由于动功有形体动作表现于外，又能外练筋骨，故又有人称为"外功"。

3. 静动功 是一种把静功与动功融合成一体的功法。我们对于动功与静功，是以肢体在练功时的运动与否来区别的。静功是指形体的安静和精神的宁静，以及大脑皮层在相对安静状态下定向性的意念活动和体内气息的运动，即所谓"外静而内动"。动功是指形体的运动和精神的相对安静，即所谓"外动而内静"。因此，练静功时，要静中有动；练动功时，要动中求静。在作用上，静功虽然对形体也有锻炼作用，但更注重锻炼精神的宁静和体内气息的运动，主要用于医疗保健。动功虽然也可锻炼精神的宁静和体内气息的运动，但更注重锻炼外部肢体和强健筋骨，主要用于壮体强身。静动功，则是一种把静功与动功结合起来的特殊锻炼方法。其特点是"静而后动""动静双赅"，动静兼练，不可有偏。这种功法在较多的情况下常能收到速效和高效。

（四）按练功的内外分类

1. 外功 凡是着重于人体的外部机能（骨骼、肌腱、肌肉、皮肤等）进行锻炼的，都可视为外功。历代养生学家都认为，"动则练外""外练筋骨皮"，故习惯上常把各种动功归属于外功的范畴。但这并不是绝对的，有些动功对机体内部机能的锻炼作用也很明显。例如，"五禽戏"要求内外结合、动静相兼、刚柔并济、神形如一，既重视练外强，也重视练内壮，讲究内练精气神，外练筋骨皮，以收内外兼练的效果。所以，动功虽然多属外功的练法，但对机体内部也有锻炼作用，因为人体的内部与外部是一个统一整体。当然，也不能把内功与外功等同起来，还要看到它们的不同之处，也就是说，内功虽然对人体的外部形体有锻炼作用，但它是以锻炼人体内部功能为主的；外功虽然对人体的内部机能有锻炼作用，但它是以锻炼人体外部形体为主的。

2. **内功**　凡是着重于人体内部的机能（意志、气息、脏腑、经络、血脉等）而进行锻炼的，都可视为内功。历代养生学家都认为，"静则练内""内练一口气"，故习惯上常把各种静功归属于内功的范围。但是这也不是绝对的，有些静功练法对形体的锻炼作用也非常明显。例如，静功中的"站桩功"是从古代的健身法和武术中的某些基本功中发展而来的，不仅用于治病保健，还可用于壮力强身。所以，从锻炼的实际效果上看，静功虽然多属内功的练法，但对形体外部的锻炼也有作用，只是它是以锻炼人体内部机能为主的。因此，内功与外功在锻炼的主导方面是不同的，在练功时应该内外兼练，不可偏废。

三、 手法练功的注意事项

（一）练功前的注意事项

1. 功法练习前，要选择安静、通风的场地或环境，温度适宜，空气新鲜。功法练习的目的在于培育人体自身真气，要依靠阳气的温煦，同时温暖的环境也能使练功者避免冷风侵袭，影响入静。

2. 着装宜宽松，不要穿得过多或过紧，以穿软底布鞋、运动鞋或练功鞋为宜，不能穿皮鞋或高跟鞋。

3. 练功前全身要放松。这里放松是指精神放松、身体活动柔和自然，正所谓"恬淡虚无"。如果练功时心存杂念，喜怒不宁，思绪烦乱，就不要勉强。疲劳、过饱或空腹时不宜练功，有便意时不宜练功，不能强忍溲便进行功法练习，以防伤肾。

4. 功法练习时间最好安排在早、晚，养成良好习惯，尽可能做到按时作息，并根据各自不同的生理特点，合理安排功法练习的时间与运动量，做到从简到繁，循序渐进。

5. 女子经期或孕期不宜做功法练习。

（二）练功中的注意事项

1. 功法练习时思想集中，心神合一，不能左顾右盼，更不能勉强、蛮干。

2. 呼吸自然，要按功法练习的要求调匀呼吸，做到深、长、匀、细。

3. 练功过程中如出现头晕、胸闷、烦躁等异常感觉时，要立即停止练功，及时求得老师的指导，以免发生功法练习偏差与损伤。

（三）练功后的注意事项

1. 功法练习完毕时，要先穿好衣服，将汗擦干，不能马上吹风或用冷水冲洗。出汗时人体腠理疏松，毛孔开放，外邪容易入侵而致病。古人云："避风如避箭。"

2. 功法练习后要注意休息，劳逸适度。可适量饮些温开水，但不能暴饮暴食。同时，要节制房事。

3. 练功后如果感觉到或者发现有胸闷、胸痛、气短甚至咳血，应该适当休息，暂停功法练习，如果有必要还要进行对症治疗，以免出现意外。

项目二　传统功法

一、少林内功

少林内功是手法练功的主要功法之一，原为武术强身的基本功，经历代辗转相传，已形成一种以自我锻炼为主，提高手法技能的独特的方法和流派。从性质上看，少林内功属于外功，运动强度较大，强身健体作用较强，可以明显增强人体的腕力、臂力、腰力、腿力，特别适合于增强推拿医务工作者的体力和体质，是临床推拿医务工作者的基本功。

少林内功的锻炼不太强调吐纳与意守，而讲究蓄劲于指端，以力贯气，即所谓的"练气不见气，以力带气，气贯四肢"。因此，锻炼时强调下实上虚，着重锻炼两下肢的"霸力"和上肢的灵活性，要求上身正直，含胸拔背，下肢挺直，脚尖内扣，足跟踏实，五趾抓地，同时两股用力内收，站如松树，稳而牢固。上肢在进行各种姿势锻炼时，要求凝劲于肩、肘、腕、指。在呼吸配合上，要求使气下沉，呼吸自然，与上肢动作相协调，达到"外紧内松"的境地。锻炼时能力达四肢腰背，气随力行，注于经脉，使气血循行畅通，濡养四肢百骸和五脏六腑，以达到扶正健体、祛除病邪的目的。

（一）基本裆势

1. 站裆势　站裆势是少林内功功法中最基本的站桩锻炼方式。具有扶助正气、行气活血的作用，久练能以意运气，以气生劲，力达于四末，增强指、臂、腰、腿的功力，同时又有调整内脏功能和祛病延寿的作用。

【动作步骤】

（1）预备姿势。并步直立，头如顶物，两目平视，口齿微开，舌舐上腭，下颌微收，含胸舒背，收腹敛臀，直腰，两手臂自然下垂于身体两侧，五指并拢微屈，中指贴近裤缝，两脚相靠，足尖并拢，保持身体正直，心平气静。

（2）左腿向左平跨一步，距离与肩等宽或与肩略宽，双足尖内扣成内八字形。同时两足跟踏实，十趾抓地，两股用力内夹，运用霸力，劲由上贯下注足。

（3）双手叉腰，微挺胸，收腹敛臀，两肩向后夹紧。

（4）两手后撑，挺肘屈腕，肩腋莫松，四指并拢，拇指外分（图3-5）。

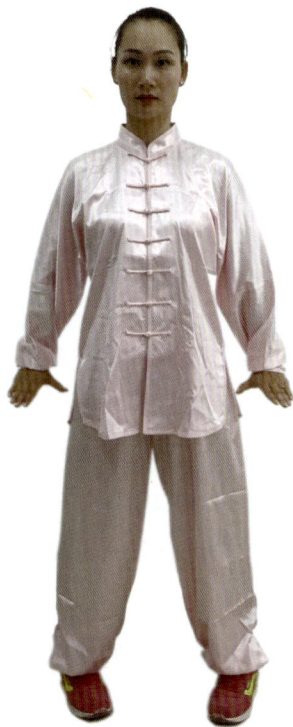

图3-5　站裆势

【动作要求】

（1）两目平视，头勿左右顾盼，精神贯注，呼吸随意。

（2）两手虎口叉腰时，四指在前，大拇指在后，两肩尽量向内夹紧。

（3）两手后伸达30°以上，腕关节尽量背曲，手臂内旋，四指指尖朝前。

（4）三直四平。肘、腰、膝关节均要挺直，不可弯曲；头顶平，两肩平，手掌平，脚掌平铺地面。

2. 并裆势 并裆势是少林内功中的基本裆势之一，主要锻炼两下肢的"霸力"（图3-6）。

【动作步骤】

（1）预备姿势同前。

（2）两足跟向外蹬，足尖相拢成内八字形。两足踏实，五趾抓地，两膝伸直，两股内收夹紧。

（3）双手叉腰，两肩向内夹紧。

（4）双手挺肘屈腕后伸，掌心朝下，四指并拢，拇指外分。

图3-6 并裆势

【动作要求】

（1）挺胸收腹，上身正直，下颌微内收，两目平视，呼吸平稳，全神贯注。

（2）两足跟尽量外展，二足尖之间的夹角不得小于60°。

（3）两下肢用劲内夹，膝关节不得屈曲。

（4）两肩肘向脊柱靠拢，两臂尽量后伸，不得低于30°。

3. 弓箭裆势 弓箭裆势是少林内功中锻炼裆势的重要"运功"之一，能提神顺气，活血通络，使内外坚固（图3-7）。

【动作步骤】

（1）预备姿势同前。

（2）左足向左横跨一大步，身向左转，在前之左腿屈膝半蹲，足尖内扣30°，右腿在后，膝部挺直，略向外撤，脚跟必须踏实着地，为前弓后箭之势，做左弓步。

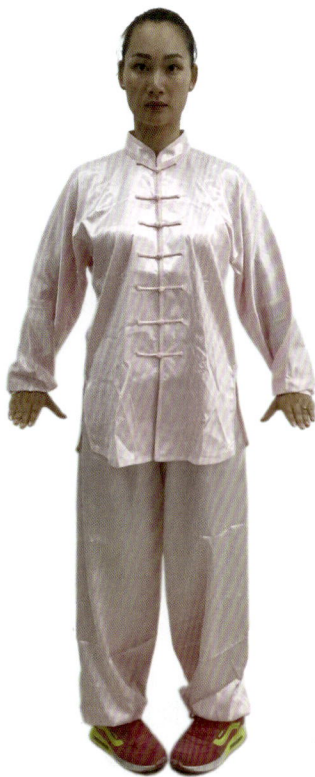

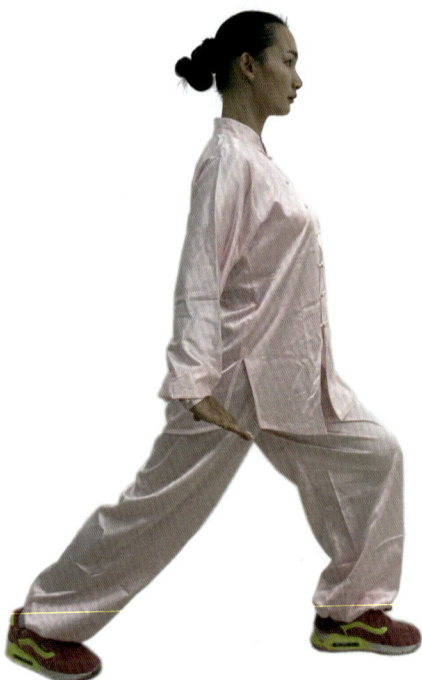

图 3-7　弓箭裆势

（3）上身挺直，重心下沉，臀须微收，两手叉腰。

（4）两手臂后撑，挺肘，屈腕，掌根蓄劲。

右弓箭裆势与此相同，唯左右相反。

【动作要求】

（1）上身正直，直腰塌臀。

（2）全神贯注，虚领顶劲，呼吸随意。

（3）前腿屈膝屈髋45°以下，小腿垂直地面，膝尖不超过足尖。

（4）后腿膝关节伸直勿屈曲。

（5）反手叉腰，两手后撑，腕关节背屈同前势。

4. 马裆势　马裆势是少林内功中锻炼下肢的基本功法，即所谓练"架子"的功夫。能调内脏、固神元，使气血循经络贯于四末。久练由内向外发力，能增强腿、足、臂等力量，使筋骨强健，脏腑坚固（图 3-8）。

【动作步骤】

（1）预备姿势同上。

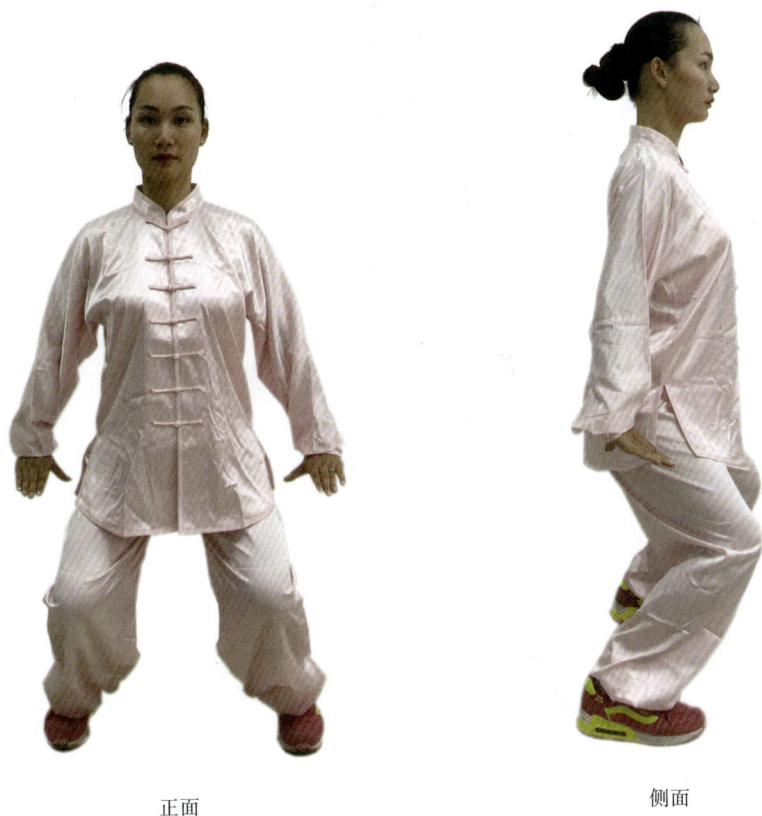

正面　　　　　　　　　　　　　侧面

图 3-8　马裆势

（2）左足向左平跨一步，两足跟距离约 3 横脚宽。屈膝屈髋下蹲，两手虎口按于大腿侧膝盖上方。

（3）两手叉腰，挺胸塌臀。

（4）手后撑同站裆势。

【动作要求】

（1）马裆势屈膝屈髋的角度为 45°以下。

（2）两足尖稍内扣或平行，不得外撇。

（3）头顶平，两目平视，挺胸直腰。

（4）呼吸自然随意，锻炼时重心放在腰部，使气下沉于丹田。

5. 大裆势　大裆势是少林内功中主要裆势，可锻炼两下肢在外展下的"霸力"（图 3-9）。

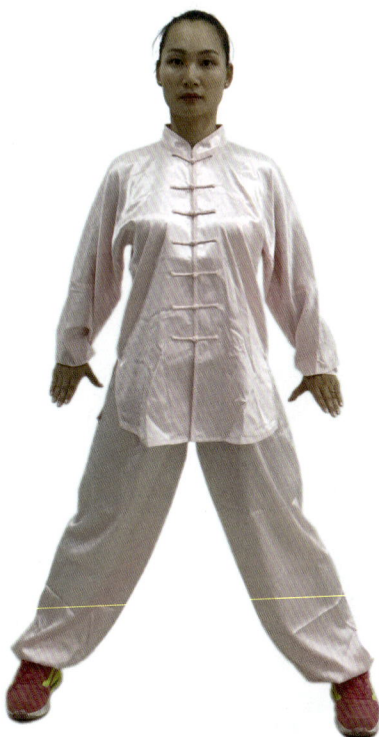

图 3-9 大裆势

【动作步骤】

（1）预备动作如前。

（2）左（右）足向左（右）分开（可根据个人身体生理情况尽量可能外展）。膝直足实，两足尖内扣，足跟外蹬。

（3）两手叉腰，两肩须夹紧。

（4）两手后撑（要求同站裆势）。

【动作要求】

（1）挺胸直腰，头顶平，目前视。

（2）两膝伸直勿屈曲。

（3）两下肢外展之足跟的距离不小于本人 5～6 个足的长度。

（4）两足尖不得外撇。

（二）基本动作

1. 前推八匹马 前推八匹马是少林内功功法中锻炼手臂、指端活力的功法，能增强两臂蓄劲和指端功夫。久练则能宽胸理气，通三焦，活关节，壮筋骨，并能健运脾胃，使百脉流通，以达精力充沛、正气旺盛之目的（图3-10）。

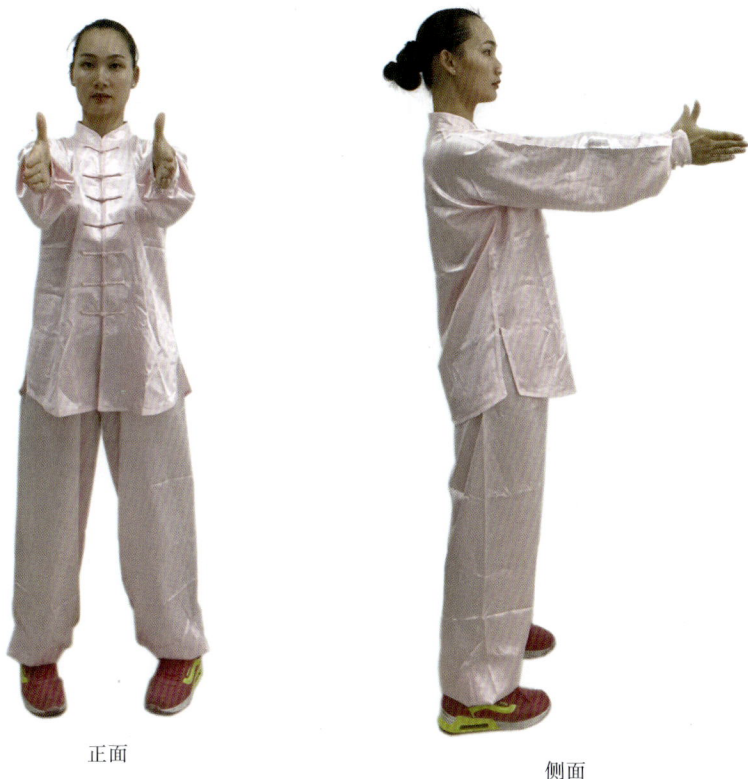

正面　　　　　　　　　　　　　　　　　侧面

图3-10　前推八匹马

【动作步骤】

（1）站裆势或指定的裆势，两手屈肘，直掌于腰间，待势。

（2）出声发力，两臂徐徐运力前推，两掌心相对，四指并拢，拇指伸直，力达五指尖，推到肩与掌成直线为度。

（3）出声发力，手臂运劲，拇指上翘，慢慢屈肘，指端力求与手臂成直线，收回于两胁。

（4）由直掌化俯掌，两臂后伸，下按，回于原裆势。

【动作要求】

（1）胸须微挺，头勿顾盼，两目平视，呼吸随意。

（2）以气催力，运劲于臂，贯于掌达于指，所谓"蓄劲于腰，发力于指"。

2. 倒拉九头牛　　倒拉九头牛是少林内功功法中锻炼两臂的悬劲与掌的握力的主要姿

37

势。久练则能疏通经络，调和气血，使阴阳相对平衡，达到健肺益肾、内外坚固、扶正祛邪的目的。

【动作步骤】

（1）站裆势或指定裆势，两手屈肘，直掌于两胁，待势。

（2）出声发力，两掌沿两胁前推，边推边旋掌，将拇指缓缓向下，待推完时，拇指正好朝下，四指端朝前。四指并拢，拇指用力外分（图3-11①）。

（3）出声发力，五指向内迅速屈收，由掌化拳如握物状，劲注拳心，边旋臂边屈肘回收，徐徐行至两胁，拳眼朝上，变拳为掌（图3-11②）。

（4）两臂后伸，回于站裆势或指定的裆势。

①　　　　　　　　　　　　　　②

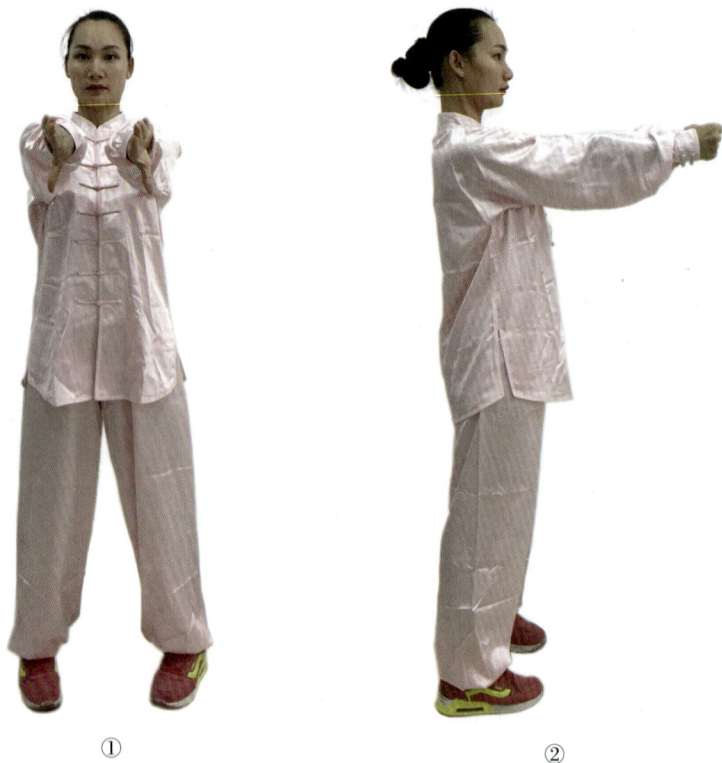

图3-11　倒拉九头牛

【动作要求】

（1）思想集中，全神贯注，以意引气，使气随意。

（2）前推时，肘、腕伸直，勿抬肩，力求手与肩平。

（3）边推边将前臂内旋，边收边将前臂外旋，动作要协调。

（4）两臂后拉时两拳须尽量握紧，不可松劲。

3. 单掌拉金环　单掌拉金环是少林内功功法中单手练臂之旋劲及掌之握力之势。

【动作步骤】

（1）站裆势或指定的裆势，两手屈肘，仰掌于两胁，待势。

（2）出声发力，左手前推，边推边旋掌，将拇指缓缓向下，掌心朝外四指并拢，拇指用力外分（图3-12①）。

（3）出声发力，边旋腕边内收五指握拳，使劲注拳心，拳眼朝上，屈肘内收，成仰掌护胁（图3-12②）。

（4）右手进行动作与左手相同。

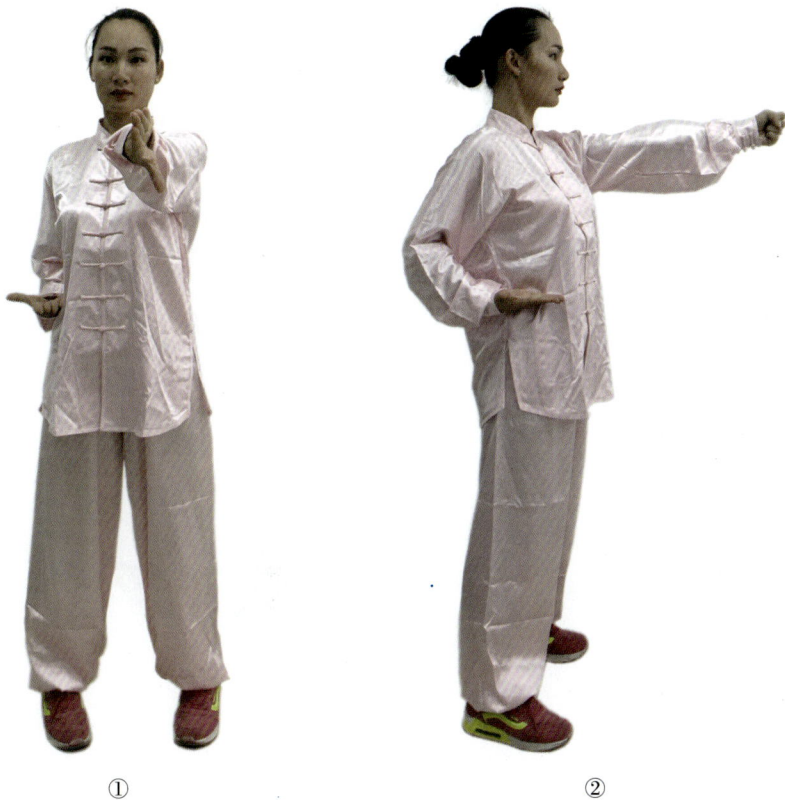

① ②

图3-12　单掌拉金环

【动作要求】

同倒拉九头牛。

4. 凤凰展翅　凤凰展翅是少林内功功法中锻炼肩、臂、肘、腕、指端的基本姿势。对腕指功夫大有助益，久练还能调和内脏，有助胸廓的开展，从而增加气劲和悬力。

【动作步骤】

（1）站裆势或指定的裆势，两手屈肘上行，立掌交叉于胸前，待势（图3-13①）。

（2）出声发力，立掌前推，手腕背屈，四指并拢，拇指外分，手指上翘，两臂运劲缓缓向左右外分成一字（图3-13②）。

（3）出声发力，两臂外撑，同时向胸前合拢，两掌接触后旋腕，肘内收，两侧蓄劲着力，立掌交叉于胸前。

（4）由上胸之立掌化俯掌下按，两臂后伸，回于站裆势或指定的裆势。

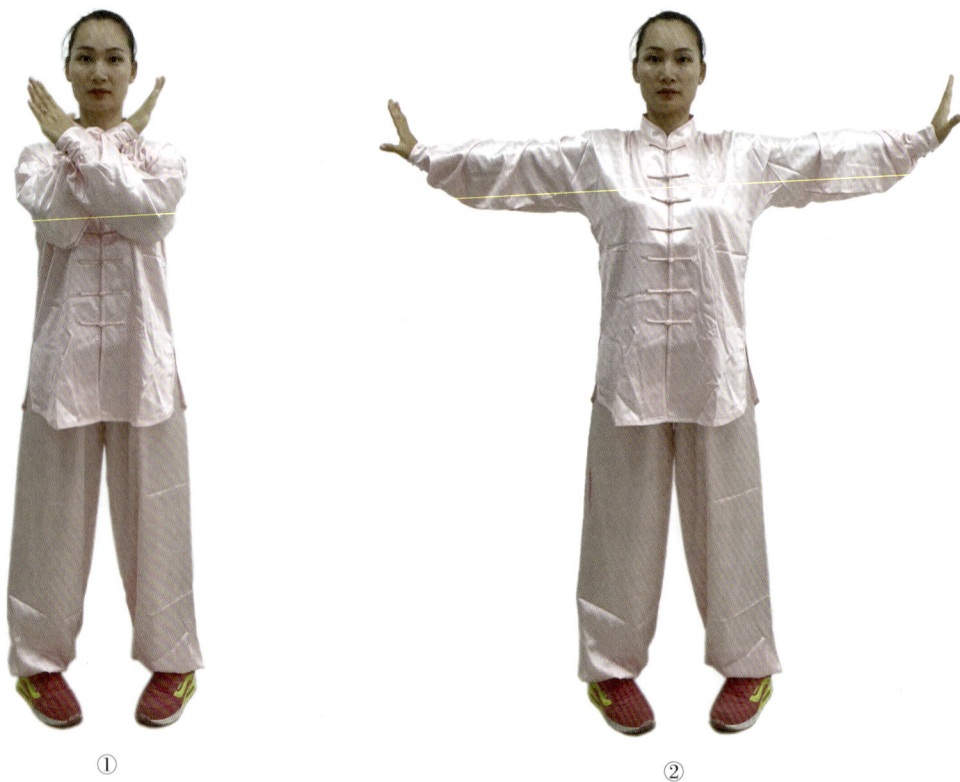

①　　　　　　　　　　　　　　　　　②

图3-13　凤凰展翅

【动作要求】

（1）上身正直，头如顶物，两目平视。

（2）切勿抬肩，呼吸随意。

（3）两臂沉静地运气发劲，所谓"蓄劲如开弓，发劲如发箭"，使气迫意，以气发劲，劲由肩循臂贯于腕达于指。

5. 霸王举鼎　霸王举鼎是少林内功功法中锻炼两臂向上挺力之势（图3-14）。

【动作步骤】

（1）站裆势或指定的裆势，两手屈肘仰掌于腰部，待势。

（2）出声发力，两掌缓缓上托，掌心朝天，过于肩部，掌根外展，指端由左右向内旋转，虎口相对，犹如重物徐徐上举，指端相对，四指并拢，拇指外分。

（3）出声发力，旋腕翻掌，指端朝上，掌侧相对拇指外分，蓄力而下，渐渐收回护腰。

（4）在腰部之仰掌化俯掌下按，两臂后伸，回于站裆势或指定的裆势。

【动作要求】

（1）上身正直，勿倾斜，两目平视，头勿盼顾。

（2）上举时，两膝勿放松，劲欲含蓄。

（3）上举，收回动作缓慢，劲勿松。

6. **两手托天**　两手托天是少林内功功法中上举锻炼之势（图 3-15）。

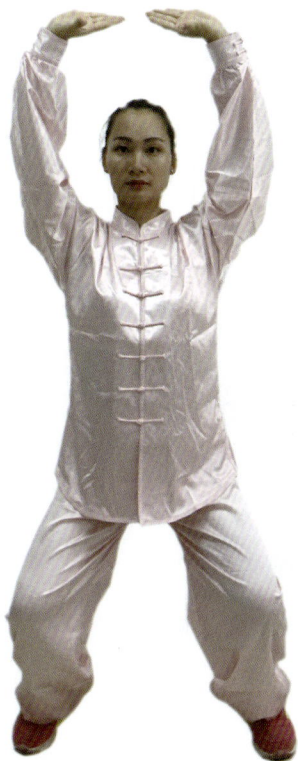

图 3-14　霸王举鼎　　　　　　　　　　　　　图 3-15　两手托天

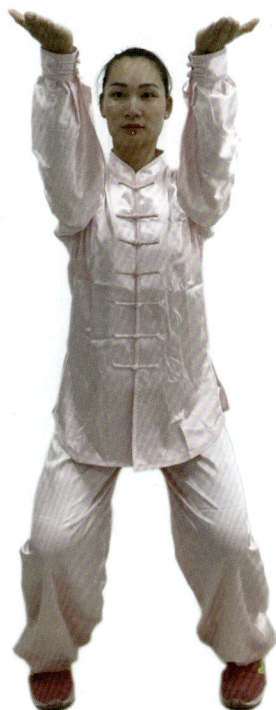

【动作步骤】

（1）站好指定的裆势，两手屈肘仰掌于腰部，待势。

（2）出声发力，两仰掌上托掌心朝天，指端着力缓缓上举至肘直。

（3）出声发力，拇指向外侧运劲倾斜，四指并拢，掌根蓄力，屈肘徐徐而下，收回护腰。

（4）由仰掌在腰部变俯掌下按，两臂后伸，回于指定的裆势。

【动作要求】

（1）头如顶物，两目平视，上举肘欲伸直。

（2）手上举须外旋前臂，使手指朝前。

（3）运劲时，四指并拢，大拇指伸直与四指外分。腕关节伸直勿屈。

7. 顺水推舟　顺水推舟是少林内功功法中锻炼手臂前推旋劲之势（图3-16）。

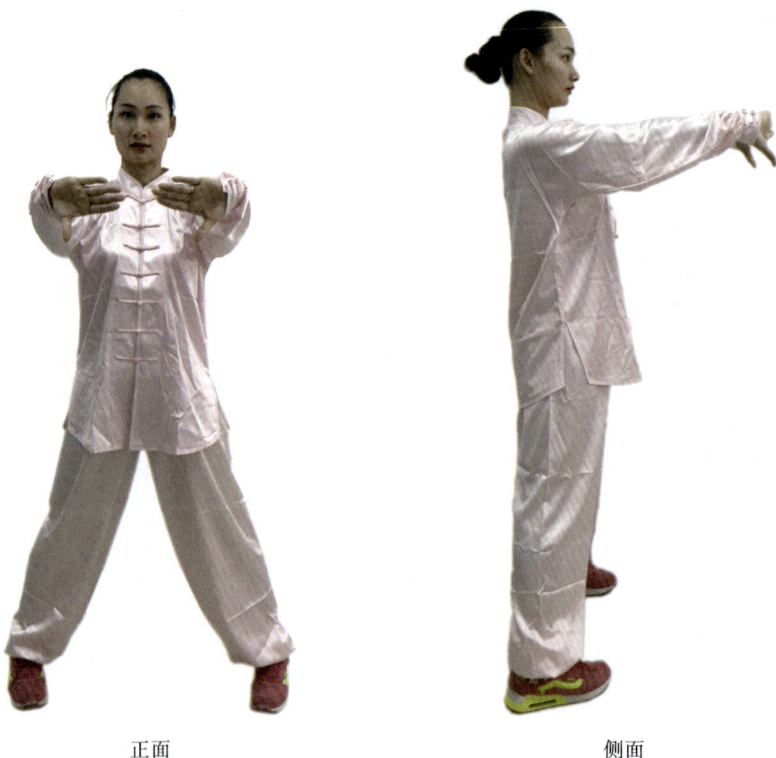

正面　　　　　　　　　　　　　　　侧面

图3-16　顺水推舟

【动作步骤】

（1）马裆势或指定的裆势，两手屈肘直掌于胁部，待势。

（2）出声发力，两直掌运劲徐徐向前推出，边推边掌根外展，虎口朝下，四指并拢，拇指外分，由外向内旋转至肘直，指尖相对。

（3）出声发力，五指端慢慢向左右外旋，恢复直掌，四指并拢，拇指运劲后翘，指端着力，屈肘蓄力而收，成仰掌护腰。

（4）由直掌化俯掌下按，两臂后伸，回于马裆势或指定的裆势。

【动作要求】

（1）头勿低，身勿倾。

（2）力求掌侧，肘直与肩平。

（3）腕要尽量背屈。

（4）两肩下沉，勿屏气。

8. **怀中抱月**　怀中抱月是少林内功功法中锻炼两上臂合力之势（图3－17）。

【动作步骤】

（1）马裆势或指定的裆势，两手屈肘仰掌于腰部待发。

（2）出声发力，两仰掌由腰部上提，化为立掌在上胸处交叉，缓缓向左右外分，肘欲直，指端朝左右，掌心朝前高与肩平。

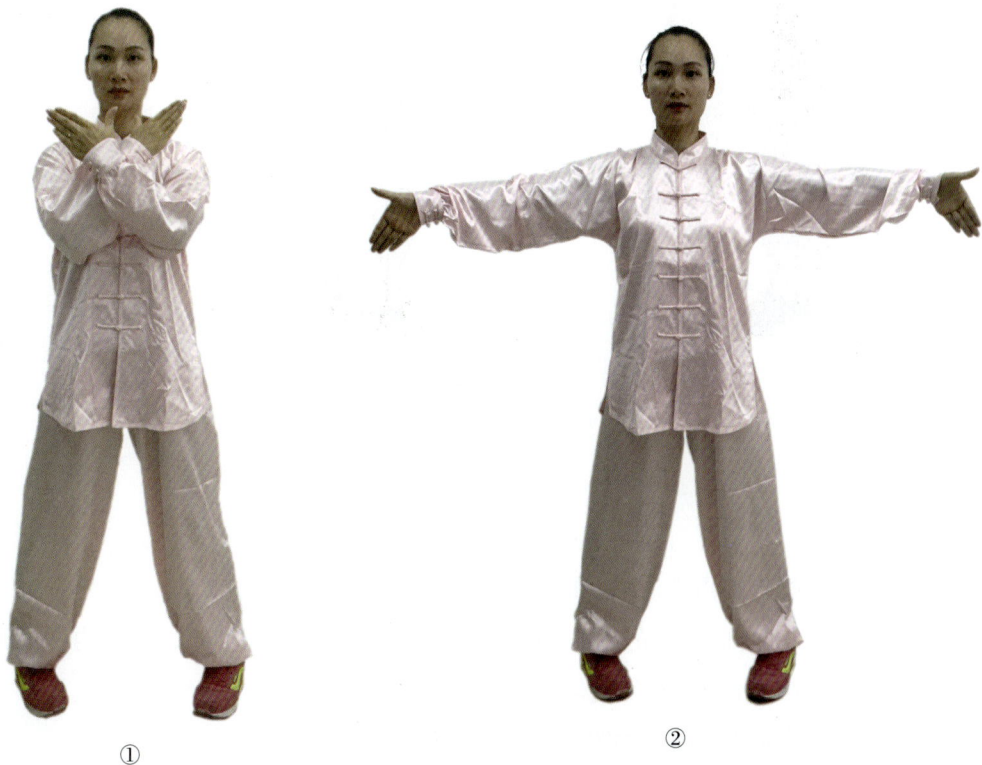

①　　　　　　　　　　　　　　　②

图3－17　怀中抱月

（3）出声发力，两指端向下，掌心朝内，慢慢蓄劲，上身略前倾，两手势如抱物。由上而下、由下而上徐徐抄起，直掌回收于上胸交叉。

（4）由上胸立掌化俯掌下按，两臂后伸，回于马裆势或指定的裆势。

【动作要求】

（1）上身须正直，松肩，使气下沉，呼吸随意。

（2）上臂运动须缓慢，用劲勿松。

9. **仙人指路**　仙人指路是少林内功功法中左右臂交替运劲锻炼之势（图 3 - 18）。

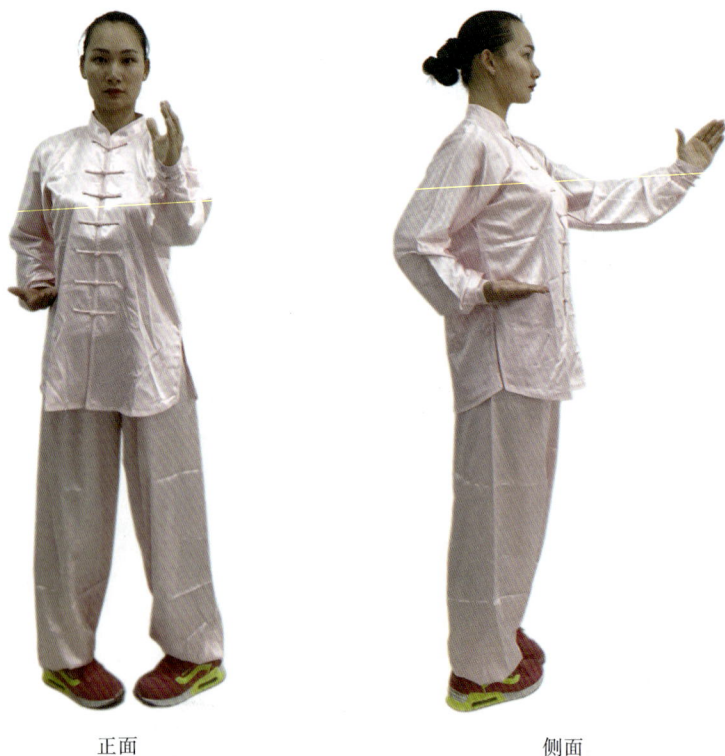

正面　　　　　　　　　　　　　侧面

图 3 - 18　仙人指路

【动作步骤】

（1）并裆势或指定的裆势，两手屈肘仰掌护腰，待势。

（2）出声发力，左仰掌上提至胸立掌而出，四指并拢，拇指伸直，手心内凹成瓦楞掌，肘臂运劲立掌着力推出，力须均匀。

（3）推足后旋腕握拳，蓄劲而吸，右掌动作与左掌相同。

（4）待练好指定的次数或时间，化俯掌下按，两臂后伸，回于并裆势或指定的裆势。

【动作要求】

（1）上身正直，头顶平，目前视。

（2）立掌前推时须直，握拳回收拳须紧。

10. 平手托塔　平手托塔是少林内功功法中仰掌前推之势（图3-19）。

【动作步骤】

（1）站裆势或指定的裆势，两手屈肘仰掌，处于两胁，待势。

（2）出声发力，两仰掌慢慢向前运动推出，边推边拇指向左右外侧倾斜，保持掌平运行，犹如托物在手，推足后应与肩平。

（3）出声发力，拇指运功向左右外侧倾斜，四指齐着力，屈肘缓缓蓄劲收回，处于两胁。

（4）将在两胁之仰掌化俯掌下按，两臂后伸，回于站裆势或指定的裆势。

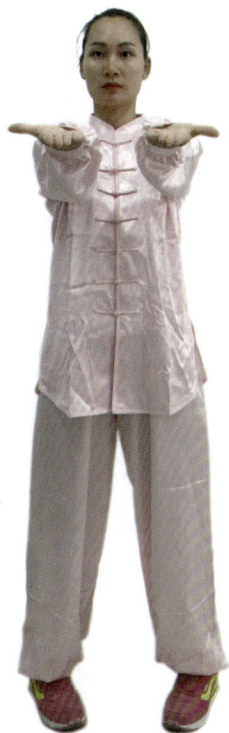

图3-19　平手托塔

【动作要求】

（1）前推、收回运动，四指伸直并拢，掌心摊平，手臂外旋。

（2）两掌之间距离与肩同宽。

（3）来回运动须直线进行。

11. 运掌合瓦　运掌合瓦是少林内功功法中左右手交替运劲锻炼之势。

【动作步骤】

（1）站裆势或指定的裆势，两手屈肘仰掌于腰部，待势。

（2）右手由仰掌化俯掌，运劲于臂贯指向前推足，指端朝前，掌心向下，蓄力待发（图3-20①）。

（3）右手旋腕变仰掌徐徐收回，待近胸时左仰掌即变俯掌在右仰掌上交叉，掌心相合。慢慢向前推出，掌心向下，右仰掌收回胁部，然后左仰掌收回于腰（图3-20②）。

（4）将仰掌化俯掌下按，两臂后伸，回于站裆势或指定的裆势。

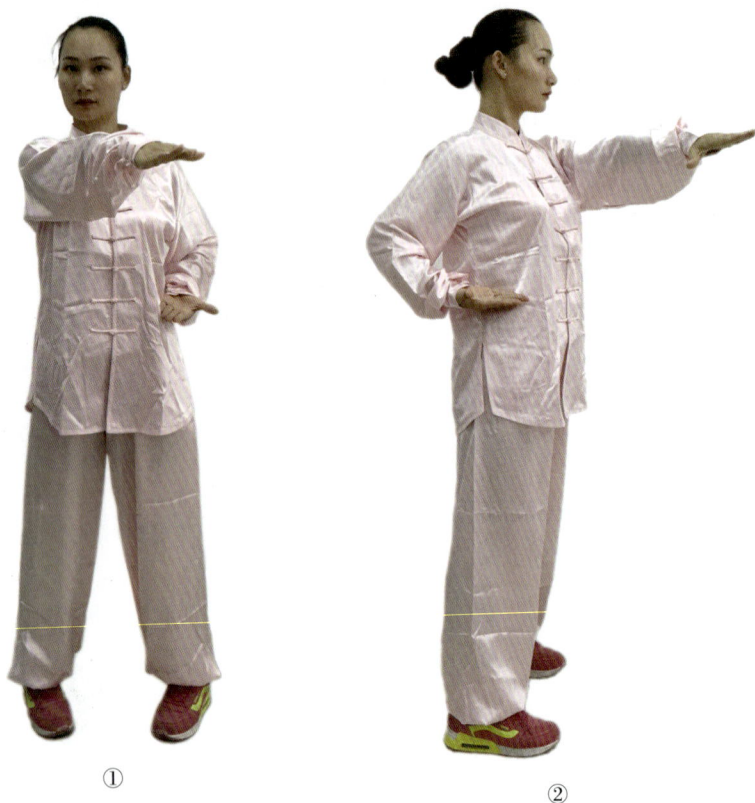

① ②

图 3 - 20　运掌合瓦

【动作要求】

（1）肩欲松开，下沉，肘欲伸直。

（2）两掌与胸中交合，掌心相合，用劲勿松。

12. 风摆荷叶　风摆荷叶是少林内功功法中由内走外、由外入内锻炼之势。所谓风摆荷叶既是走阴又是走阳的练法。练至相当时间，在掌平气实的基础上，自觉能神贯于顶，使气沉丹田。运气时，劲又能随意，由肩循臂贯肘，达于指端，故为增强臂力和悬劲的一个主要姿势。久练本势，则能强筋健骨，使气血自顺，元气自固（图 3 - 21）。

【动作步骤】

（1）站裆势或指定的裆势，两手屈肘，仰掌于腰部，待势。

（2）出声发力，两手屈肘，掌心朝上，四指并拢，拇指伸直，渐行至上胸，两手交叉，运劲前推，然后拇指外侧含蓄着力，缓缓向左右外分，使两手平托成水平线。

（3）出声发力，两仰掌慢慢合拢，两手交叉相叠仰掌回收，屈肘由胸前变俯掌下按，两臂后伸回于站裆势或指定的裆势。

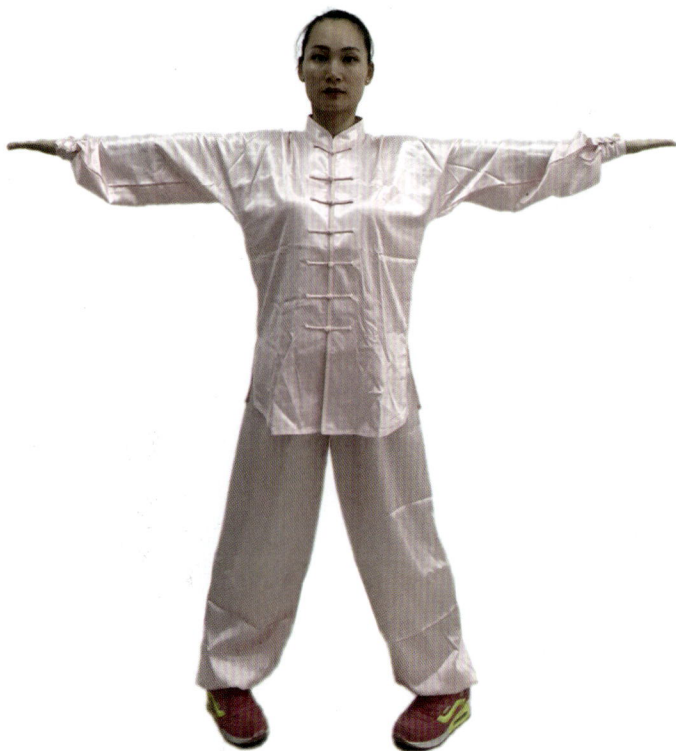

图 3 –21　风摆荷叶

【动作要求】

（1）上身正直，头如顶物，目欲平视，呼吸随意。

（2）肩、肘、掌须平成直线。

（3）两臂由内走外、由外入内时两肘欲直，前臂欲外旋，掌平。

13. 顶天抱地　顶天抱地是少林内功功法中上肢运劲与腰部前屈配合锻炼之势。

【动作步骤】

（1）并裆势或指定的裆势，两手仰掌于腰部，待势。

（2）出声发力，仰掌上托过于肩，旋腕翻掌，掌根外展，指端内旋相对，徐徐上举（图 3 –22①）。

（3）待推足后，出声发力，旋腕翻掌，缓缓向左右外分下抄，同时身体前俯，两掌逐渐合拢，拇指外分，两掌相叠（右掌在上左掌在下）。两掌如抱重物起立，处于胸部（图 3 –22②）。

（4）旋腕翻掌，向下按，两臂后伸，回于原裆势。

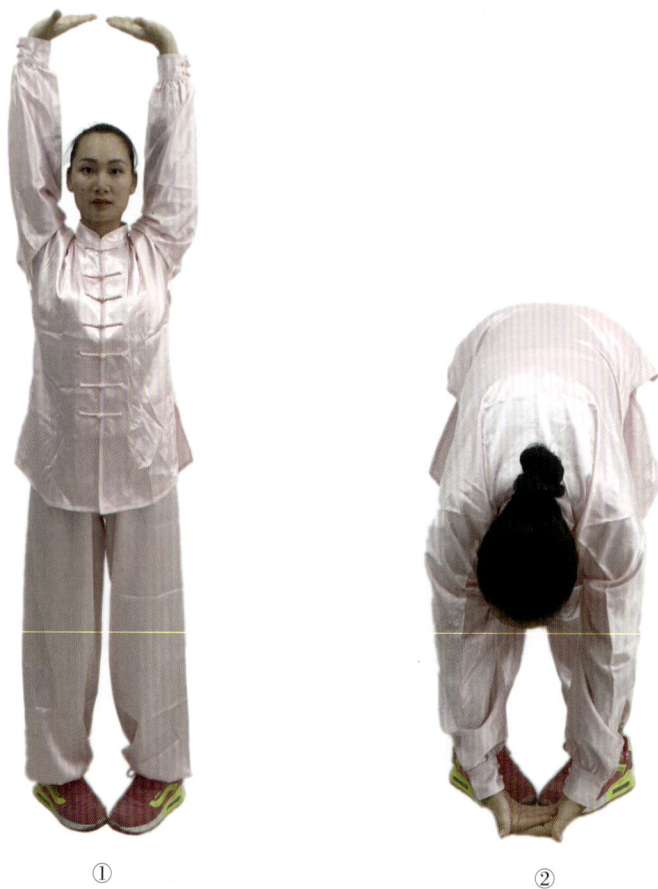

① ②

图 3 - 22 顶天抱地

【动作要求】

（1）上举四指并拢，拇指外分，蓄劲指端。

（2）弯腰掌背尽量靠地，蓄劲待发。

（3）上肢运劲与弯腰动作的配合要协调自然。

（4）下肢挺直勿屈膝。

14. 海底捞月　海底捞月是少林内功功法中锻炼两臂蓄力之势，形似海底捞月（图 3 - 23）。

【动作步骤】

（1）大裆势或指定的裆势，两手屈肘，仰掌于腰部，待势。

（2）两仰掌缓缓而上，由上胸徐徐高举，向左右外推分，掌翘朝上旋腕，再慢慢使掌心向下，同时腰向前俯。两掌由上而下逐渐靠拢，掌心朝上似如抱物，蓄劲待发。

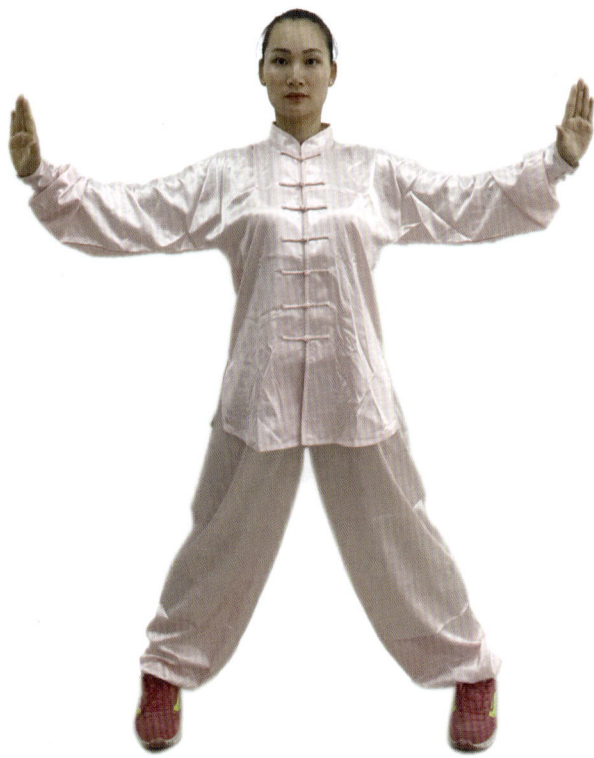

①

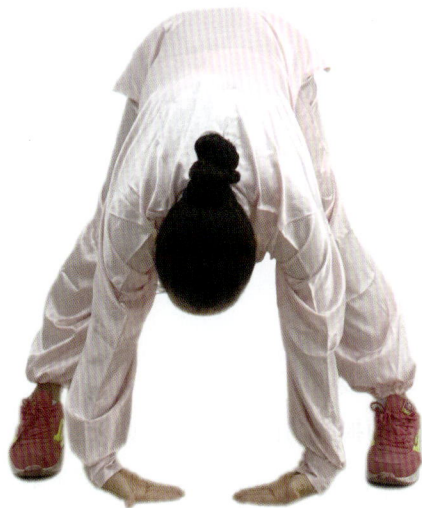

②

图 3-23　海底捞月

（3）两臂运劲，掌心指端着力，慢慢抄起，用抱力缓缓提到胸部成仰掌护腰，上身随势而直，待发。

（4）两仰掌变俯掌下按，两臂后伸，回于站裆势或指定的裆势。

【动作要求】

（1）上肢运劲时两下肢不可弯曲，脚须用"霸力"。

（2）上身正直，勿挺腹凸臀。

（3）上举运动与伸屈腰部运动配合宜协调。

15. 饿虎扑食　饿虎扑食是少林内功功法中在弓箭裆势上，两臂旋转运劲配合腰部运动锻炼之势（图 3 – 24）。

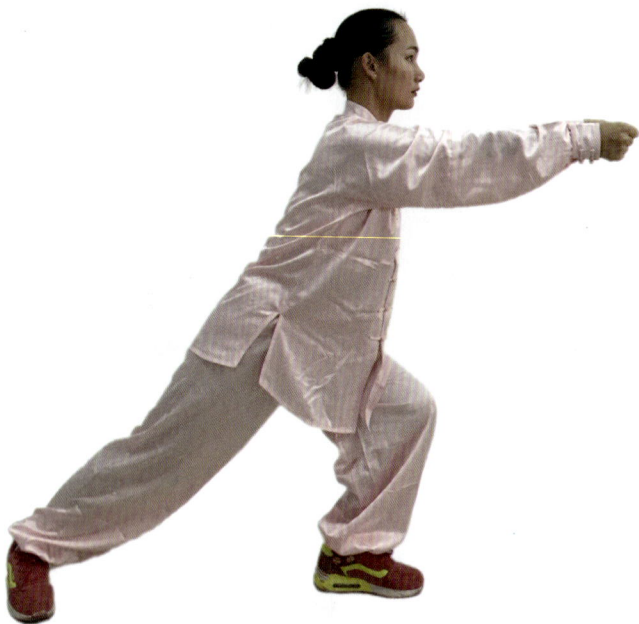

图 3 –24　饿虎扑食

【动作步骤】

（1）弓箭裆势，两手直掌护腰。

（2）直掌前推，边推边将两拇指向内旋，虎口朝下，腰随势前俯，前腿待势似冲，后腿使劲勿放松。五指内收握拳，旋腕，拳眼朝天，屈肘紧紧收回护腰。

（3）将收回之直掌变俯掌下按，两臂后伸，回于弓箭裆势。

【动作要求】

（1）上身正直，塌腰前膝屈曲在45°以下，后膝伸直勿屈。

（2）边推边旋和上身前倾动作要配合自然、协调。

（3）两拳紧紧相握，勿松劲。

（4）边收边旋边直腰，动作要自然协调。

16. **力劈华山** 力劈华山是少林内功功法中侧身上下运劲锻炼之势（图 3 - 25）。

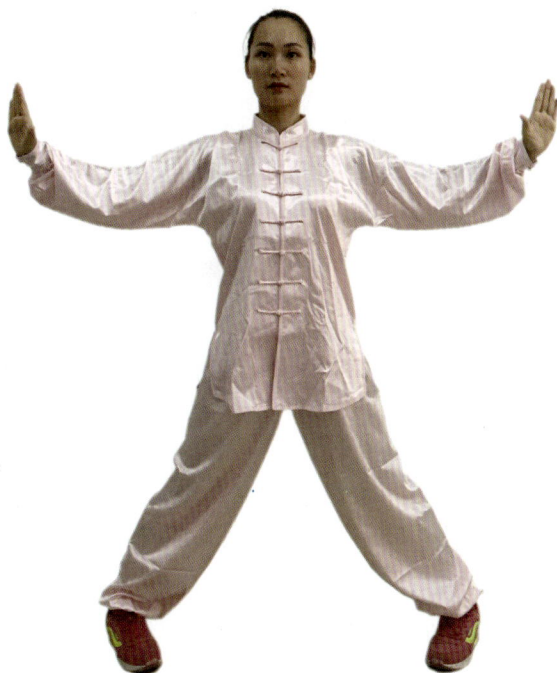

图 3 - 25 力劈华山

【动作步骤】

（1）大裆势或指定的裆势，两手屈肘，在上胸部成立掌交叉，待势。

（2）两立掌缓缓向左右分推，两肩松开，肘部微屈，四指并拢，拇指后翘，掌心向前，力求成水平线。

（3）两臂同时用力，上下劈动，待劈最后一次成仰掌收回护腰。

（4）由腰部之仰掌变俯掌下按，两臂后伸，回于原裆势。

【动作要求】

（1）上身正直，头勿转侧俯仰摇动，两目要平视。

（2）下劈时，两臂蓄力，四指并拢，指间关节伸直，连续用力劈三次。

17. **乌龙钻洞** 乌龙钻洞是少林内功功法中在大弓箭裆势上进行上肢前后运劲，配合腰部运动锻炼之势（图 3 - 26）。

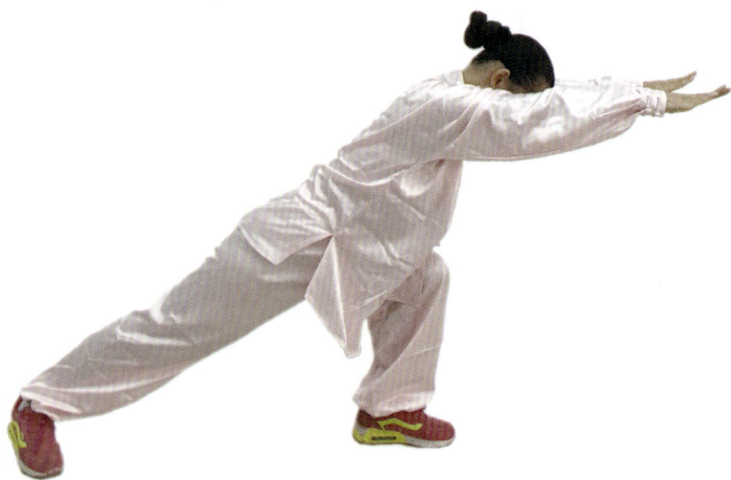

图 3 - 26　乌龙钻洞

【动作步骤】

（1）大弓箭裆势，两手屈肘，直掌于腰部，待势。

（2）出声发力，两直掌并行，掌心相对，徐徐前推，边推边将掌心向下，逐渐变成俯掌，指端朝前，上身随势前俯。

（3）出声发力，立身旋腕，指端外展，蓄力而收，边收边将掌心慢慢朝上，由俯掌演变为仰掌护腰。

（4）将回收之仰掌变俯掌下按，两掌后伸，回于大弓箭裆势。

【动作要求】

（1）大弓箭裆势膝前屈，大腿平行于地面。

（2）下部两足尖用霸力而蓄。

（3）上肢运劲与腰部运动要配合协调。

18. 单凤朝阳　单凤朝阳是少林内功功法中左右交替侧方向运劲锻炼之势（图 3 - 27）。

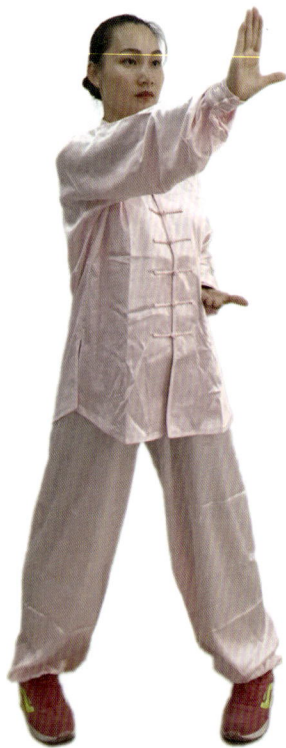

图 3 - 27　单凤朝阳

【动作步骤】

（1）站好指定的裆势，两手屈肘，仰掌于腰部，待势。

（2）右仰掌旋腕变俯掌，屈肘向胸之左上方运力外展，屈肘运劲上抄做半圆形，缓缓地由右上方运向右下方，收回护腰。

（3）左手动作与右手相同，唯方向相反。

（4）待左右动作做好，即由仰掌变俯掌下按，还原指定的裆势。

【动作要求】

（1）上身正直，挺胸直腰，勿抬肩。

（2）运劲外展动作缓慢，勿快勿松劲。

19. 三起三落　三起三落是少林内功功法中以两臂向前后运劲，同时配合下肢下蹲与站立锻炼之势（图3-28）。

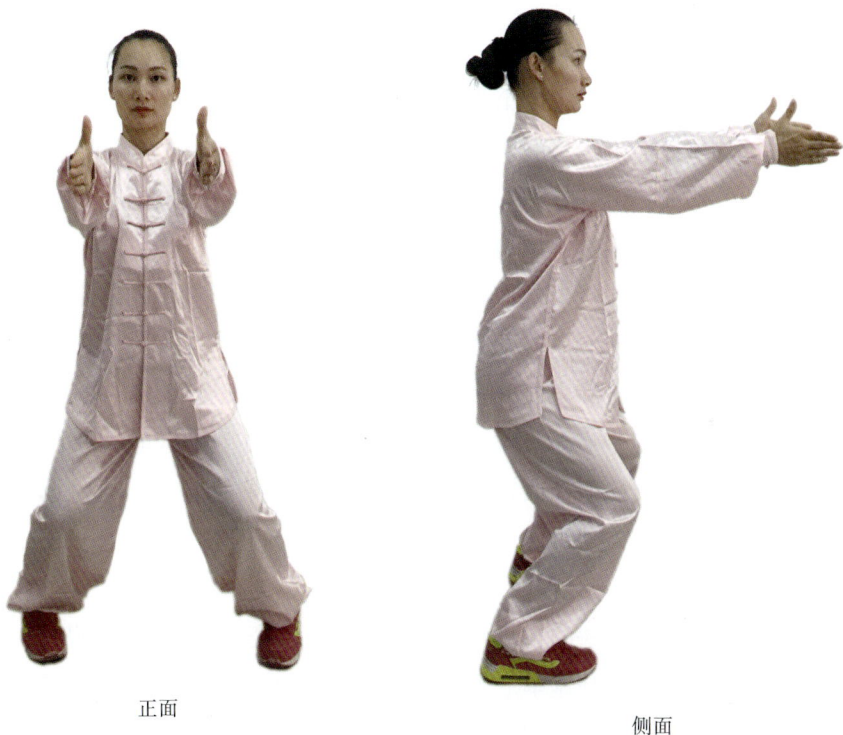

正面　　　　　　　　　　　　　　　侧面

图3-28　三起三落

【动作步骤】

（1）站好指定的裆势，慢慢下蹲，两手立掌于腰部。

（2）两掌前推，掌心相对，四指并拢，拇指运劲后伸。往返三次，须保持原势要求。

（3）在两掌第四次推出时，身体慢慢起来，边推边起，待起立时正好推足，两拇指蓄力，缓缓收回，身体随着收势，边收边徐徐下蹲，待蹲下后正好收回腰部，往返三次。

（4）将腰部之仰掌变俯掌下按，两臂后伸，回指定的裆势。

【动作要求】

(1) 上身正直，头勿随势俯仰摇动，两目平视。

(2) 上肢运劲与下肢伸屈运动要配合自然、协调。

(3) 往返动作须缓慢均匀。

二、易筋经

易筋经之"易"，原意为改变、变换，此处可引申为增强之意。"筋"是指筋骨。"易筋"是改变、增强筋骨的意思。"经"，则是指方法。因此，易筋经就是通过特定的方法进行自我调身、调息、调心的锻炼，改变和增强筋骨，同时调整脏腑机能，起到整体自我改善的作用，是一种强壮身体的功法。

相传，易筋经乃天竺国香至王的第三子、印度佛教第二十八祖、"东土"（中国）禅宗初祖达摩所创。从易筋经十二势的动作看，多是仿效农民做各种农活的姿势，演化成一套象形的锻炼方法。例如，韦驮献杵一势，是农夫用木杵舂米的动作；韦驮献杵二势，是担粮动作；韦驮献杵三势，则是净粮动作；再如倒拽九牛尾势，是牵牛拉粮之动作；掉尾摇头势，则是弓身收粮之动作等。佛家将其内容用禅宗的语言来代替，并借托达摩所创，故又有"少林派达摩易筋经十二式"之说。

易筋经十二势着重于强身壮力，大多数动作必须和呼吸配合密切。锻炼过程中要求达到气盈力健、骨劲膜坚、刚中有柔、柔中有刚、静中求动、动中含静、意力统一的境界。主要适用于强身保健锻炼，能明显改善体质、增强体力，故长期以来一直为推拿界医务工作者所推崇，并以此作为基本功训练。它也是推拿功法学的主要功法之一。

（一）韦驮献杵一势

韦驮献杵一势是易筋经功法的起手架子，属主要锻炼姿势之一。"韦驮"是指佛教中立于天王殿弥勒像之背、正对释迦牟尼佛的韦驮将军；"献"是献祭，引申为进物以表敬意；"杵"是指舂米用的木棒，此引申为兵器。"韦驮献杵"是指韦驮进献兵器时的姿势。

站立身体要正直，双手环抱当与胸平，平定气息，神志内收，排除杂念，心底清静，面貌端庄坦然。或合掌势：松肩、平肘、掌心相合，两手环拱，手指对胸，中指平喉结，肩、肘、腕在一平面上。

【动作步骤】

(1) 预备姿势（下同）。头身正直，双目平视，沉肩垂肘，含胸拔背，收腹直腰，两臂自然下垂，并步直立，神态安宁，精神内守，呼吸自然。

(2) 左脚向左平开一步，宽与肩同；两臂外展与肩平，掌心向下。

（3）转掌心向前，双手缓慢胸前合拢，屈肘悬臂，转腕内收，指端向上，腕、肘与肩平。

（4）两臂内旋，指端对胸，中指尖指向天突穴。

（5）两肩向左右缓缓拉开，双手在胸前呈抱球状，沉肩垂肘，十指微屈，掌心相对，相距约 15cm，两目平视（图 3 - 29）。

（6）收势。先深吸气，然后慢慢呼出，同时两手缓缓下落，身体直立，并步收回，左脚成预备式。

【动作要求】

（1）两脚平行，距离与肩等宽。

（2）胸前抱球要求两掌心相对，两手指端距 15cm 左右。

（3）沉肩垂肘，含胸拔背，脊背舒展，收腹直腰，两手、两臂合抱成球形。

（4）呼吸深长匀细，心神内敛。

（5）单练此势，可练 3～30 分钟。

图 3 - 29 韦驮献杵一势

（二）韦驮献杵二势

韦驮献杵二势是易筋经功法中锻炼两手臂悬劲和耐力的重要姿势，又称为"横担降魔杵"。

足趾抓地如木柱生根，手臂向两侧分开达水平位置，心平气和，凝神入静，口齿微闭，两目圆睁，炯炯有神。

【动作步骤】

（1）预备姿势同上。

（2）左脚向左平开一步，宽与肩同，两手顺势下按，掌心向下，指端朝前。

（3）两手同时翻掌心向上，缓慢上提，至胸部向前推出，高与肩平。

（4）双手向左右分开，两臂平直，掌心向上，可稍做停留。

（5）缓慢翻转掌心向下，足跟随之提起，足趾抓地，身体前倾，两目平视（图 3 - 30）。

（6）收势。先深吸气，然后慢慢呼出，同时放下两手及足跟，收左脚，并步直立。

【动作要求】

（1）两臂平展呈一字，高与肩同。

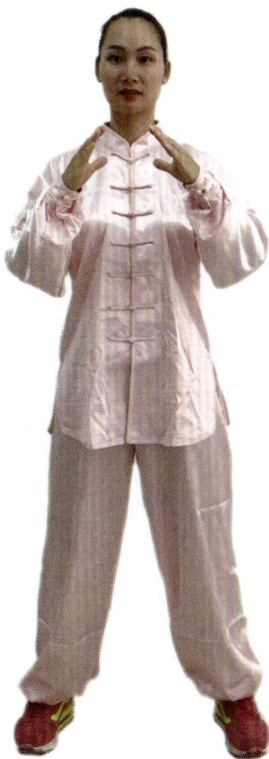

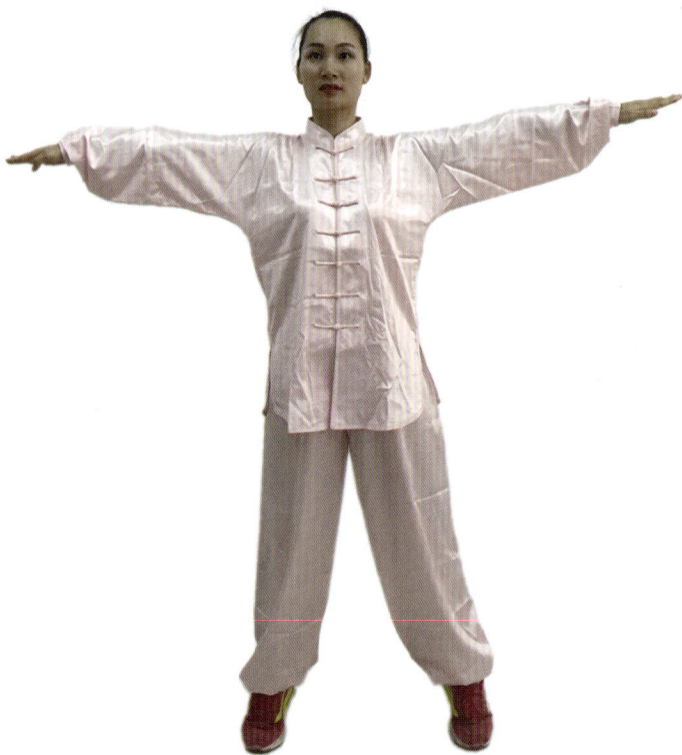

图 3 - 30　韦驮献杵二势

（2）翻掌提踵，足趾抓地；两膝挺直，身体站稳。

（3）单练此势，可练 3～30 分钟。

（三）韦驮献杵三势

韦驮献杵三势是易筋经功法中主要锻炼姿势之一，又称掌托天门。

掌托天门，两目上观，足尖着地，立身端正，腿胁贯力浑如大树；咬紧牙关，切莫放松，舌尖轻抵上腭，津液由此而生；鼻息细匀，心神安定；两拳收回，缓缓用力，犹如夹持重物一样。

【动作步骤】

（1）预备姿势同上。

（2）左脚向左平开一步，宽与肩同，平心静气。

（3）两手翻掌心向上，指尖相对，上提至胸前。

（4）再旋腕翻转掌心向下，继续翻掌心向上，托举过头，同时足跟提起（图 3 - 31）。

（5）四指并拢，拇指外分，两虎口相对，对天门穴（前正中线入前发际 2 寸，前囟门），头略后仰，目注视掌背。

（6）收势。先深吸气，然后慢慢呼出，同时放下两手及足跟，收左脚，并步直立。

【动作要求】

（1）提掌翻腕，翻掌上举，动作要连贯，两臂上举，手指相对，切忌用力。

（2）足跟踮起，脚趾抓地，目视掌背，内视天门穴。

（3）单练该势，可练 3～30 分钟。

（四）摘星换斗势

摘星换斗势是易筋经功法中虚步之势。摘星换斗喻指摘取和移换天上星斗之动作。以单手高举过头，掌心向下，掌背向天覆盖头额，更重要的是以双目注视掌心，用鼻子呼吸，反复调匀气息，使气下沉丹田，手臂尽量向胸前内收，左右同之。

【动作步骤】

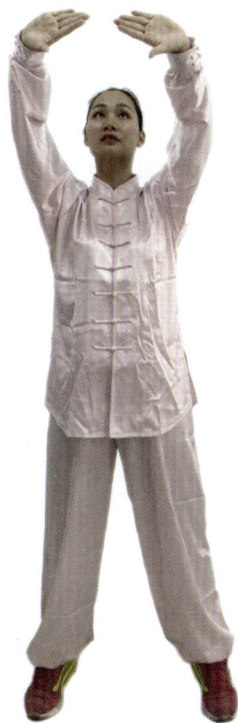

图 3 - 31　韦驮献杵三势

（1）预备姿势，并步同韦驮献杵势。

（2）右脚向右平开一步，宽与肩同，两手握固（拇指握于掌心），握拳于腰间，拳心向上。

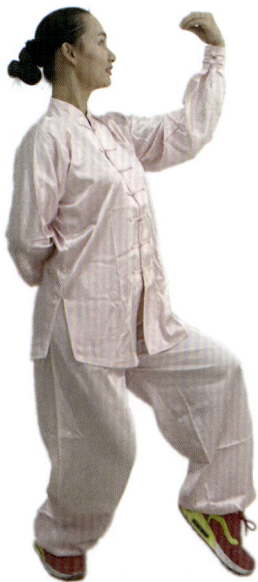

图 3 - 32　摘星换斗势

（3）左脚向左前方跨出一步，呈左弓步，同时，右手以拳背护于腰后命门穴，左手变拳为掌，伸向左前方，高与头平，掌心向上，目视左手。

（4）随即重心后移，上体右转，右腿屈膝，左手向右平摆，眼随手转。

（5）上体左转，左脚稍收回，呈左虚步，左手随体左摆，变勾手，举于头前上方，勾尖对眉中，眼示勾手掌心（图 3 - 32）。

（6）收势。先深吸气，然后慢慢呼出，同时左脚收回，双手变掌，下落于体侧，并步直立。

以上为左势动作，右势动作相同，唯左右相反。

【动作要求】

（1）动作缓慢连贯，转体以腰带动。

（2）勾手五指要捏紧，屈腕用力如勾状。

（3）虚步站稳，重心后移，身体不可后仰。

（4）单练此势，可练 3～30 分钟。

（五）倒拽九牛尾势

倒拽九牛尾势是易筋经功法中马步、弓步交换锻炼之势，是模仿牵牛拉粮之动作。将两腿伸开，一腿后伸，一腿前屈，气沉丹田，以意运气。两臂用力，前者要有蓄劲，后者要有拽力，如同倒拔牛尾之势，同时双目注视前手拳峰。

【动作步骤】

（1）预备姿势如前。

（2）左脚向左平开一步，比肩稍宽；两臂由体侧举至头上，掌心相对，屈膝下蹲，两掌变拳，经体前，下落至两腿间，拳背相对。

（3）随即两拳上提至胸前，拳心向下，变拳为掌，向左右分推，掌心向外，坐腕展指，两臂撑直。

（4）身体左转，呈左弓步，两掌变拳，左手画弧至面前，拳高不过眉，右手画弧至身体后方（图 3-33）。

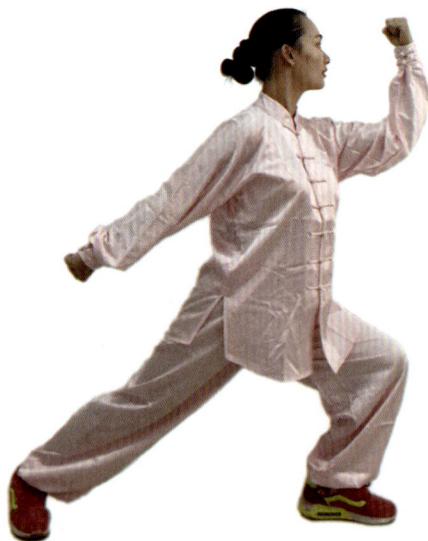

图 3-33　倒拽九牛尾势

（5）上体前俯，使胸部靠近大腿，再直腰后仰，其他姿势不变。

（6）收势。先深吸气，然后慢慢呼出，同时左脚收回，双手变掌，下落于体侧，并步直立。

以上为左势动作，右势动作相同，为左右相反。

【动作要求】

（1）弓步要做到前弓后箭，后肘微屈，屈肘腕外旋后拽，前臂屈肘腕内旋前拉，两臂扭转用劲，如绞绳状。

（2）前臂拳高不过眉，肘不过膝，膝不过足，双目注视前拳。

（3）单练此式，左右可练 2～10 分钟。

（六）出爪亮翅势

出爪亮翅势是易筋经功法中锻炼臂力与指力之势。出爪亮翅意指伸出十指模仿飞鸟展翅的动作。两手翻掌上举，两脚并拢，足尖着地支持身体，直腰，仰头，目观中、食指交接处，舌抵上腭，调匀呼吸，十指用力分开，化掌为拳，用力收回像夹重物一样，身体挺直，双目圆睁，两掌向胸前方推出，用力收回，反复做 7 次。

【动作步骤】

（1）预备姿势如前。

（2）两腿并拢，握拳腰间，拳心朝上。

（3）两拳上提至胸前，化掌前推，掌心向下，同时足跟跷起，两腿挺直。

（4）肘部挺直，腕关节背伸，十指用力外分，眼平视指端（图 3-34）。

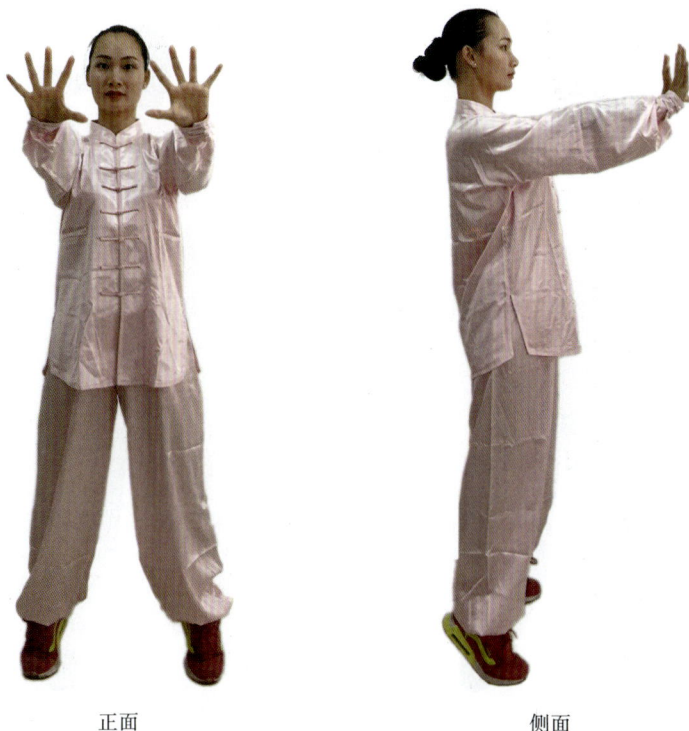

正面　　　　　　　　　　　　　　　侧面

图 3-34　出爪亮翅势

（5）用力握拳收回至胸前侧，同时缓慢落踵；再提踵，变掌心向前，十指外分前推，共做7次。

（6）收势。先深吸气，握拳收回胸前，然后呼出，放下两手位于体侧。

【动作要求】

（1）出爪亮翅时，脚趾抓地，肘直腕伸，挺胸收腹。

（2）双目圆睁，配合呼吸，收拳吸气，推出时呼气。

（3）单练该式，可练3～15分钟。

（七）九鬼拔马刀势

九鬼拔马刀势是易筋经功法中锻炼肩颈力量之势，是背牵运粮之动作。侧身屈肘，手掌抱头攀耳，自头收回，不要怕用力太大，左右手轮换，立身正直，气调心静。

【动作步骤】

（1）预备姿势同前。

（2）右脚向右平开一步，宽与肩同，两手腹前交叉，右手在前，从体前举至头上方，向左右下落至两侧。

（3）右手由体侧向前举至头上，屈肘，右手按住头后枕部；左手向后上至右侧肩胛骨下部，掌心前按（图3-35）。

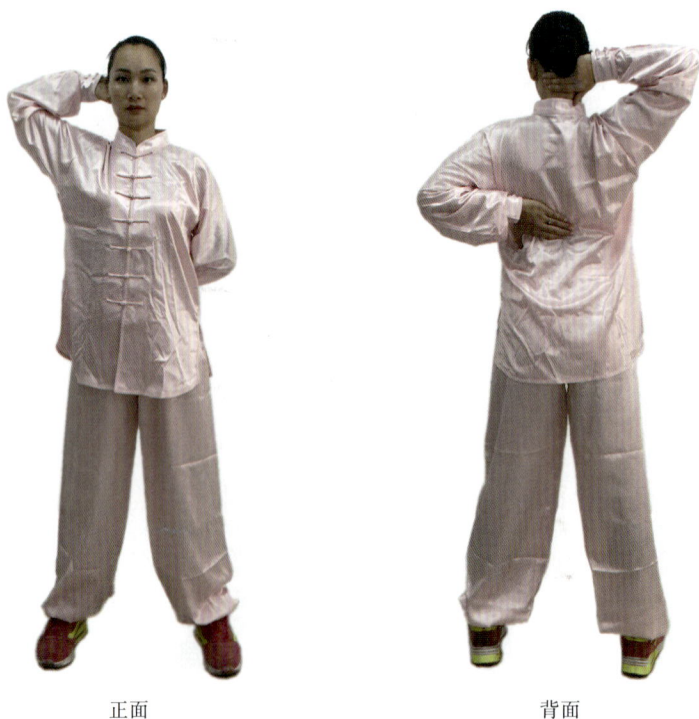

正面　　　　　　　　背面

图3-35　九鬼拔马刀势

（4）右手掌前按，肘向后展，项部用力后仰，身体随势向右拧转，眼向右平视。

（5）双手同时撒力，身体转正，两臂呈侧平举，掌心向下。

（6）收势。深吸一口气，徐徐呼出，两手同时下落，置于体侧，右脚收回，并步直立。以上为右势动作，左势动作相同，为左右相反。

【动作要求】

（1）上体左右拧转，保持躯干中轴正直，两手按压，使用暗劲。

（2）单练与项争力式，可练 3～10 分钟。

（八）三盘落地势

三盘落地势是易筋经功法中练上盘、中盘、下盘之势。三盘谓两手之间、两膝之间、两足之间犹有三盘。三盘落地，是指三盘重叠欲坠于地的样子。张目咬牙，舌抵上腭，两目圆睁口微闭，双足分开蹲如坐，两手猛按似擒拿，双手同时翻掌上托，仿佛重如千金，动作屈膝起立，足步不可歪斜移动。

【动作步骤】

（1）预备姿势同前。

（2）左脚向左横跨一步，两脚相距比肩稍宽。

（3）两臂由体侧向前仰掌上举，两臂伸直，与肩相平，同宽。

（4）两掌心翻转向下，两手掌内旋，肘往外展，两腿屈膝下蹲，呈马步，两手掌下按，悬空于膝部上方（图 3-36）。

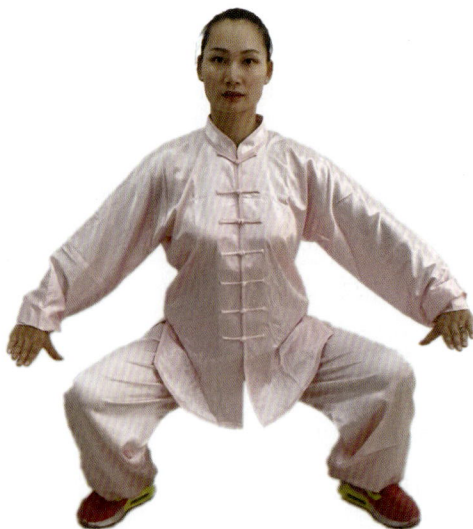

图 3-36　三盘落地势

（5）两腿缓缓伸直，同时两掌心翻转向上，上托至与肩平，再屈膝下蹲，同时两掌心翻转向下按至膝部外侧；两腿缓缓伸直，同时两掌心翻转向上，上托至与肩平，再屈膝深蹲，同时两掌心翻转向下按至小腿外侧中部，两目需平视。

（6）收势。先深吸气，然后慢慢呼出，同时两腿缓缓伸直，两掌心翻转向上，上托至与肩平，再翻转向下，徐徐落至体侧，左脚收回，并步直立。

【动作要求】

（1）头如顶物，两目平视，舌抵上腭，微微闭口。

（2）上身正直，前胸微挺，后背挺拔，马步下蹲。

（3）两手上托如千金，下按如浮球。

（4）单练该式，可练3～30分钟。

（九）青龙探爪势

青龙探爪势是易筋经功法中站桩锻炼之势。探，伸也，青龙探爪就是青龙伸爪的动作。青龙探爪，左（爪）从右边探出，修士仿其姿势，下俯掌平着地，气实（五指），力贯肩背，（手）绕膝周握拳收回腰部，两目平视，呼吸调匀，心境清静。

【动作步骤】

（1）预备姿势同前。

（2）右脚向右平开一步，双手握拳上提，拳面抵两侧章门穴，拳心向上，左拳变掌，向前上举至头上位，掌心向右，上臂靠近头，腰随势向右弯，左掌心向下。

（3）身体右转至面部朝下，左手手指并拢，掌心向下，左臂向右侧伸展。

（4）上体向右前下俯，左手掌随势推撑至右足正前方，触地按紧，双膝挺直，足跟不离地，抬头目前视（图3－37）。

（5）屈膝回收，成马步转正，左臂画弧至左大腿外侧。

（6）收势。深吸一口气，徐徐呼出，两手同时下落，置于体侧，右脚收回。以上为右势动作，左势动作相同，唯左右相反。

【动作要求】

（1）以腰带动手臂，转体变爪，力注五指。

（2）俯身探地时，抬头两目平视，手臂、腰背要充分伸展，手爪尽力下探。

（3）整个动作要求肩松肘直，下探时，下肢挺直，足跟勿移。

（4）单练该势，可练3～30分钟。

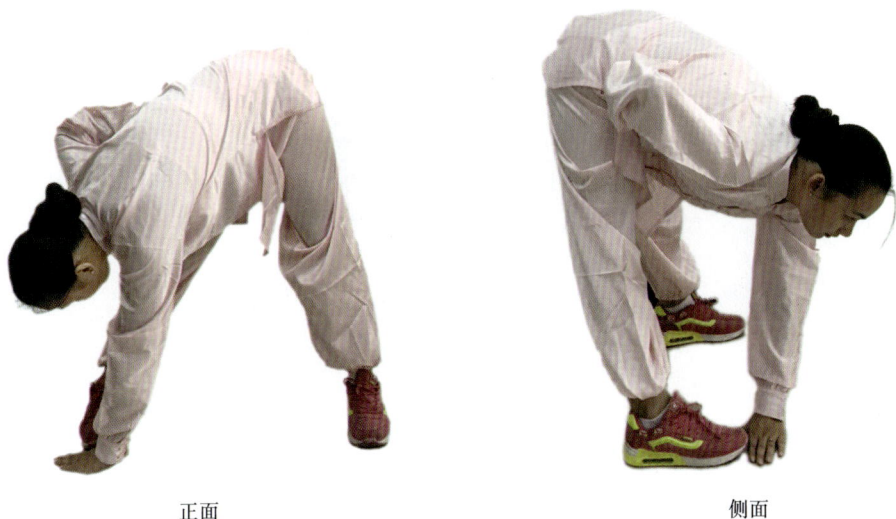

正面   侧面

图 3 –37　青龙探爪势

（十）饿虎扑食势

饿虎扑食势是易筋经功法中锻炼臂力、指力重要之势，是模仿饿虎扑向食物的动作。屈膝下蹲，两足分开，身体似前倾，腿膝屈伸，左右相轮换，昂头挺胸向前探伸，背腰似磨刀石样平直，鼻息调整，呼吸出入均匀，指尖着地作为全身的支撑点。

【动作步骤】

（1）预备动作如前。

（2）右脚向前迈一大步，成右弓步，双手由腰部向前做探伸，坐腕，手呈虎爪状。

（3）双手直掌撑地，置于右足两侧，指端向前，收右足于左足跟上，呈跟背相叠。

（4）身体向后收回，双足踏紧，臀高背低，双臂伸直，头斜于两臂之间（图 3 – 38 ①）。

（5）头、胸、腹、腿依次紧贴地面，向前呈弧形推送，至抬头挺胸，沉腰收臀，再依次向后呈弧形收回，至臀高背低位。换足时，于臀高背低位时交换足位置（图 3 – 38②）。

（6）收势。于臀高背低位时，先深吸气，然后徐徐呼出，左足落下向前收，再收回右足，呈并步，缓缓起身，双手收回于体侧。

【动作要求】

（1）往返动作呈波浪起伏，紧贴地面。

（2）配合呼吸，前探时呼气，回收时吸气，切忌屏气。

（3）单练该式，可练 1～30 次。

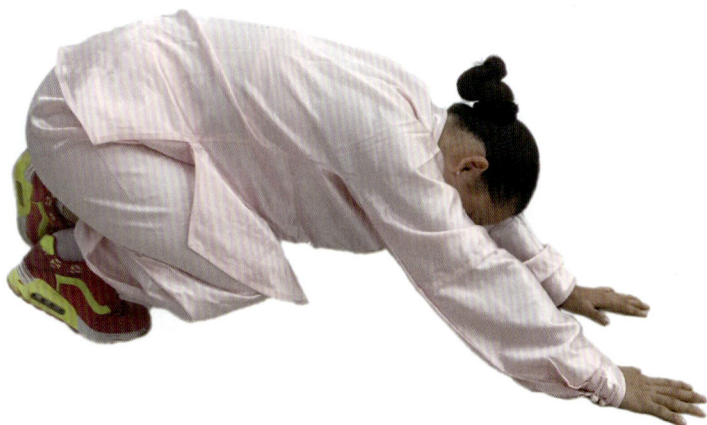

①

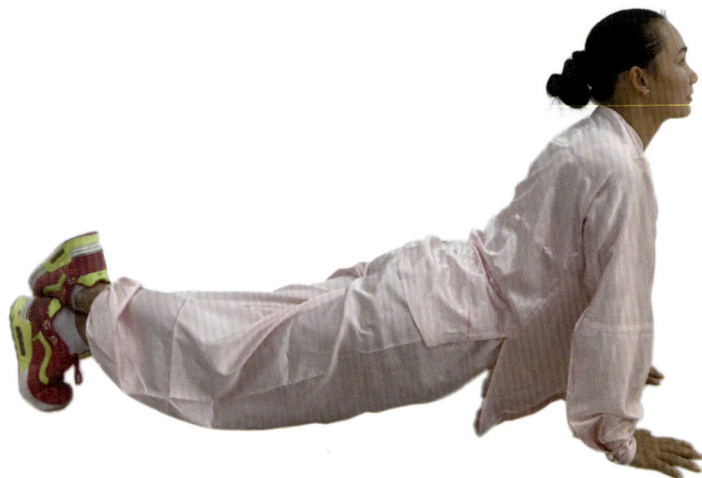

②

图 3 - 38　饿虎扑食势

（十一）打躬击鼓势

打躬击鼓势是易筋经功法中锻炼腰腿功夫之势。打，表示一定的动作，躬，弯下身体；打躬，弯腰锻炼的动作。两掌夹持后脑部，鞠躬到膝盖之前，头低伸至裆下，闭嘴咬牙，舌尖微抵上腭，而肘同时平弯，掩耳鸣天鼓，八音齐奏像管弦乐一样。

【动作步骤】

（1）预备动作如前。

（2）左脚向左平开一步，两脚距离稍宽于肩，双手仰掌外展，上举至头上，掌心相对，同时屈膝下蹲，呈马步。

（3）十指交叉相握，屈肘缓慢下落，双掌抱于头枕部，与项争力，双目前视。

（4）缓缓伸直膝，同时向前俯腰，双手用力使头压向胯下，膝挺直，足跟不离地，双目后视。

（5）双手掌心分别轻掩耳部，四指按于枕骨，食指从中指滑落，弹击枕骨，耳内可闻及"咚咚"响声，击24次（图3－39）。

（6）收势。先深吸气，再缓缓呼气，随势伸直腰部，双手同时从枕部变掌心向下，由两侧落下，收回左脚，并步直立。

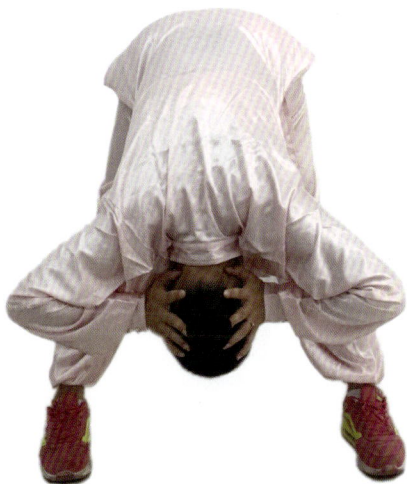

【动作要求】

（1）双手掌抱紧枕部，两肘向后充分伸展，与项争力。

图3－39　打躬击鼓势

（2）俯腰时，头尽量低伸胯下，下肢伸直，足勿离地，切忌屏气。

（十二）掉尾摇头势

掉尾摇头势是易筋经功法中增强腰臀功夫锻炼之势，是易筋经最后一个动作。又称为掉尾摆头势，是结束练功的一种方法。直膝伸胯，推手到地，瞪眼昂首，凝聚心神于一念，起时踩脚21次，左右伸臂各7次，其（易筋经）功完备，祛除疾病，延长寿命。

【动作步骤】

（1）预备姿势同前。

（2）双手于小腹前十指交叉，掌心向上托于胸前，旋腕翻掌心向上，托举至肘部挺直，腕关节背伸，用力向上举，两目平视（图3－40①）。

（3）身体左转90°，随势向左前方俯身，双掌向下推至左足外侧，掌心贴地，膝关节挺直，足跟不要离开地面，同时抬头，目视左前方（图3－40②）；随即两臂由原路返回，身体转正，双手随势上托，身体再右转90°，随势向右前方俯身，双掌推至右足外侧，掌心贴地，同时抬头，目视右前方；两臂由原路返回，身体转正。

（4）随即双手臂、头颈、脊背极力后仰，双膝微屈，足不离地，全身静立绷紧，犹如拉紧弓弦，两目上视（图3－40③）。

（5）再俯身向前，随势掌心向下，推掌至双足正前方，抬头，目视前方，膝关节挺直，足不离地（图3－40④）。

（6）收势。配合呼吸，深吸气时，上身挺直，提掌至小腹前；深呼气时，上身前俯，推掌至地，如此往返4次。最后随深吸气，起身直腰，深呼气时，双手分开，缓缓收至体侧。

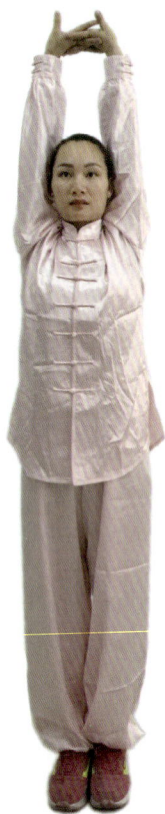

①

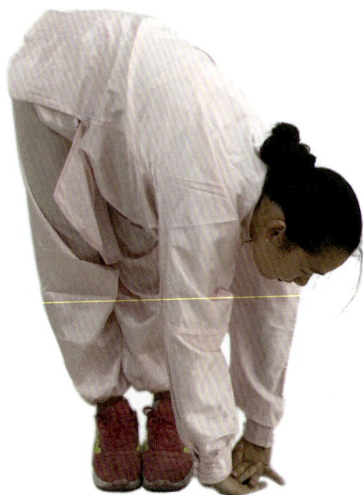

②

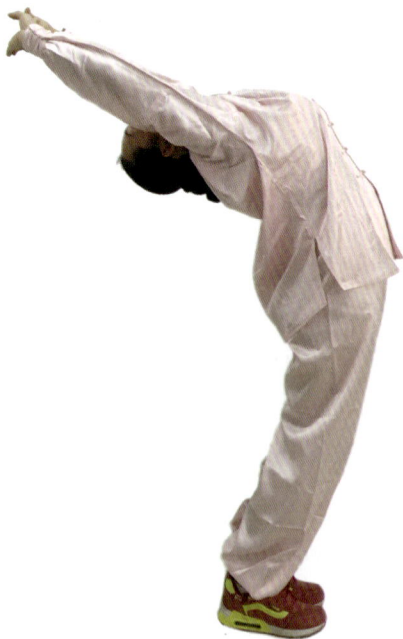

③

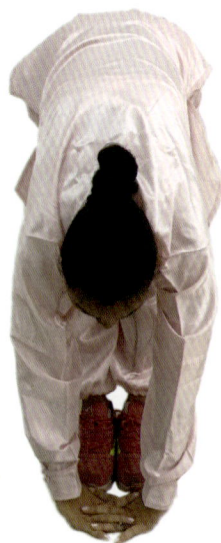

④

图3-40 掉尾摇头势

【动作要求】

(1) 十指交叉，双手紧握，两臂上举肘关节挺直。

(2) 前俯后仰，全身绷紧，俯身撑掌，膝关节挺直，抬头直视，掌心至地。

(3) 配合呼吸，凝神静气，意念入定。

三、八段锦

八段锦是我国古代传统功法之一，由八个连续动作组成，因其简便易学，又作用明显，深受人们喜爱，将之比喻成"锦"（精美的丝织品），故名八段锦。八段锦是中国古代导引术中的一个重要组成部分，其中每一句歌诀都明确提出了动作要领、作用和目的。功法中伸展、前俯、后仰、摇摆等动作，分别作用于人体的三焦、心、肺、脾、胃、肾、腰等部位和器官，可以防治各种疾病，并有滑利关节、发达肌肉、增长气力、强壮筋骨、帮助消化和调整神经系统的功能。

八段锦预备姿势：两脚并拢，自然站立；沉肩坠肘；头颈正直，虚灵上顶，下颌微收，目视前方；用鼻自然呼吸，精神集中。

（一）两手托天理三焦

三焦有主持诸气、总司人体气化的功能。吸气时，两手上托，充分拔长机体，拉长胸腹部，使胸腔和腹腔容积增大；头部后仰，更加扩张了胸部，具有升举气机、梳理三焦的作用；呼气时，两手分开从体侧徐徐落下，有利于气机的下降。一升一降，气机运动平衡。对脊柱和腰背肌肉群也有良好的作朋，有助于矫正两肩内收和圆背、驼背等不良姿势。

【动作步骤】

(1) 同预备姿势，松静站立，呼吸自然。

(2) 左脚向左平跨一步，与肩同宽；两手交叉置于腹前，掌心向上，目视前方（图3-41①）。

(3) 上体抬起，两手沿身体中线上提，至胸前时，翻掌上托至头上方，两臂伸直，抬头，提足跟；眼视手背。配合吸气（图3-41②）。

(4) 两手向体侧分开下落，两手交叉抱于腹前，身体中正，目视前方。配合呼气。

【动作要求】

两手上托，掌根用力上顶，腰背充分伸展。脚跟上提时，两膝用力伸直内夹，可以加强身体平衡。

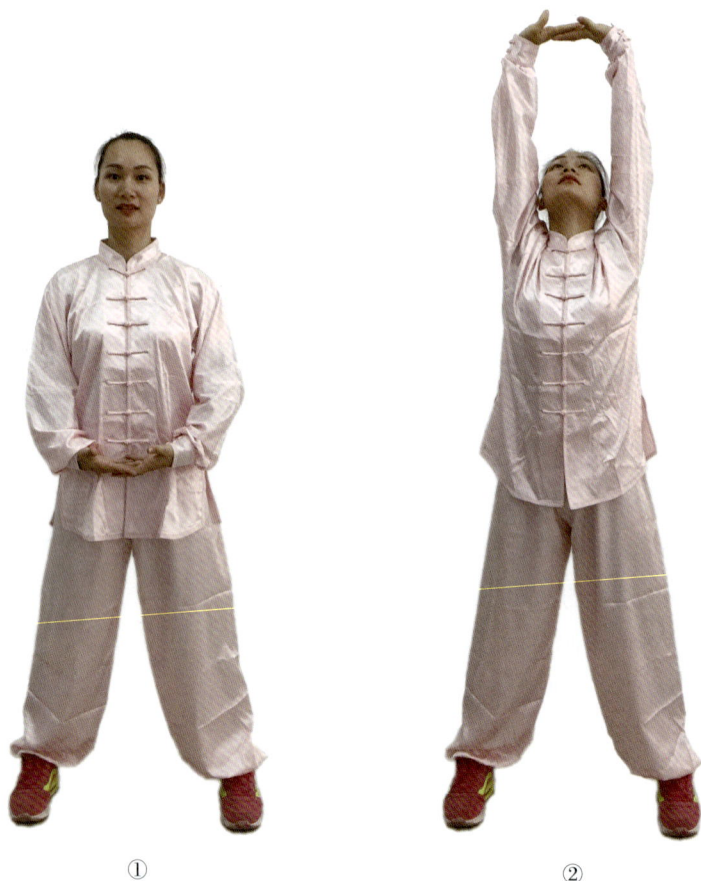

①   ②

图 3 - 41　两手托天理三焦

（二）左右开弓似射雕

本节动作主要是扩张胸部，作用于上焦。吸气时，双手似开弓式左右尽力拉开，加大胸廓横径，能吸进更多的新鲜空气；呼气时，双手下落然后向胸前合拢，帮助挤压胸廓，吐尽残余的浊气；由于两肺的舒张与收缩，对心脏也起到直接的挤压和按摩作用，加强了心肺功能。在马步过程中，下肢肌肉力量也得到锻炼。

【动作步骤】

（1）同预备姿势，松静站立，呼吸自然。

（2）左脚向左平跨一步，屈膝下蹲，成马步；两手体前交叉提起至胸前，左臂在外，两掌心均向里。配合呼气。

（3）右手握拳，拳眼向上，屈肘向右平拉；同时，左手食指上翘，拇指伸直外展，两指成八字撑开，左臂伸肘，向左缓缓用力推出，高与肩平，掌心向左。展臂扩胸，两臂成拉弓状，目视左手（图 3 - 42①）。

（4）两手变掌，右手向右侧伸展，两手同时下落，再向上交叉于胸前。

右式动作与左式相同，唯方向相反（图3－42②）。

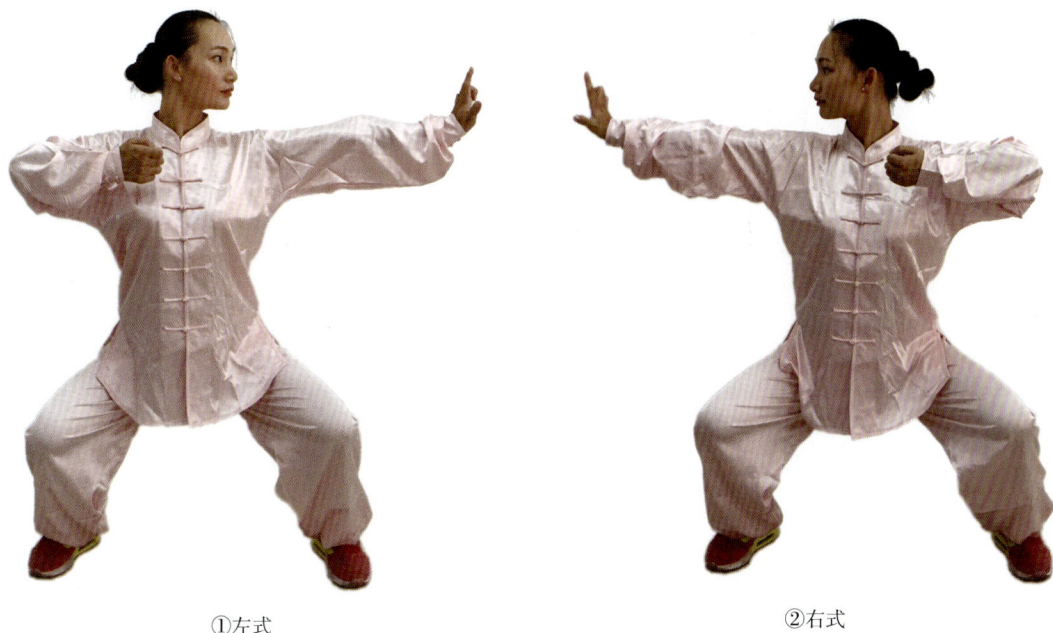

①左式　　　　　　　　　　　　　②右式

图3－42　左右开弓似射雕

【动作要点】

两臂放平，用力要均匀，尽量展臂扩胸，头顶仍保持挺直。马步时，挺胸塌腰，上体不能前俯，不能八字脚。

（三）调理脾胃须单举

两手上撑下按对拉拔长，均具有压缩腹腔和舒展腰腹，以及对腹腔脏器进行按摩的功能，特别是对脾胃消化系统，具有增强胃肠蠕动、提高消化吸收的作用。

【动作步骤】

（1）同预备姿势，松静站立，呼吸自然。

（2）左脚向左跨一步，与肩同宽，两手仰掌置于腹前。

（3）左掌上托，经面前上穿，随之臂内旋，上举于头的左上方，右掌同时随臂内旋，下按至右髋旁，指尖向前（图3－43①）。

（4）两腿膝关节微屈，同时左臂屈肘外旋，左掌经面前下落于腹前，同时右臂外旋，右掌向上捧于腹前，目视前方。

右式动作与左式相同，唯方向相反（图3－43②）。

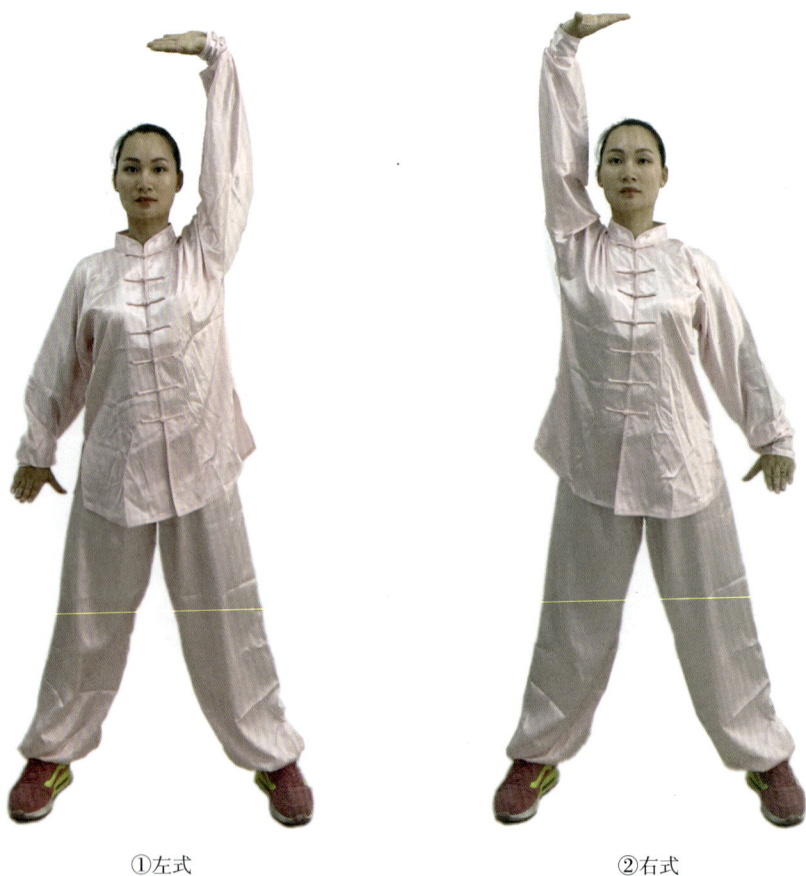

①左式   ②右式

图 3 - 43　调理脾胃须单举

【动作要点】

两掌上撑下按，手臂伸直，挺胸直腰，拔长脊柱。

（四）五劳七伤往后瞧

练习本节动作时整个脊柱尽量拧屈旋转，眼往后注视，主要调整中枢神经系统的功能，能活络颈椎、松弛颈肌，改善脑部供血供氧，从而提高大脑功能，发挥大脑对全身五脏六腑的指挥功能；胸部拧转有益于心脏；腰部拧转有强腰健肾、调理脾胃的作用。因此，有防治"五劳七伤"之说。

【动作步骤】

（1）同预备姿势，松静站立，呼吸自然。

（2）两腿挺膝，重心升起，同时两臂伸直，指尖向下，目视前方。

（3）两臂内旋，掌心朝上，头向左后转，动作稍停，目视左斜后方（图 3 - 44①）。

（4）两腿膝关节微屈，两掌按于髋旁，指尖向前，目视前方。

（5）右式动作与左式相同，唯方向相反（图3-44②）。

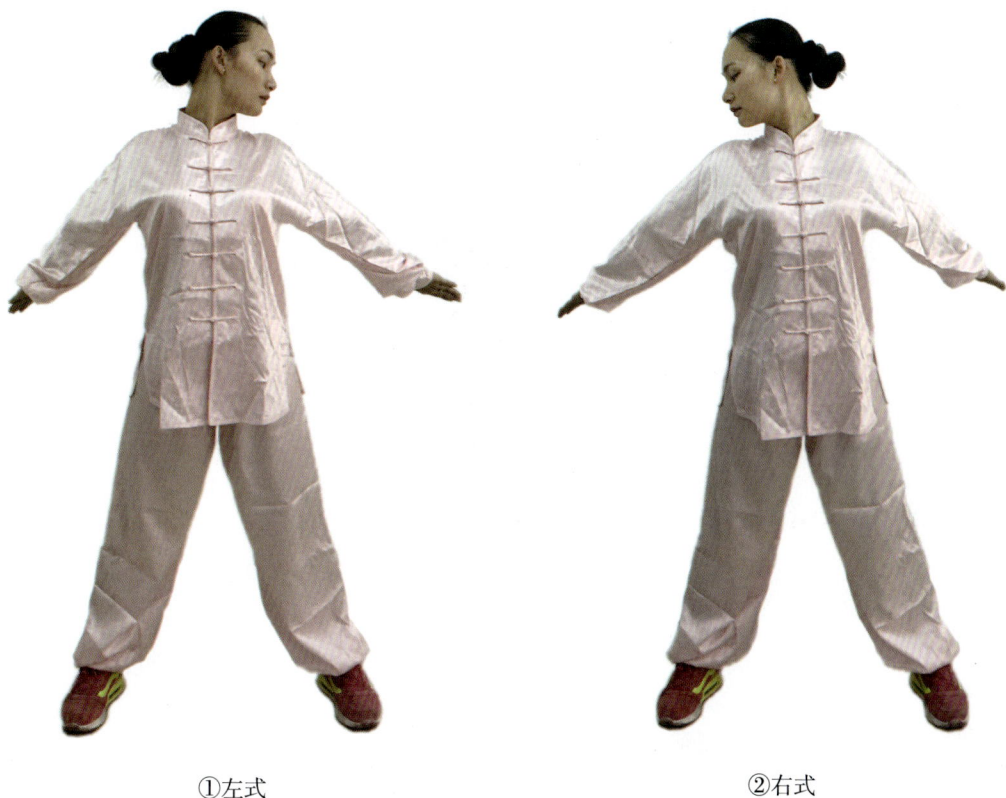

①左式   ②右式

图3-44　五劳七伤往后瞧

【动作要点】

两臂起落开合要与呼吸配合一致。转头时，头正颈直，转头不转体，眼尽量向后注视。

（五）**摇头摆尾去心火**

心火被中医学认为是情志之火，摇头摆臀、拧转腰胯的运动，刺激大椎穴，牵动全身，能降低中枢神经系统的兴奋性，起到清心泻火、宁心安神的功效。同时，下肢弓、马步的变化，对腰膝酸软等下肢疾患有一定疗效。

【动作步骤】

（1）同预备姿势，松静站立，呼吸自然。

（2）右脚向右平跨一大步，屈膝下蹲，成马步；两手经体侧举，在头前交叉下落按于胯部，虎口向里；眼视正前方（图3-45①）。

（3）上体向左前方深俯，重心落向左腿，头尽量向前顶伸。配合吸气。

（4）上体深俯，最大幅度向右摇转，左腿蹬伸，重心移至右腿，臀部向右摆动，拧腰切胯；眼视右下方，配合呼气（图3-45②）。

（5）上体再向左摇转，做左式，唯方向相反。最后，两手落于体侧，脚收回，并步站立。

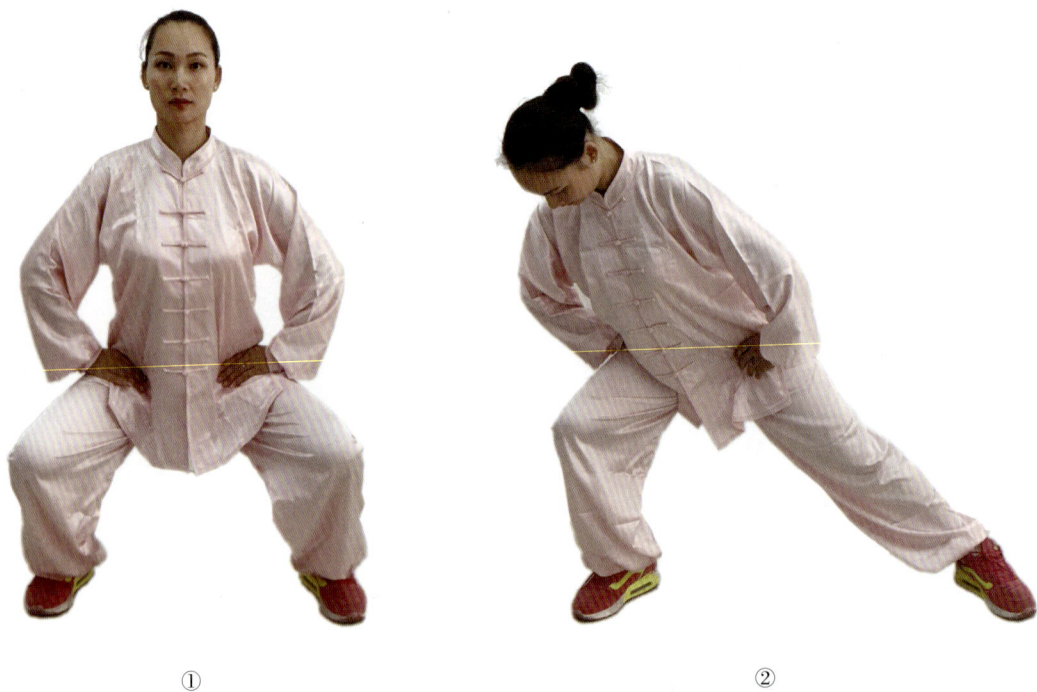

①   ②

图3-45 摇头摆尾去心火

【动作要点】

上体左右摆动，手、眼、身、步、呼吸配合要一致，头和臀相对运动，对拉伸长，要有韧性。双手不离胯，双脚不离地。

（六）双手攀足固肾腰

腰部的前俯后仰，可以充分伸展腰腹肌群；双手攀足，可以牵拉腿部后群肌肉。本动作能提高腰腿柔韧性，防止腰肌劳损和坐骨神经痛等症状。腰部保护着人体重要的内脏器官、神经、血管，压缩、舒展脏器，具有内按摩功效，"腰为肾之府"，故"腰强健则肾固秘"。

【动作步骤】

（1）同预备姿势，松静站立，呼吸自然。

（2）两手体前上举至头顶，掌心向前；上体后仰，抬头。配合吸气（图3－46①）。

（3）两手随上体前俯至脚尖，手指抵脚尖，两膝伸直，配合呼气（图3－46②）。

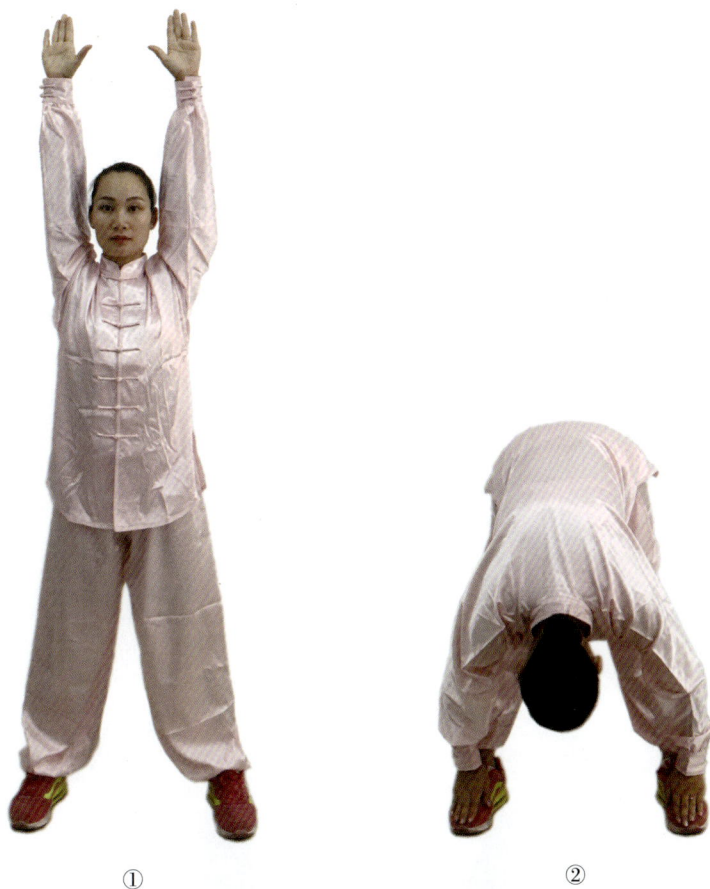

①　②

图3－46　双手攀足固肾腰

（4）上体抬起，两手沿脚外侧划弧至脚跟，沿腿后上行至腰部，按压肾俞穴，上体后仰，抬头。配合吸气。

（5）两手自然下落，成站立式，配合呼气。

【动作要点】

身体前俯和背伸，主要是腰部活动，故两膝始终伸直，前俯后仰，速度缓慢均匀，运动幅度应由小到大。

（七）攒拳怒目增气力

本节动作主要锻炼肝的功能，肝血丰盈，则经脉得以涵养，以至筋骨强健；久练攒拳，则气力倍增。怒目体现了肝的疏泄功能，因"肝开窍于目"，故怒目可以疏泻肝气，从而调和气血，保证肝的正常生理功能。

【动作步骤】

（1）同预备姿势，松静站立，呼吸自然。

（2）左脚向左平跨一大步，屈膝下蹲，成马步；两手握拳于腰间（图3-47①）。

（3）左拳向前冲出，拳眼向上；两目圆睁，怒视左拳。用鼻快速呼气。

（4）左拳收回，配合吸气。右拳向前冲出，拳眼向上，两目圆睁，怒视右拳。用鼻快速呼气（图3-47②）。

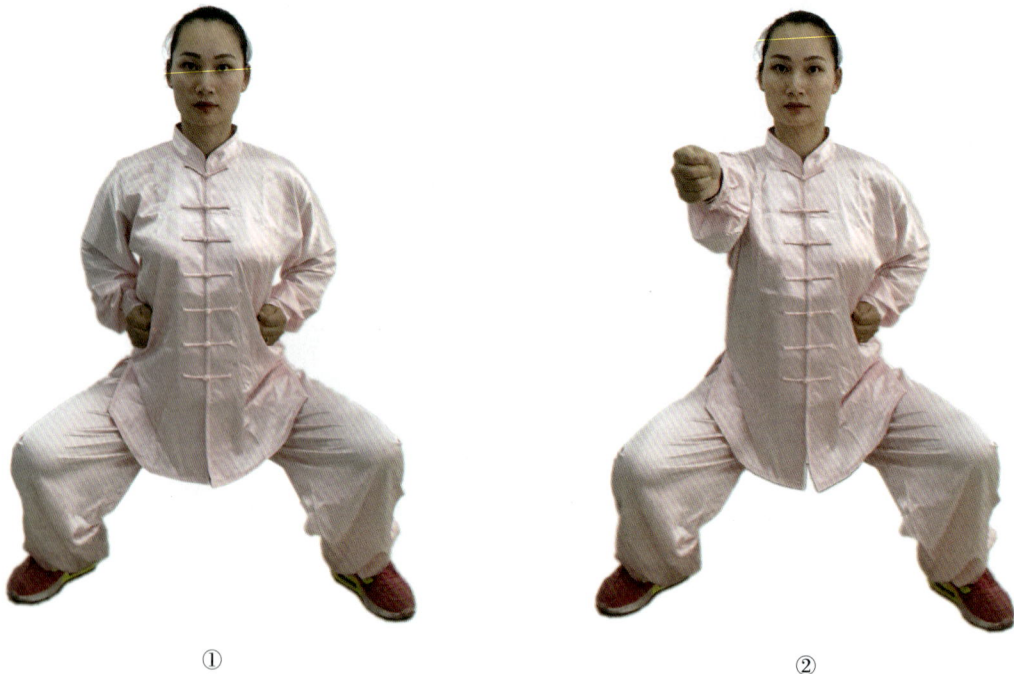

① ②

图3-47 攒拳怒目增气力

（5）右拳收回，配合吸气。上体左转，成左弓步；同时两拳体前交叉配合呼气，再向上举起，配合吸气，再两拳分开，右拳左右向下劈拳，拳眼向上配合呼气；眼视右拳。

（6）上体右转180°，成右弓步，再做劈拳，唯左右相反。

（7）上体左转，成马步；两拳于体前交叉，配合吸气。再向两侧崩弹拳，眼平视，配合呼气。

（8）左脚收回，两手置于体侧，成站立式。

【动作要点】

出拳由慢到快，做好拧腰、瞬间急旋前臂动作，体现"寸劲"。足趾抓地，挺胸塌腰，并与怒目配合一致；收拳宜缓慢、轻柔，蓄力待发。一张一弛，刚柔相济。

（八）背后七颠百病消

这是全套动作的结束，连续上下抖动使肌肉、内脏、脊柱松动，随着脚跟轻微地震动，使上述器官、系统整合复位，起到整理运动的作用。随着动作的落下，气血疏通，意将病气、浊气从身上全部抖落，从而取得"百病皆消"的功效。

【动作步骤】

（1）同预备姿势，松静站立，呼吸自然。
（2）足跟离地，身体上下抖动7次，再尽量提足跟，头向上顶，配合吸气（图3-48）。
（3）脚跟轻轻着地，配合呼气。

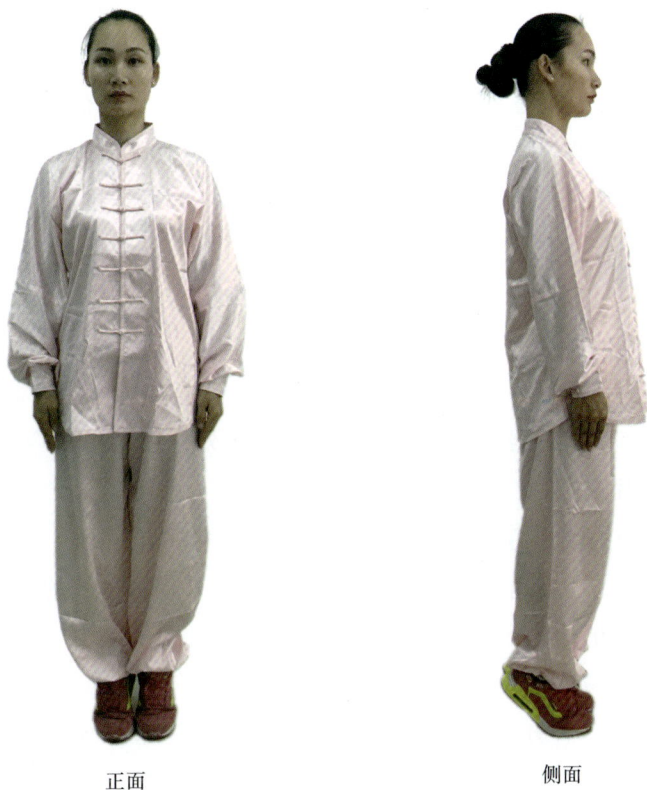

正面   侧面

图3-48　背后七颠百病消

75

【动作要点】

身体抖动应放松。最后，脚跟上提时，百会上顶；脚跟着地时震动宜轻，意念下引至涌泉，全身放松。

结束动作：两手经体侧，上举于头顶上方，配合吸气；再经体前徐徐下按至腹前，配合呼气。重复多次后，立正还原。

项目三 器械练功

器械练功法，简称器械练功。是指借助于体育器械，根据手法操作的特点有针对性地锻炼肌肉的一种方法。器械练功不同于一般的体育锻炼，主要对象是推拿医务工作者，有专门的训练方法。一般来说，主要训练施术者与推拿有关的肌肉的肌力，提高手法力量，增强有关关节活动的柔韧性，避免施术者发生损伤性疾病。由于在推拿手法操作的过程中，上肢力量要求比下肢高，故有必要重点选择指力、腕力及前臂肌力的训练。

器械练功，在我国有很悠久的历史。远在汉代，就有关于举石锁、拎水桶、抓坛子的记载，其原理跟使用哑铃、握力器等是一样的。从晋代到清代，托举重物均被列为武考的项目。因此，器械练功，是推拿练功法的重要组成项目。

一、 练功器械

（一）练功器械的种类

推拿练功器械的种类很多，根据简单易用的原则，通常选用握力器、拉力器、哑铃、杠铃及沙袋，还有一些辅助器械，如俯卧撑架等。另外，还包括当今各式各样的健身器材，都可以适当使用。

（二）练功器械的使用方法

在器械练功中，为了准确有效地进行锻炼和避免意外伤害事故的发生，必须正确掌握各种练功器械的使用方法。

1. 握力器的使用方法

（1）指握法 有3种方式：①用拇指及其余四指的末节螺纹面分别拿住握力器的两柄。②用拇指末节或第二节、其余四指的第二节分别拿住握力器的两柄。③用食指重叠于中指，以及拇指的第一节或第二节分别拿住握力器的两柄，本法又称叠指握法。

（2）全握法（普通握法） 用大拇指掌指关节大鱼际肌处及其余四指分别握住握力器的两柄。

2. **拉力器的使用方法**　根据锻炼要求，在固定好弹簧后，手指由握柄的外侧向内侧卷曲或由内侧向外侧卷曲。

3. **杠铃的使用方法**　杠铃的使用离不开握杠，常见的握杠方法有 3 种。

（1）普通握法（全握法）　四个手指从横杠外侧卷曲，拇指从内侧，并压在食指和中指上，可用于训练各个动作。

（2）空握法（单面握法）　以五指卷压在横杠的一侧，以外侧为多，它没有普通握法握得紧，仅用于上举而不能转动的粗料杠铃。运动中有脱杠的危险，使用时必须高度集中精力，非特殊需要，不使用这种握法。

（3）锁握法（扣握法）　以拇指贴在杠铃横杠，食指和中指压在拇指上，它是 3 种握法中握得最紧的一种，只适用提拉大重量或极限重量杠铃所采用。因此，就推拿器械练功而言，这种握法用得也不多。

以上 3 种握法，凡手背向前者称正握法，手掌向前者称反握法，我们使用的握杠方法多指普通握的正握法与反握法。

二、 器械练功的准备活动

准备活动是器械练功非常重要的环节之一，目的是使机体从平静的抑制状态逐渐过渡到活动的兴奋状态，减少肌肉的黏滞性阻力，提高肌肉的工作能力，防止肌肉拉伤，同时使内脏各器官逐渐适应运功的需要，准备活动要使全身尤其是指、腕、肘、肩、膝、腰、踝、脊柱等关节活动开。准备活动一般以 5～10 分钟为宜，要求做到全身发热或微微汗出的感觉。

（一）旋腕伸指

自然站立，两手五指交叉插入，做腕部的旋转屈伸运动，然后两手交替做五指的拔伸、旋转及屈伸动作。本动作主要是柔韧指腕关节。

（二）扩胸伸腰

两脚开立，上身自然挺直，两手半握拳，两臂屈曲向两侧抬起平肩，随即屈肘向后振，做挺胸、扩胸、伸腰动作，同时配合深吸气；两臂向两侧伸直平肩，直肘向后振，做挺胸、扩胸、伸腰动作，同时配合深吸气（图 3－49①）；直臂上举至头顶上方，直肘向后振，做挺胸、扩胸、伸腰动作，同时配合深吸气（图 3－49②）；当直臂经体前放下趁其惯性直臂向后振，做扩胸动作，同时配合深吸气。本组动作主要是柔韧上肢关节、腰椎关节，同时能增加肺活量。

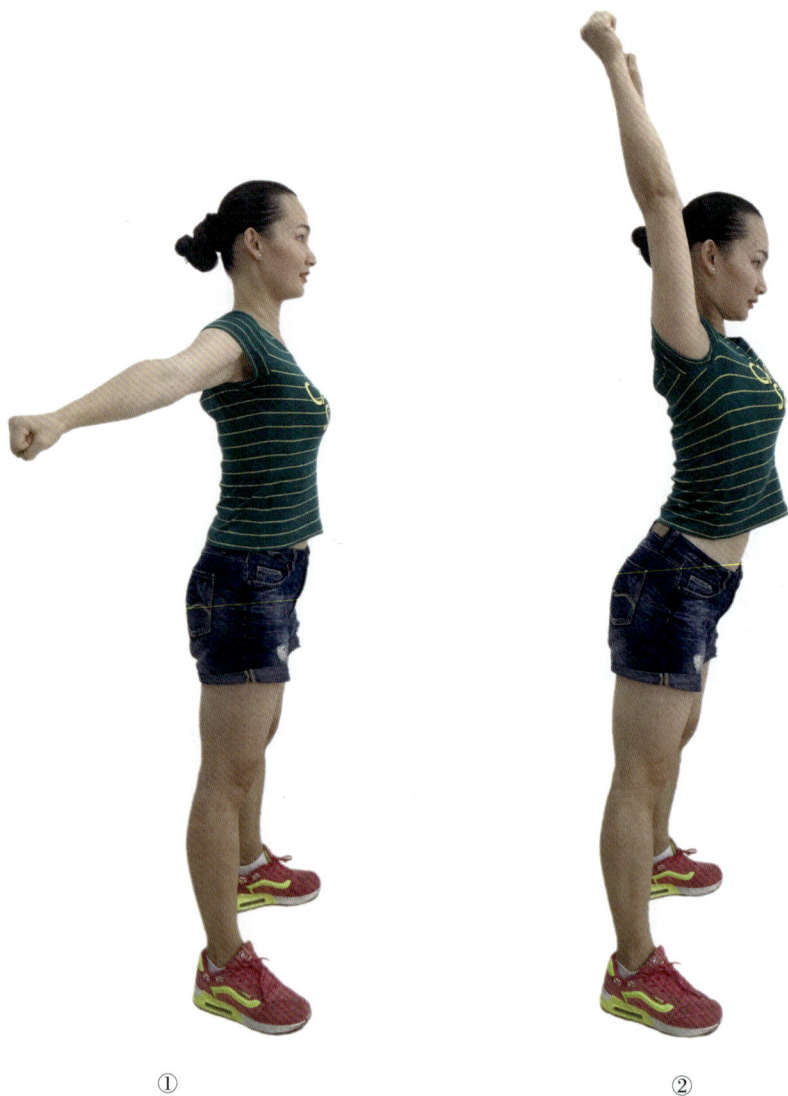

①　　　　　　　　　②

图 3-49　扩胸伸腰

（三）转体侧弯

　　两脚开立，比肩稍宽，两臂自然下垂，直臂经体前挥起两臂举过头顶，同时两臂后振两次，使髋关节向前挺出，接着直臂放下，同时上体前屈，以腰椎脊柱的屈伸反弹力，用手指或手掌触地两次，随后以脊柱为轴，上肢按顺时针方向绕半圈至头顶。然后再直臂挺起伸腰，按上法手掌或手指触地两次，上肢按逆时针方向绕半圈至头顶，连续做上述动作（图 3-50）。本动作主要是柔韧腰椎、肩及腕关节。

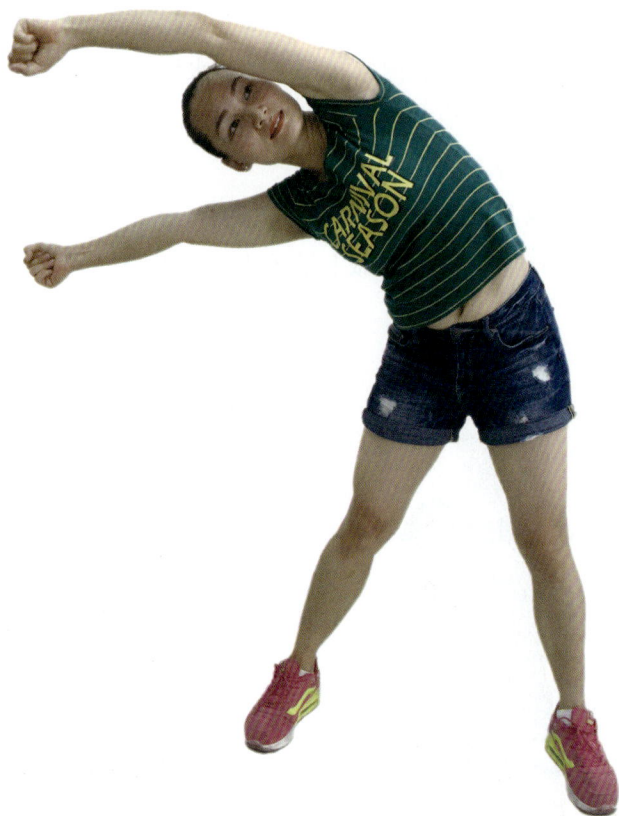

图 3-50 转体侧弯

（四）转膝旋踝

1. 两足并立，上体稍前屈并屈膝，两手按在膝盖上，随即以踝关节为轴心，使两膝盖同时向左绕 4 圈，还原，再向右绕 4 圈，还原（图 3-51）。

2. 两足开并，以右脚尖着地，旋转右踝关节，左右旋转踝关节各 4 圈。本动作主要是柔韧膝关节、踝关节（图 3-52）。

也可用哑铃、杠铃做一些小幅度、低强度的运动以做好准备活动。

三、指力、腕力器械练功方法

（一）指力器械练功方法

使用普通握力器做一紧一放的握放动作，一握一放为一次。手臂不要动，双肩收紧，小指、无名指、中指用力，握至极限停顿 3 秒钟放松马上再握紧。初次练功 20～40 次，逐渐增加，以局

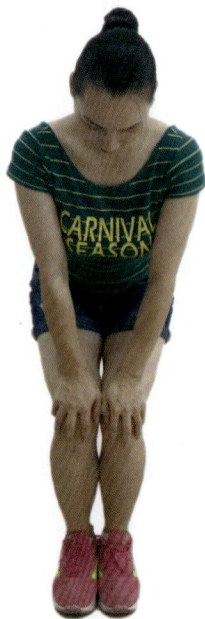

图 3-51 转膝

部酸胀、疲劳为度。

本法与少林内功的前推八匹马、倒拉九头牛、顺水推舟等势及易筋经的倒拽九牛尾、出爪亮翅等势结合，能增强手指指力的耐力及悬力。

（二）腕力器械练功方法

使用哑铃、杠铃等，常见的练功方法有下列几种。

1. **上举** 双手握哑铃于肩部两侧，做上举运动（图 3 - 53）。

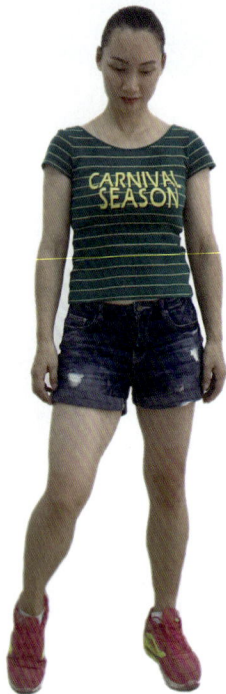

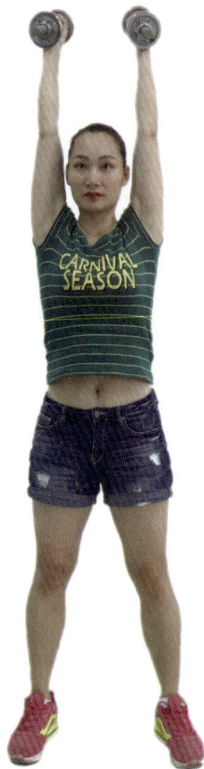

图 3 - 52 旋踝　　　　　　　图 3 - 53 哑铃上举

2. **胸前平举** 双手握哑铃自然放在身体两侧，然后在身体前面做平举（图 3 - 54）。

3. **屈臂举** 双手握哑铃自然放在身体两侧，然后在身体前面做屈臂动作（图 3 - 55）。

4. **两侧平举** 双手握哑铃自然放在身体两侧，然后沿身体两侧做手臂平举（图 3 - 56）。

5. **胸前绕 8 字** 双手握哑铃，做从身体下方绕到头顶再到体侧的大 8 字动作（图 3 - 57①）。

6. **头后举** 双手握哑铃，屈臂把哑铃放在脑后，然后做上举动作（图 3 - 57②）。

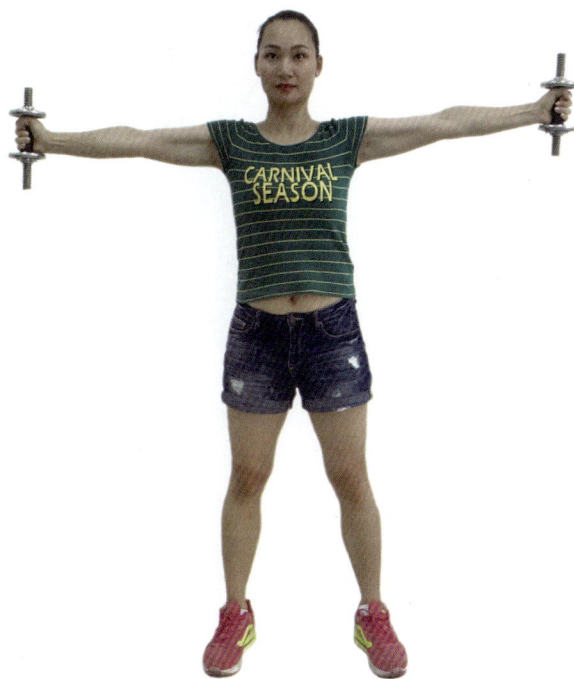

图 3 - 54　胸前平举

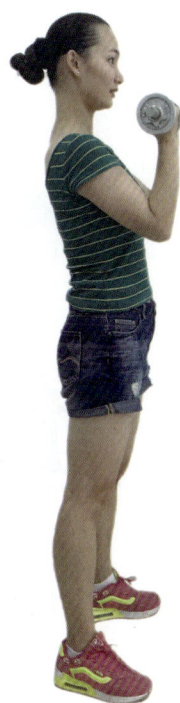

图 3 - 55　哑铃屈臂举

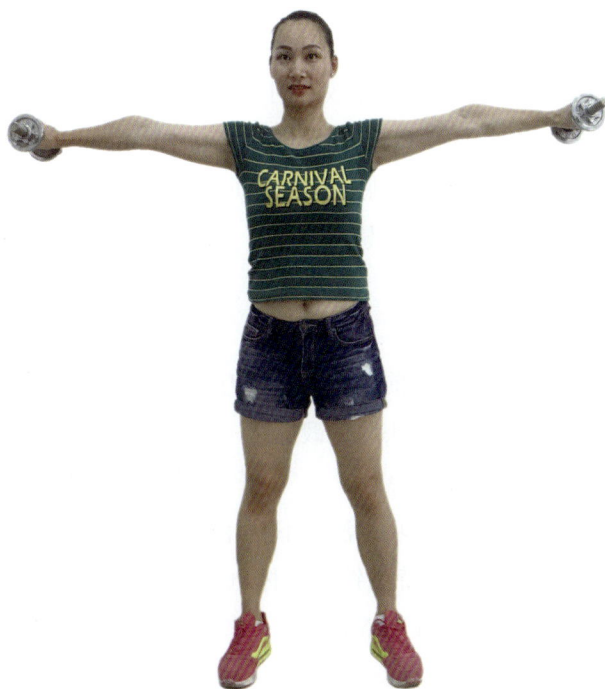

图 3 - 56　两侧平举

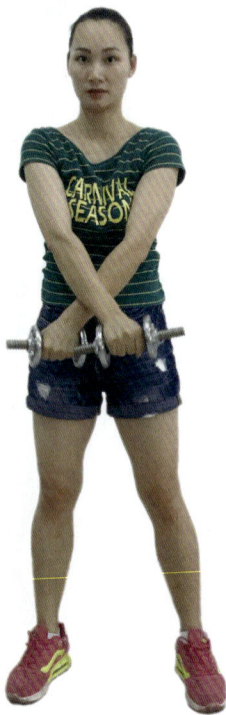

图 3-57① 哑铃胸前 8 字举   图 3-57② 哑铃头后举

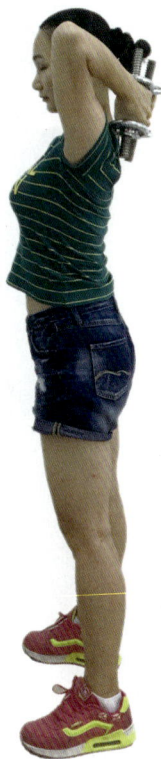

练功过程中，肩关节放松，在循原路放下时，必须抗阻还原，不能随惯性自由下落。初次练习，每组 8～10 次，逐渐增加，循序渐进。

本法与少林内功中的顺水推舟、海底捞月、丹凤朝阳等势及易筋经中的韦陀献杵、饿虎扑食等势结合，能增强腕力的耐力及悬力。

四、臂力器械练功方法

臂力包括前臂肌力与上臂肌力，前臂肌力与腕力是一致的，这里我们介绍上臂肌力的器械练功方法，包括肱二头肌和肱三头肌的锻炼。

（一）肱二头肌器械练功方法

使用哑铃、杠铃等器械，常用练功方法有下列几种。

1. 坐姿交替弯举 坐姿，双手持哑铃垂于体侧，掌心相对，两肘靠身体两侧。以肘关节为支点，向上弯举，同时前臂外旋掌心朝上，举至最高点收紧肱二头肌，稍停，然后控制还原。双臂轮换做（图 3-58）。

2. 站姿交替弯举 站立，上体自然前屈，一手持哑铃垂于体前，上臂贴靠同侧膝或腿上。另一手屈臂置于同侧膝或腿上，稳定身体。持哑铃的臂向上弯举至最高点，使肱二头肌收缩至极限，稍停，然后缓慢还原。双臂轮流做。

3. **侧弯举** 坐姿（或站立），双手各持哑铃垂于体侧，掌心相对，上臂紧贴体侧，肘关节为支点，用力向上弯举至最高点，稍停，然后缓慢还原（图3-59）。

动作过程中，手腕必须始终与前臂保持平直，不得内扣或外翻，否则会使前臂肌群过早用力，造成酸胀。在还原过程中，必须抗阻还原，待肩、肘、腕关节完全松弛，再重复动作锻炼。同时，不得借助于上臂或上体的摆动。哑铃锻炼12~15次、杠铃锻炼10~12次。

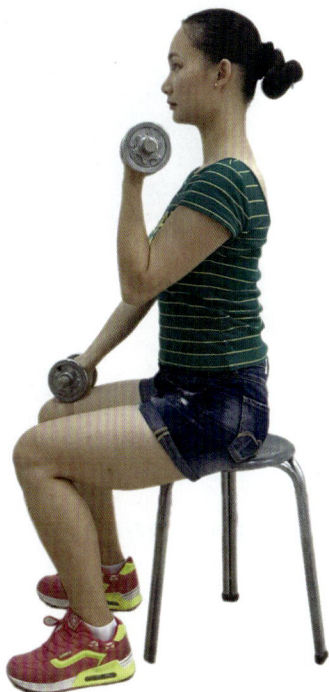

图3-58 坐姿交替弯举 　　　　　　　　　图3-59 坐姿侧弯举

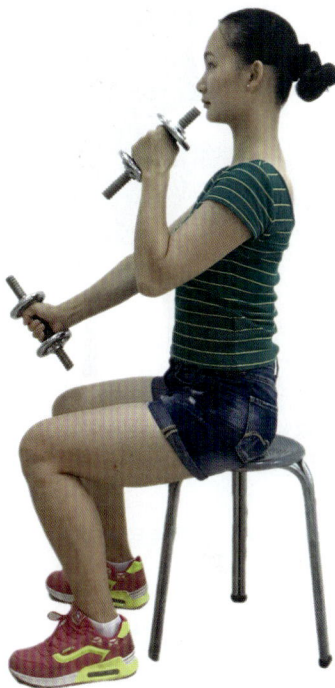

（二）肱三头肌器械练功方法

使用哑铃、杠铃等器械，常用练功方法有下列几种。

1. **颈后臂屈伸** 坐姿（或站立），双手各握哑铃一端于颈后上方，掌心朝前，上臂固定，以肘为支点做屈臂伸（图3-60）。

2. **俯身臂屈伸** 俯身，两脚前后开立成弓步，一手撑前腿膝盖稳定身体，另一手持哑铃，上臂紧贴体侧。肱三头肌用力向后上方伸臂至前臂与地面平行，使肱三头肌极限收缩，稍停，再缓慢还原（图3-61）。

各式动作均可单侧练习，也可双侧同时练习，不得借助上臂或上体的摆动。哑铃锻炼12~15次、杠铃锻炼10~12次。

臂力器械练习与少林内功中的仙人指路、风摆荷叶等势及易筋经中的韦驮献杵二、韦驮献杵三势等势合练，能增强臂力的耐力及悬力。

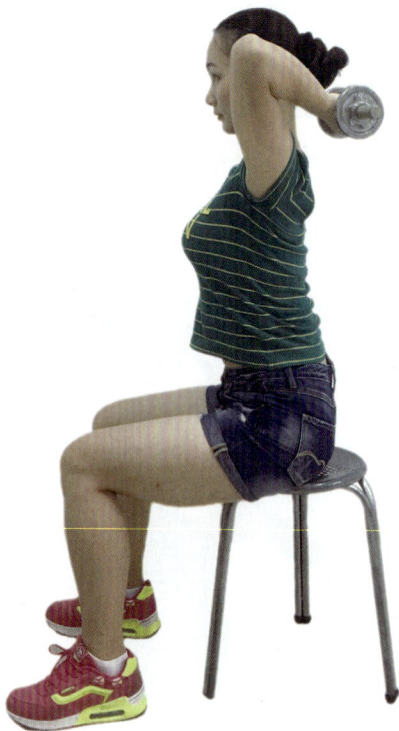

图 3 - 60　坐姿颈后臂屈伸

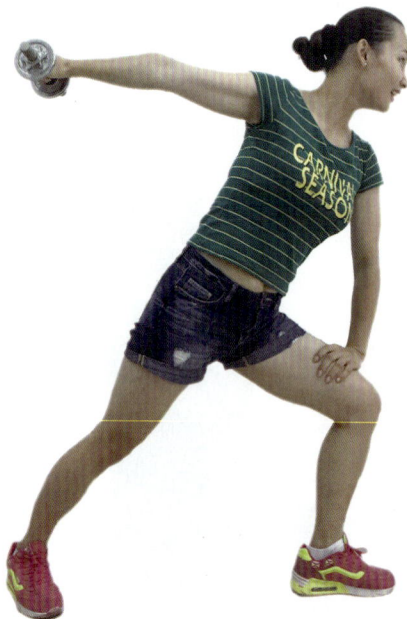

图 3 - 61　俯身臂屈伸

五、　其他器械练功方法

（一）哑铃飞鸟

脚分开站立，与肩同宽。手持哑铃，两掌心相对。上体向前屈与地面平行，两腿稍屈。吸气，两手持铃向两侧举起，直至上臂与背部平行，稍停，然后呼气，还原至初始位置。重复做（图 3 - 62）。

整个动作过程要平稳，保持对哑铃的控制。练习 8 ~ 10 次为一组，每组间隔 1 ~ 3 分钟，连续做 3 ~ 5 组。

（二）站立耸肩

双脚开立与肩同宽，身体正直。双手各握一个哑铃，上肢伸直，自然垂于身体两侧。两肩先尽量下坠，再用力向上耸肩到最高限度为止，然后两肩徐徐下落到起始位置。重复上述动作（图 3 - 63）。

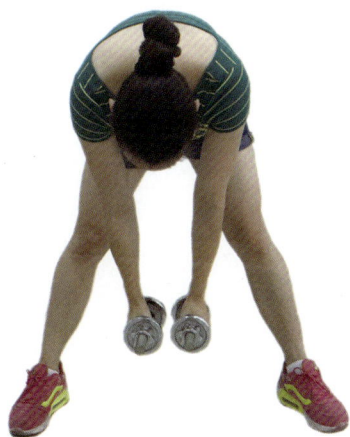
① 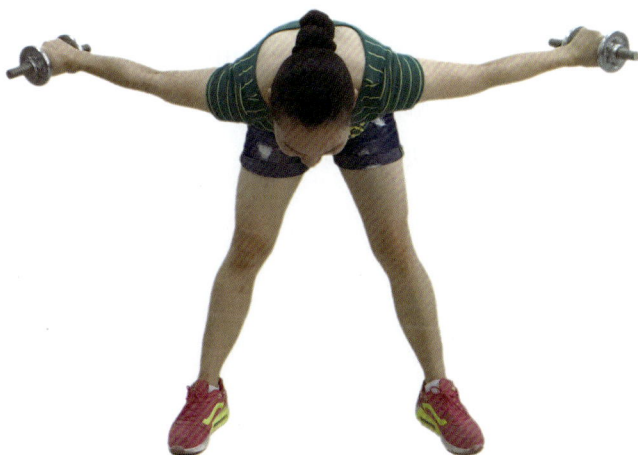 ②

图 3 - 62 哑铃飞鸟

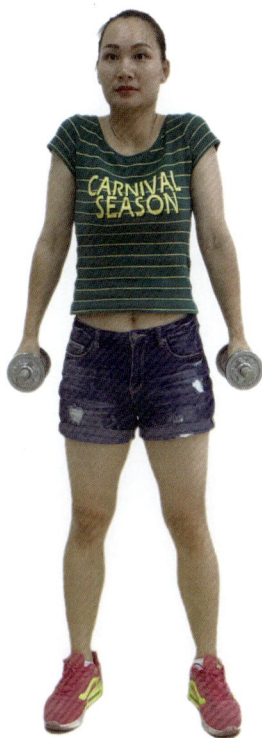

图 3 - 63 站立耸肩

两手臂在动作过程中保持不动，两手腕微屈，两肘微向外转。练习 8 ~ 10 次为一组，每组间隔 3 分钟，连续做 3 ~ 5 组。

复习思考

1. 什么是手法练功？其有何作用？

2. 手法练功有哪些注意事项？

3. 常见传统功法有哪些？

扫一扫，知答案

成人推拿手法篇

扫一扫，看课件

模 块 四

基本手法

【学习目标】

1. 掌握成人推拿基本手法的分类和各类手法的名称。

2. 掌握各手法的动作结构、要领及注意事项、临床运用。

3. 能操作和运用各类手法。

项目一　摆动类手法

以前臂、腕、掌做协调的连续摆动而形成的手法，称为摆动类手法。本类手法包括一指禅推法、滚法和揉法等。

一、一指禅推法

以拇指指端、指面或偏峰着力于一定的部位或穴位上，通过前臂及腕关节的协调摆动，从而带动拇指指间关节做屈伸活动的手法，称为一指禅推法。

【动作结构】

1. 手握空拳，拇指自然伸直盖住拳眼、靠于食指桡侧，分别以指端、指面、偏峰自然着力。

2. 以肘为支点，前臂做主动的左右摆动。

3. 在前臂及腕关节的带动下，拇指指间关节做屈伸活动。腕关节向外摆动时，拇指与其余四指分开，指间关节伸直。腕关节向内摆动时，拇指与其余四指靠拢，指间关节屈曲（图4-1）。

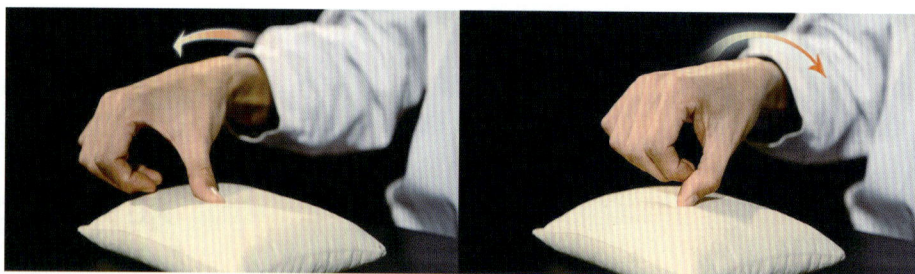

① 腕关节向外摆动，拇指与其 余四指分开，指间关节伸直

② 腕关节向内摆动，拇指与其 余四指靠拢，指间关节屈曲

图4-1 一指禅推法

【要领及注意事项】

1. 沉肩 肩部自然放松，不可耸肩。

2. 垂肘 肘关节自然下垂、置于体侧，略低于腕关节，不可上抬；同时，不可勉强垂肘而用力夹紧上臂，腋下空虚。

3. 悬腕 是指腕关节要自然垂屈、放松，不可用力屈曲。

4. 指实掌虚 "指实"是指拇指的着力部位要吸定，不能滑动、摩擦或离开治疗部位。"掌虚"是指其余四指自然屈曲，手掌放松，握空拳，不能用挺劲。

5. 紧推慢移 移动时，保持手法操作的固有频率及形态不变，缓慢地沿经脉循行走向或筋肉的结构形态移动。

总之，本法操作要贯串一个"松"字，只有肩、肘、腕各部充分放松，方能蓄力于掌、发力于指，使手法刚柔相济，平稳深透。手法频率每分钟120～160次。

【临床运用】

一指禅推法是一指禅推拿流派的主要手法，具有接触面积小、深透性强等特点，适用于全身各部的穴位及压痛点，常用于循经络、推穴位。本法是中医类执业医师实践技能考试内容之一。

1. 作用 疏经通络、行气活血、调和营卫、理气消积、健脾和胃。

2. 应用 常用于治疗头痛、失眠、面瘫、胃脘痛、关节酸痛及脏腑功能失调等。临床常用操作法有以下5种。

（1）指峰推 拇指与操作面垂直，屈腕，以指端着力。多用于肌肉较丰厚的部位，如腰背、下肢。

（2）指面推 腕关节稍尺偏，以拇指指面着力，多用于颜面、胸腹部（图4-2）。

图4-2 指面推

（3）偏峰推 腕关节微背伸，以拇指桡侧缘着力，也称为少商劲，多用于头面部。可单手操作，亦可双手同时操作。双手操作被称为"蝴蝶双飞"（图4-3）。

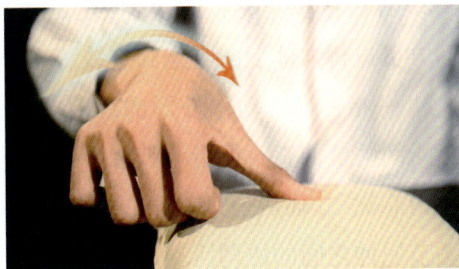

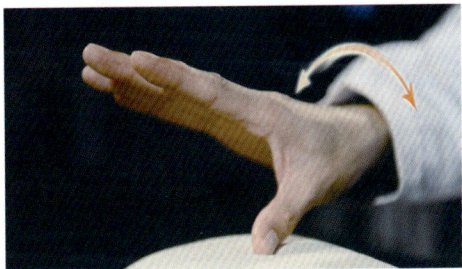

①偏峰推单手操作

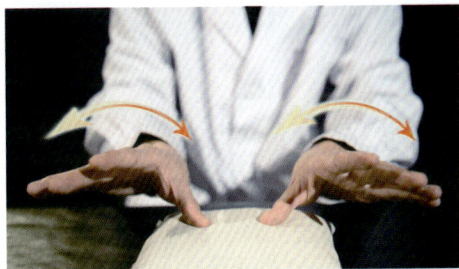

②蝴蝶双飞

图4-3 偏峰推

（4）屈指推 以屈指后的拇指指间关节背侧着力，也称为跷推。此法刚劲有力，多用于颈项部及关节骨缝处（图4-4）。

（5）缠法 "缠"指缠绵不断。当一指禅推法的频率加快到每分钟200次以上时，称为缠法。两者的动作要领相同，差别在于缠法的接触面积更小、速度更快。缠法具有清热解毒，凉血散瘀的作用，适用于热证及外科痈疖肿疮等疾患。目前在临床上常用缠法治疗咽喉肿痛等。

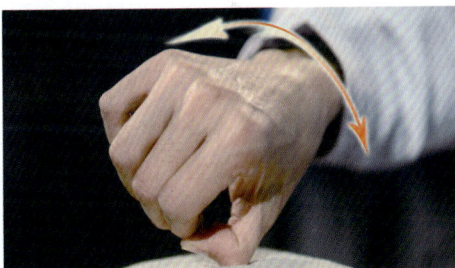

图4-4 屈指推

【练习要点】

1. 先练习常用手的单手操作，再练习另外一只手，最后双手同时练习。可先重点练习指峰推，掌握和体会各动作要领，再通过变换着力方式，将练习心得带到指面推、偏峰推等的练习之中。

2. 各法在沙袋或米袋上先做定点练习"吸定"，再做走线练习"紧推慢移"。练习成型后方可进行人体上的定点和定线练习。

3. 一指禅推法动作外形的练习，应先定点静态练习两个关键动作，即"前臂外摆、拇指指间关节伸直、拇指和其余手指分开"和"前臂内摆、拇指指间关节屈曲、拇指和其余手指靠拢"。而后通过前臂的左右摆动串联这两个动作，动态练习前臂的摆动和拇指指间关节屈伸之间的协调活动。

4. 手法练习应先练"形"，而后练"神"。在不追求效应的前提下，模仿手法外形，以手法的动作要领为主，不要刻意强调力度，避免手法练"僵"；待掌握手法的动作要领、能正确操作后，才逐渐增力，强调效应，做到"形神兼具"。

知 识 链 接

据《辞源》所载："一指禅"是佛教禅宗派的用语，意为万物归一。据《景德传灯录》记载，宋朝俱胝和尚向天龙和尚询问关于佛教教义时，天龙竖起一个手指，俱胝马上大悟。此后凡有人来求教，他也常竖一指。俱胝临死前说："吾得天龙一指头禅，一生用不尽。"

一指禅推法有着悠久的历史，传说梁武帝时，佛教达摩祖师在嵩山少林寺面壁九年，悟出"易筋经"与"一指禅功"。《黄氏医话》在谈到一指禅推法时说："推拿一科，发明于岐伯，著书十卷，一曰按、二曰摩、三曰推、四曰拿。及梁武帝时，达摩以为旧法过简，不敷应症，复取旧法而广大之，增入搓、抄、搂、捻、缠、揉六法。"

据考证，一指禅推拿学派由河南少林高手、一指禅推拿名家李鉴臣所创立。其传人朱春霆先生于1956年在沪首创推拿医士班，后改为上海中医学院附属推拿学校，为现代推拿教育推广做出了重要贡献。

二、滚法

以小指掌指关节背侧着力，通过前臂的旋转摆动及腕关节的屈伸活动，做连续不断的往返滚动的手法，称为滚法。

【动作结构】

1. 肘关节屈曲120°~140°，腕关节自然平伸，手指微屈，以小指掌指关节背侧着力。
2. 以肘为支点，前臂主动旋转摆动发力。

3. 在前臂的带动下，腕关节做连续的屈伸活动，即前臂外摆旋后时屈腕、前臂内摆旋前时伸腕（图4－5）。

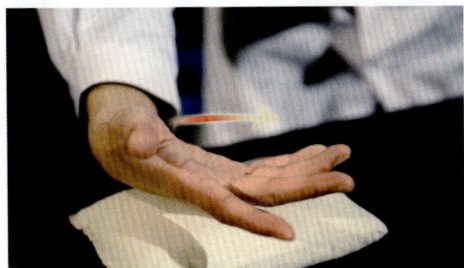

①前臂外摆、旋后、屈腕

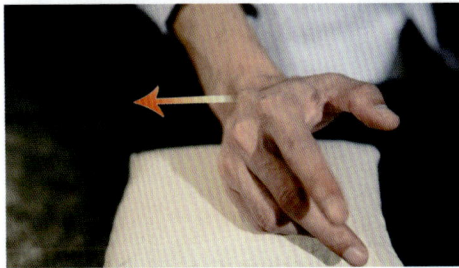

②前臂内摆、旋前、伸腕

图4－5 滚法

【要领及注意事项】

1. 肩、肘、腕充分放松，特别是腕关节的屈伸活动应随前臂的旋转摆动自然而行，不可出现折刀样的突变动作。

2. 滚动时要紧贴体表，不可跳跃或摩擦，保持明显的滚动感。

3. 滚动时压力要均匀，不可时轻时重，特别不能在屈伸时施加下压的动作。

4. 来回滚动要协调而有节律，不可忽快忽慢。滚动频率每分钟140次左右。

5. 移动时，应保持手法操作的固有频率及形态不变，缓慢移动。

【临床运用】

滚法为滚法推拿流派的主要手法，接触面积较大、刺激平和，多用于颈项部、肩背部、腰臀部及四肢关节。本法是中医类执业医师实践技能考试内容之一。

1. 作用 舒筋活血、祛瘀止痛、缓解痉挛、滑利关节。

2. 应用 本法常用于治疗痹证、痿证、肌肤麻木不仁、肢体瘫痪、半身不遂、颈椎病、失枕、肩周炎、腰肌劳损、腰椎间盘突出症、四肢关节筋伤、坐骨神经痛及肢体关节运动功能障碍等疾患。滚法也是常用的保健手法之一。临床常用操作法有3种。

（1）掌背滚 即通常所说的滚法，以小指掌指关节背侧着力，多用于接触面积较大、肌肉较丰厚部，如腰臀部。

（2）小鱼际滚 也称侧滚法，以掌侧小鱼际着力，操作和掌背滚相似，但旋后幅度较小、旋前幅度较大。本法接触面狭长、柔和、刺激量小，适用于前额、颈项、肩背及上肢。

（3）掌指关节滚 也称立滚法，以中指、无名指、小指的掌指关节突起和第一节指骨背侧着力，前臂做左右的摆动，带动腕关节的屈伸活动。本法以掌指关节突起为操作中心，没有前臂的旋转动作，多用于腰臀、大腿部及关节凹陷处（图4-6）。

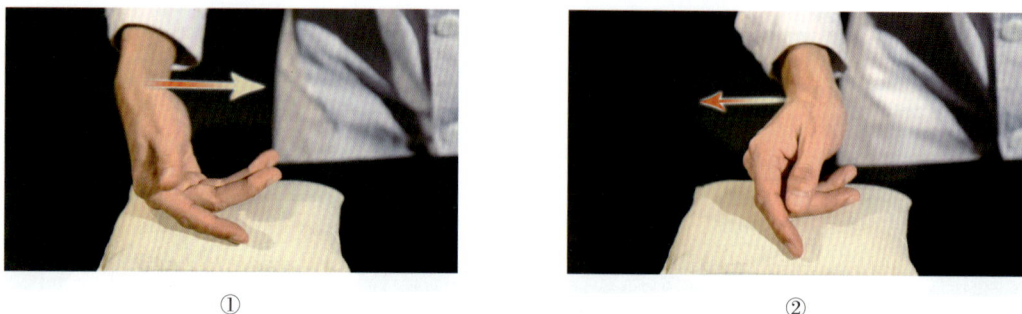

① ②

图4-6 掌指关节㨰

【练习要点】

1. 掌背㨰和小鱼际㨰动作外形相似，可先通过练习掌背㨰掌握其操作和要领，在此基础之上练习小鱼际㨰，即将前臂旋后幅度减小、旋前幅度增大，以小鱼际为活动中心，其他要求不变。

2. 掌背㨰和小鱼际㨰的练习，应先静态定点练习"前臂外摆、旋后、屈腕"和"前臂内摆、旋前、伸腕"两个关键动作，强调外形到位。然后动态练习"前臂的旋转摆动"与"腕关节屈伸"的协调动作。

3. 掌指关节㨰的练习，应先静态定点练习"前臂外摆、屈腕"和"前臂内摆、伸腕"两个关键动作，强调外形到位。然后动态练习"前臂的左右摆动"与"腕关节屈伸"的协调动作。

4. 各个㨰法的练习一定强调腕关节的放松，先不施加任何压力、保持腕关节的放松进行操作练习，而后练习在操作中逐渐增加下压力度、仍能保持腕关节的放松，最后能做到"柔和而有力"。

5. 各法在沙袋或米袋上先做定点练习，再做走线练习。练习成型后方可进行人体上的定点和定线练习。人体上的练习以两人一组、选择适宜部位相互操作练习。

附：滚法

手握空拳，以食指、中指、无名指、小指的第一指间关节着力，以肘为支点，前臂主动前后摆动，带动腕关节屈神活动，使指间关节做来回滚动，称为滚法（图4-7）。

滚法是一指禅推拿流派的辅助手法，具有舒筋活血、解痉止痛、滑利关节的作用。可用

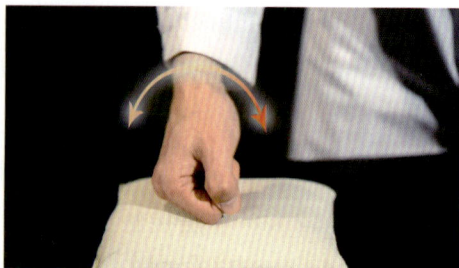

图4-7 滚法

于头部、肩背、腰骶、四肢，治疗头痛、偏瘫、关节酸痛等。

知识链接

　　滚法由一指禅推拿传人丁季峰先生于 20 世纪 40 年代创立，为了与一指禅推拿原来的滚法相区别，取名滚法。将该法与关节被动运动相结合，并辅以揉法和按、拿、捻、搓等法，形成了风格独特的滚法推拿流派。

三、揉法

　　用指面或掌面吸定于一定部位或穴位上，并带动被操作部位一起做回旋转动的手法，称为揉法。

【动作结构】

　　1. 肩、肘、腕关节放松，以指面或掌面自然吸定于一定部位或穴位上。

　　2. 前臂做主动回旋摆动，连同腕关节、掌、指的协调摆动，带动吸定部位一起做环旋转动。

【要领及注意事项】

　　1. 揉法应吸定于被操作部位，并带动其皮肤及皮下组织一起回旋转动，不可在体表上有摩擦。在治疗部位移动时，应在吸定的基础上进行。

　　2. 所施压力不宜太大，以刚好能带动被操作部位一起回旋转动为度。

　　3. 肩、肘、腕等关节的摆动要协调、连贯，动作要灵活、轻缓而有节奏，速度每分钟 120～160 次。

【临床运用】

　　揉法是临床常用手法之一，其特点是轻柔缓和，刺激量小，适用于全身各部。本法的操作是中医类执业医师实践技能考试内容之一。

　　1. 作用　醒脑明目、宁心安神、舒肝解郁、宽胸理气、健脾和胃、消积导滞、活血祛瘀、缓急止痛。

　　2. 应用　常用于治疗头痛、头晕、视物不清、失眠、口眼㖞斜、胸闷胁痛、脘腹胀满、消化不良、腹泻、便秘、软组织损伤、筋肉痉挛、萎缩等症。

　　揉法能缓解强刺激反应，常与强刺激手法组成复合手法，如按揉、点揉、拿揉、掐揉等。揉法是小儿推拿的主要手法，广泛用于各种小儿常见病的治疗。运用中，应注意旋转的方向对补泻作用的影响。揉法也是常用的保健推拿手法。

临床上应根据具体情况，选择不同的揉法操作。

（1）大鱼际揉法　以大鱼际为着力部，多用于头面、胸腹部（图4－8）。

（2）小鱼际揉法　以小鱼际为着力部，多用于颈项、肩背部（图4－9）。

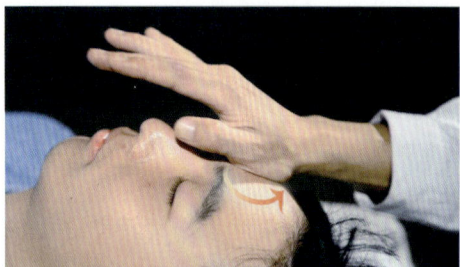
图4－8　大鱼际揉法

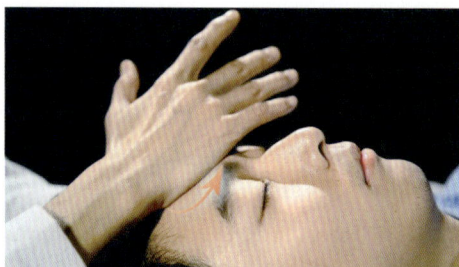
图4－9　小鱼际揉法

（3）掌根揉法　以掌根为着力部，多用于腰背部、臀部、四肢部。

（4）掌揉法　以掌面为着力部，常用于腹部、腰背、四肢等接触面积大的部位。可单手操作，亦可双手重叠操作（图4－10）。

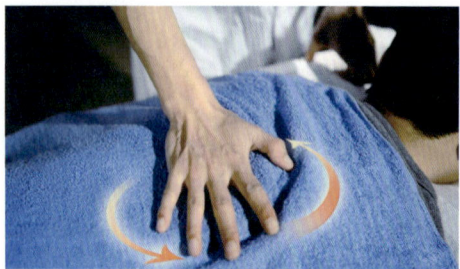
①单掌揉法

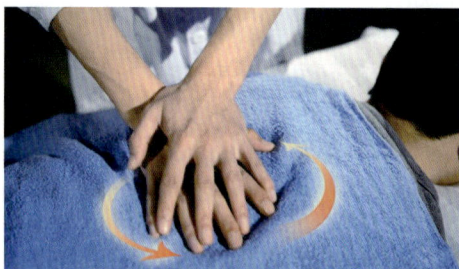
②叠掌揉法

图4－10　掌揉法

（5）单指揉法　以拇指或中指的指面为着力部，多用于全身的穴位和痛点（图4－11）。

（6）双指揉法　分别以拇指与食指或拇指与中指相对着力，多用于头面、颈项、四肢部的位置对称的腧穴；亦可以食指与中指并拢呈"剑指"进行揉法操作，多用于小儿推拿（图4－12）。

（7）三指揉法　以食指、中指、无名指并拢为着力部，多用于小儿推拿。

（8）四指揉法　以食指、中指、无名指、小指并拢为着力部，多用于腹部、胁肋部。

（9）拳面揉法　握拳，以拳面为着力部，多用于肌肉丰厚且面积较大的部位（图4－13）。

（10）肘揉法　以尺骨鹰嘴突起为着力部，多用于体格健壮之人的肌肉丰厚的部位（图4－14）。

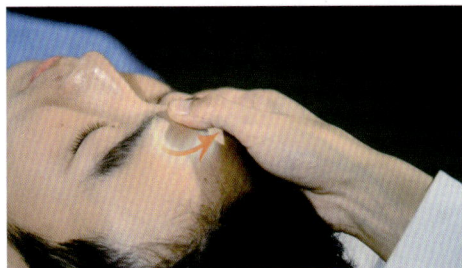

图 4 – 11　单指揉法

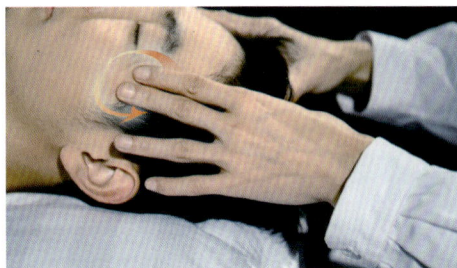

图 4 – 12　双指揉法

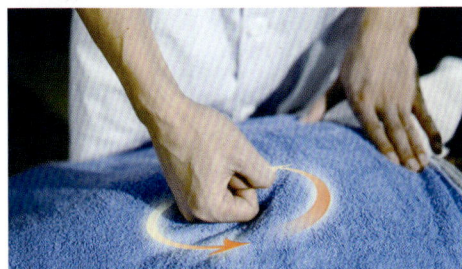

图 4 – 13　拳面揉法

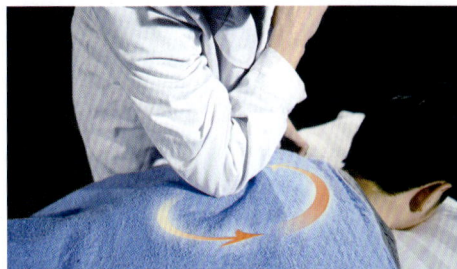

图 4 – 14　肘揉法

（11）前臂揉法　以前臂尺侧为着力部，多用于腰背部（图 4 – 15）。

（12）关节突起揉法　以拇指的指间关节突起、食指或中指的第一指间关节突起为着力部，多用于足底或手掌。

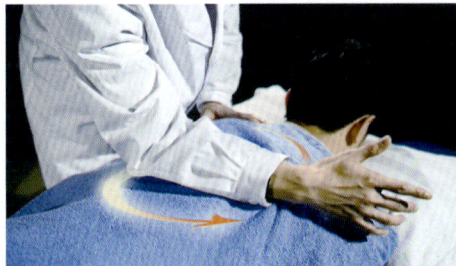

图 4 – 15　前臂揉法

【练习要点】

1. 揉法的练习应在人体上进行，因为在米袋和沙袋上不能很好地体会"吸定"。先做定点练习，再逐步练习移动操作。

2. 可先在自己身上选择部位练习体会手法，如在另一只手的手背上练习大、小鱼际揉或指揉，在自己的大腿上练习掌揉、掌根揉等；而后两人一组相互操作练习。

3. 在不施加压力的情况下，利用上肢自然放松后在局部形成的压力吸定受术部位，带动其回旋转动。定点练习中，多体会动作外形的"圆活"和"肩、肘、腕的协调摆动"，尽量以大关节发力。

4. 在掌握常用的掌揉法、指揉法后，可过渡到其他形式的揉法操作练习。

项目二　摩擦类手法

以掌、指或肘贴附于体表做直线或环旋摩擦的手法，称摩擦类手法。本类手法包括摩法、擦法、推法、搓法、抹法等。

一、推法

用指、掌或肘部在体表做缓慢的单方向直线推动的手法，称为推法。

【动作结构】

1. 以指、掌或肘紧贴于体表一定部位，适当下压。
2. 以上臂或前臂发力做缓慢地单方向直线推动。

【要领及注意事项】

1. 压力要平稳适中，采用"悬劲"，不可过重或过轻，应保持明显摩擦感。
2. 推动应单方向，线路要平直，不可偏歪。
3. 推动的速度要缓慢均匀，不可过快。
4. 施术时需借用介质，以润滑保护皮肤，防止推破皮肤。

【临床运用】

推法平稳着实，是临床常用手法之一，适用于全身各部。本法的操作是中医类执业医师实践技能考试内容之一。

1. 作用　疏通经络、行气活血、消肿止痛、舒筋缓急、调和营卫、宽胸理气、健运脾胃。

2. 应用　本法常用于治疗外感头痛、发热、项强、肌肉痉挛、肢节肿痛、风寒湿痹痛、脘腹胀满、胸胁胀痛、痛经、经闭及软组织急慢性损伤等症。

推法是小儿推拿主要手法之一，以拇指推法、分推法及食、中指的推法应用较多。操作时，注意方向对补泻的影响。推法也是保健推拿常用手法之一。临床常用操作有5种。

（1）指推法　用单手拇指或食、中二指着力于一定部位或穴位上做单方向直线移动，适用于穴位、经络等病变较小的部位。用双手拇指沿印堂至神庭交替直推，称为"开天门"（图4-16）。

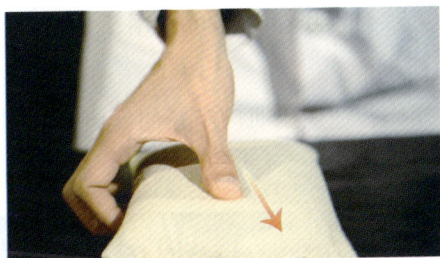

①单指推法

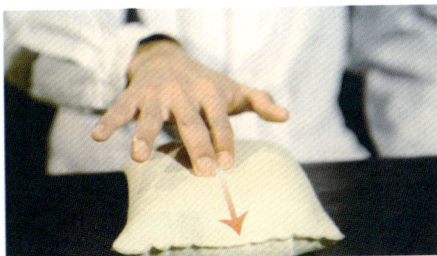

②双指推法

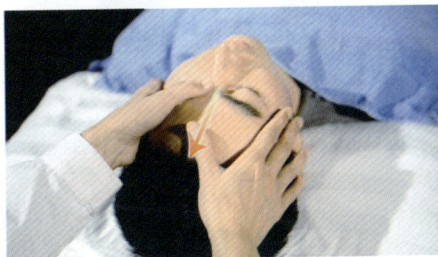

③开天门

图 4 – 16　指推法

（2）掌推法　以掌面为着力部位，用于病变部位面积较大者，常用于背、腰、骶、四肢和腹部。

具体运用中，可灵活选择掌面的不同部位，形成掌面推法、掌根推法、大鱼际推法、小鱼际推法等（图 4 – 17）。

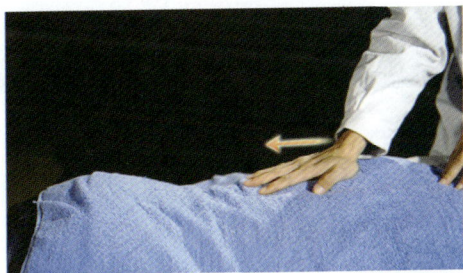

①掌面推法

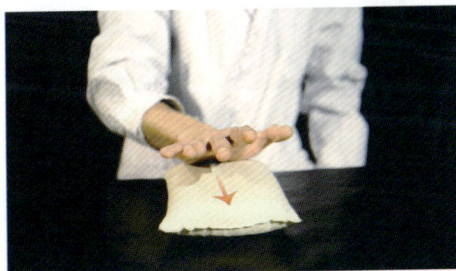

②掌根推法

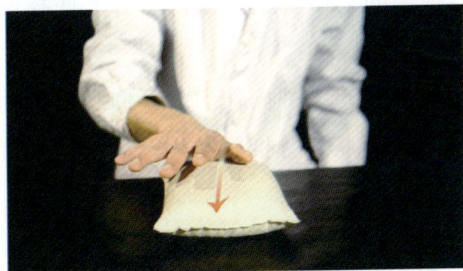

③大鱼际推法

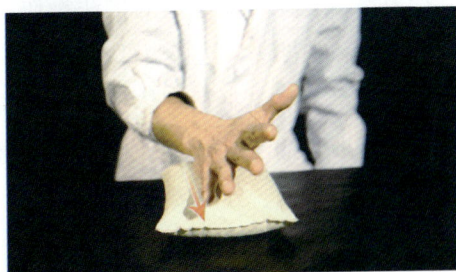

④小鱼际推法

图 4 – 17　掌推法

（3）拳推法　以拳面及四指的第一指间关节突起为着力部位，用于腰背部（图4-18）。

（4）肘推法　用屈肘后的尺骨鹰嘴突起部位操作，适用于肌肉丰厚的部位，如体质壮实之人的腰背脊柱、臀部（图4-19）。

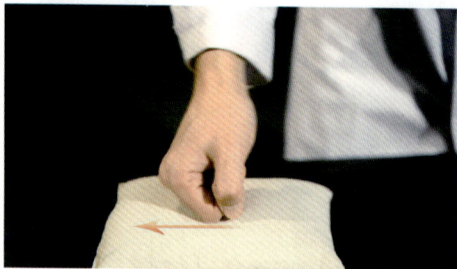

图4-18　拳推法

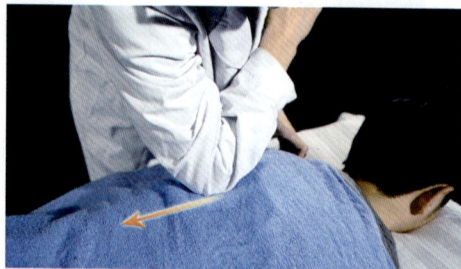

图4-19　肘推法

（5）分推法　用双手拇指或两掌对称着力于一定部位，沿筋肉或脉络等组织的结构形态分别向两侧直线或斜线移动，斜线推动也称八字分推。分推法可用于面部、颈项、腰背、胸腹、四肢部（图4-20）。

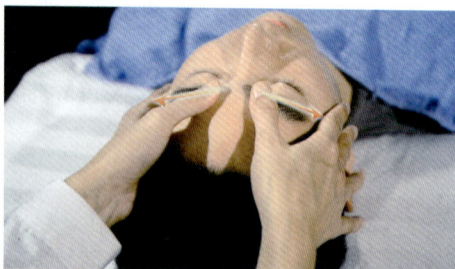

①指分推法

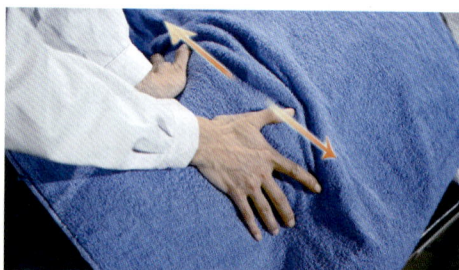

②掌分推法

图4-20　分推法

【练习要点】

1. 推法的练习，注意体会"悬劲"，压力不可过重或过轻。

2. 在米袋上练习短距离的推法操作，以体会推法的动作要领。在自己身上选择四肢练习指推法和掌推法，选择腹部、胁肋部、大腿练习分推法。

3. 两人一组，选择适宜体位，在不同部位练习推法的各种操作。如：仰卧位，两手拇指交替直推印堂至神庭（开天门）、分推眉弓、直推胃脘、分推胁肋等；俯卧位，直推膀胱经、直推督脉、分推腰背等。

二、擦法

用指、掌紧贴一定部位做快速直线往返摩擦的手法，称为擦法。

【动作结构】

1. 手指自然伸直，以指、掌紧贴在施术部位体表，适当下压。

2. 以肩或肘关节为支点，上臂或前臂活动，带动指掌做快速的直线往返摩擦。

【要领及注意事项】

1. 摩擦时不可耸肩，腕关节相对用力。压力均匀适中，以摩擦感明显又不使皮肤褶皱为度。

2. 操作时须暴露施术部位、直接应用，并在体表涂少许润滑剂，既可防止擦破皮肤，又可使热量深透入里。

3. 擦动的线路要保持平直，不可偏歪，往返距离尽量拉长。

4. 摩擦的速度要快，且均匀一致，动作要连续不断，以局部透热为度。

5. 操作完毕后，被擦部位可出现灼热的感觉、皮肤潮红，故不能在该部位再使用其他手法，避免造成皮肤损伤。擦法一般作为治疗的结束手法。

【临床运用】

擦法温热之性较强，可用于全身各部。

1. 作用　温经通络、祛风除湿、行气活血、散瘀止痛、温中散寒、宽胸理气、温肾壮阳等。

2. 应用　常用于治疗风湿痹痛、筋脉拘急、软组织损伤引起的疼痛、痉挛、肌肉萎缩、关节屈伸不利，以及脾肾阳虚所致的慢性腹泻、遗尿、阳痿、带下等症。擦法也是保健按摩常用的手法之一，如直擦腰府、横擦腰骶多用于腰肾的保健。

临床具体运用时，可依据病情和治疗部位的不同，选择或配合应用不同的擦法。

（1）指擦法　以拇指或食指的桡侧缘为着力部，亦可用并拢后的四指为着力部，多用颈项、胁肋及面部的人中、鼻翼两侧等部位（图4-21）。

（2）掌擦法　以手掌面为着力部位，适用于胸胁部、腹部及肩背等面积较大而又平坦的部位（图4-22）。

（3）大鱼际擦法　以大鱼际为着力部位，适用于四肢部（图4-23）。

（4）小鱼际擦法　以小鱼际为着力部位，又称侧擦法，适用于肩背、脊柱两侧、腰骶部（图4-24）。

除指擦法因操作的线路短、产热较低以外，其余三种擦法在局部都会产生明显的热量。其中所产生的热度以掌擦法较低，大鱼际擦法中等，小鱼际擦法最高。

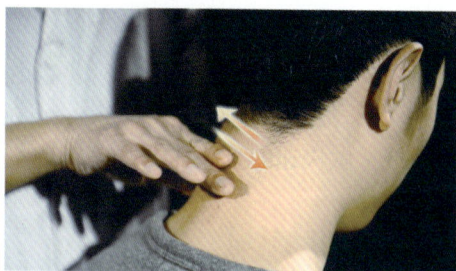

图4-21 指擦法

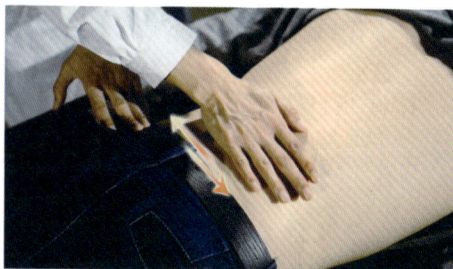

图4-22 掌擦法

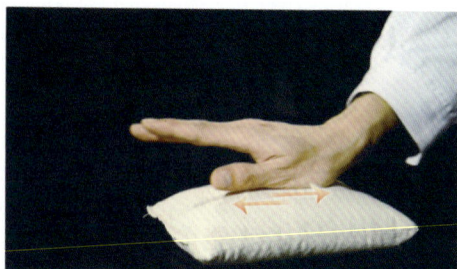

图4-23 大鱼际擦法

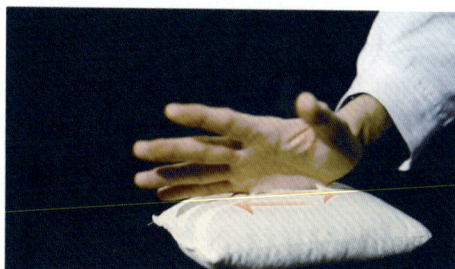

图4-24 小鱼际擦法

【练习要点】

1. 擦法的练习，应严格按照动作要求进行，准确把握影响刺激量的相关要素，防止施术者或受术者的皮肤受损。

2. 可在米袋上进行各个方向的擦法练习，重点体会本法的要领和注意事项。根据本法的操作特点，要强调练习在维持快速操作时的自然呼吸，而不能屏气发力。

3. 在人体上的练习要多体会温热刺激感和保健效应。可选择自身的部位练习相应擦法操作，如指擦鼻翼两侧、指横擦项后、双手直擦腰府、小鱼际擦涌泉等。亦可两人一组相互操作，重点进行适宜体位下的各部位操作练习，如俯卧位横擦腰骶八髎、直擦腰府等。

4. 可与推法对照练习，以对照比较两法操作和效应上的异同。

知识链接

擦法是内功推拿流派的代表手法之一，又称掌平推法。内功推拿主张治病以病人自我锻炼少林内功为主，手法治疗为辅。特色手法有擦法、击法、五指拿法、揉点法、分法、合法、扫散法、理法、劈法、抖法、搓法、运法、牵伸法等，并有一套全身推拿常规操作法，擅长治疗内科、妇科及伤科疾病。内功推拿的师承脉络可追溯到清末山东济宁的李嘉树。

三、摩法

用掌面或指面贴附在体表做环形摩动的手法，称为摩法。

【动作结构】

1. 以指面或掌面自然着力于一定部位或穴位上。
2. 以前臂及腕关节的回旋摆动，带动掌面或指面在被操作部位做环形摩动。

【要领及注意事项】

1. 肩、肘、腕关节放松，肘关节微屈，指面或掌面自然着力，不可用力下压。
2. 操法时平稳均匀、缓和协调，每分钟频率120次左右。
3. 摩法与揉法都是环形操作，应注意区别：摩法操作时不带动皮下组织；揉法要吸定于一定部位，并带动该部位的皮下组织。临床应用中，两者可结合起来操作，摩中带揉，揉中兼摩，根据具体情况而灵活变化。

【临床运用】

摩法轻柔缓和，刺激量较小，适用于全身各部，常用于胸腹，胁肋及颜面部。本法的操作是中医类执业医师实践技能考试内容之一。

1. **作用** 和中理气、消积导滞、疏肝解郁、活血消肿、散瘀止痛等。
2. **应用** 常用本法治疗脘腹胀痛、食积胀满、腹泻、便秘、胃肠功能紊乱、肝郁气滞、胸胁迸伤及软组织损伤等症。

摩法在临床应用中可借助一定介质，以增强手法的防治功效。

摩法是小儿推拿主要手法，应注意摩动的顺、逆时针方向与其补泻的关系，一般认为"顺时针方向为补、逆时针方向为泻"。摩法也是保健推拿的常用手法，如摩腹可用于消化系统的保健。临床常用操作法有3种。

（1）指摩法 以单指或多个手指并拢后的指面操作，多用于胸腹及头面部（图4-25）。

（2）掌摩法 以手掌面为操作部位，多用于腹部、腰背部及四肢部（图4-26）。

（3）鱼际摩法 以大鱼际或小鱼际为操作部位，多用于面部、颈项、胁肋及四肢关节部（图4-27）。

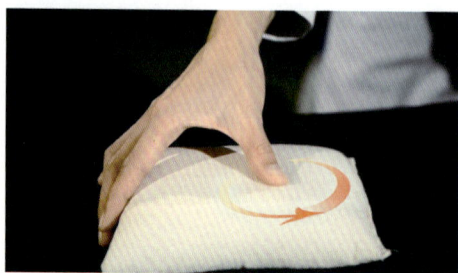

①拇指摩法

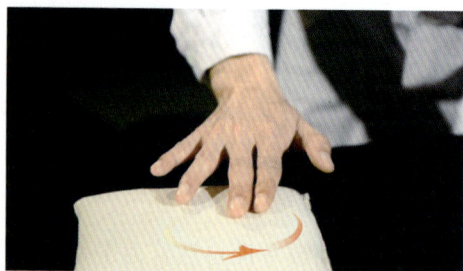

②食指中指双指摩法

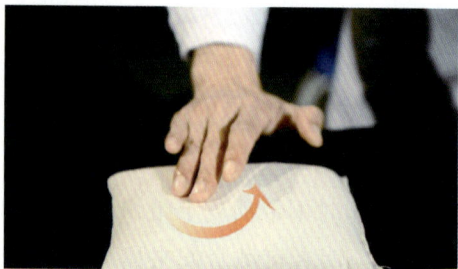

③中指无名指双指摩法

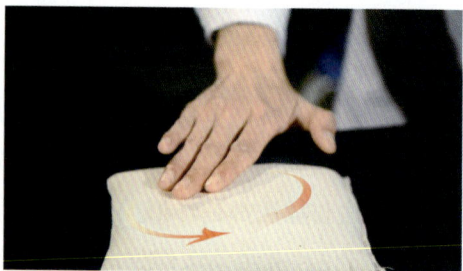

④三指摩法

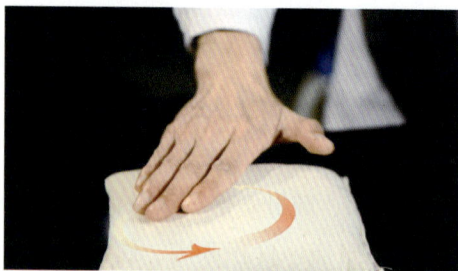

⑤四指摩法

图4-25 指摩法

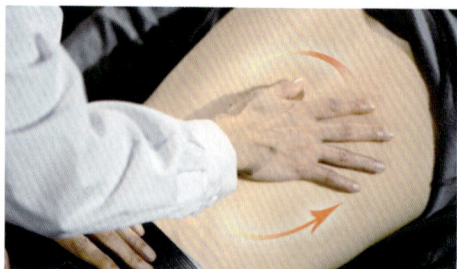

图4-26 掌摩法

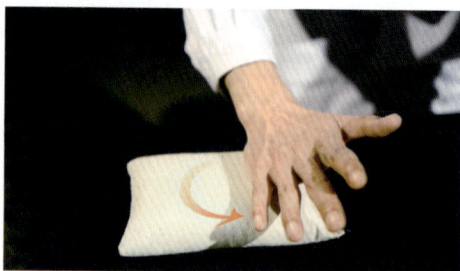

图4-27 小鱼际摩法

【练习要点】

1. 先在米袋或沙袋上练习，后在人体上练习。先做定点练习，再逐步练习移动操作。

2. 练习中，尽量保持动作外形的"圆活"。充分练习和体会"肩、肘、腕的放松及其协调摆动"，做到"轻而不浮"。

3. 在人体上可与揉法对照练习，以比较和体会两法操作和效应上的异同。

四、 抹法

用指面或掌面紧贴于一定部位做单方向或往返移动的手法，称为抹法（图 4 - 28）。

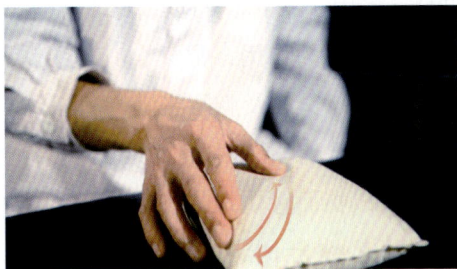

图 4 - 28　抹法

【动作结构】

1. 以指面或掌面紧贴于一定部位。

2. 以前臂或上臂的活动为主，带动掌面或指面做单方向或往返移动。

【要领及注意事项】

1. 用力平稳、着实、均匀、柔和，做到"轻而不浮、重而不滞"。

2. 抹动时应从容和缓，速度不宜太快。

3. 抹动可以是单方向，也可以是往返移动；其线路可以是直线，也可以是弧线或环形。应注意与推法的"单方向直线推动"相区别。

【临床运用】

抹法轻缓柔和，适用于全身各部，是保健推拿常用手法之一，如头面部、手足、腹部的保健。

1. 作用　清醒头目、疏肝理气、消食导滞、活血通络、缓解痉挛。

2. 应用　常用本法治疗头痛、眩晕、视物模糊、颈项强痛、胸胁胀满、腰背筋肉拘急疼痛等症。临床常用的操作有 3 种。

（1）指抹法　以指面为着力部，适用于头面、颈项部。

（2）掌抹法　以掌面为着力部，适用于腰背、胸腹部。

（3）分抹法　以两手的指面或掌面自一点同时向相反方向移动的抹法，适用于头面、腰背、胁肋及腹部。

【练习要点】

1. 可在米袋上或人体上进行练习。

2. 练习中，体会其着力、线路等方面的特点，注意理解和推法、擦法的异同。

3. 人体上分部位进行不同架势的抹法练习，体会其要领和效应，如直抹印堂至神庭，分抹眉弓及前额，抹眼眶，分抹面颊，抹胃脘，分抹胁肋，分抹腹部等。

附

1. **梳法**　五指微屈，自然展开，以指面着力做单方向的滑动梳理，称为梳法（图4-29）。多用于头部、胁肋部，具有安神醒脑、疏肝理气的作用，常配合其他手法治疗头痛、失眠、健忘及胸胁胀满等病证。

2. **拂法**　食指、中指、无名指、小指自然伸直，以指面轻快地掠擦肌肤，如拂掸尘灰一般，轻快舒适。多用于胸腹部、腰背部、臀部及大腿，具有安神催眠、消除疲乏的作用，常用于配合治疗失眠和保健。

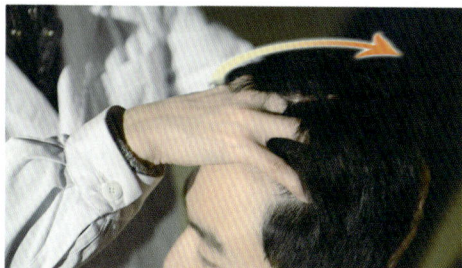

图4-29　梳法

3. **搔法**　五指微分开，指间关节微屈，以指端或指面着力，五指的指间关节做小幅度的屈伸，带动指端或指面做轻快地搔抓摩擦，具有舒筋活血、醒神明目的作用。常用于头部，治疗头昏、失眠、神经衰弱等，还可以用于保健推拿。

五、搓法

用双手掌面对称夹住肢体一定部位，相对用力做快速的上下盘旋搓揉的手法，称为搓法（图4-30）。

【动作结构】

1. 双手掌自然伸直，夹持肢体一定部位，松紧适宜。

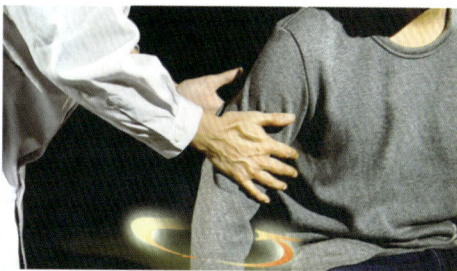

图4-30　搓法

2. 以肩为中心，上臂活动为主，带动肘关节屈伸。

3. 两手掌沿肢体做自上而下或往返的快速盘旋搓揉。

【要领及注意事项】

1. 两手用力要对称，不宜太重，以带动肢体旋转为度。

2. 搓动的速度要快，在肢体的移动要缓慢，操作柔和、均匀、连续不断。

【临床运用】

搓法轻快柔和，舒适放松，适用于腰、背、胁肋及四肢部，尤以上肢最为常用。用于腰背、胁肋时，其操作形式为"直揉"。

1. **作用** 舒筋通络、调和气血、疏肝理气、消除疲劳。

2. **应用** 常用于治疗腰背疼痛、胁肋胀痛及四肢筋肉酸痛、乏力、肌肉萎缩等症。搓法常与抖法、捻法一起用于四肢治疗的结束阶段，特别是上肢部，也是小儿推拿的常用手法之一。

【练习要点】

1. 搓法在人体上练习，以四肢部练习为主，尤其是上肢。

2. 手法的练习，要处理好搓动速度的"快"和移动速度的"慢"，使之协调统一。

3. 四肢部的练习可将抖法、捻法结合起来，注意三法间衔接的自然流畅。

4. 腰背和胁肋部的练习，注意体会其"直揉"的操作形式及与揉法的异同。

项目三　挤压类手法

以指、掌在一定部位按压或对称挤压，使之产生挤压感觉的一类手法，称为挤压类手法。常用的有按法、点法、捏法、拿法、捻法、拨法、拧法、挤法等。

一、　按法

以指、掌在一定部位或穴位上逐渐用力下压、按而留之的手法，称为按法。

【动作结构】

1. 以指、掌自然着力于一定部位或穴位。

2. 前臂静止发力，逐渐下压，当力增大到一定程度后，维持足够长的时间，即所谓"按而留之"，再缓慢撤力，结束手法。

【要领及注意事项】

1. 选取部位或穴位要准确，用力方向应垂直于体表。

2. 发力、撤力都应缓慢进行，不可变化太快。

3. 力度的大小一般以局部有得气感为度，并根据病情维持最大力度 1～3 分钟。

4. 用力应平稳、持久，不可偏歪、移动。

5. 手法的刺激量和时间应根据受术者的体质、病情、耐受力等情况灵活掌握。

【临床运用】

按法是古老的推拿治疗手法之一，在《黄帝内经》中就有很多关于按法的使用记载。按法的刺激量较强，常作为重点治疗手法用于全身各部。应用时可与揉法一起使用，组成按揉复合手法。按法是小儿推拿和自我保健推拿的常用手法。本法的操作是中医类执业医师实践技能考试内容之一。

1. 作用　活血止痛、疏通经络、开通闭塞、散寒止痛、解痉散结、矫正畸形。

2. 应用　常用于治疗胃痛、腹痛、胸痹、头痛、痛经、肢体酸痛麻木、急慢性软组织损伤、肌痉挛、功能性脊柱侧弯及后突畸形等病症。临床常用的操作有 3 种。

（1）指按法　以手指为着力部位，操作接触面积小，适用于全身各部位的经络穴位，常用的有拇指按法和叠指按法（图 4 - 31）。

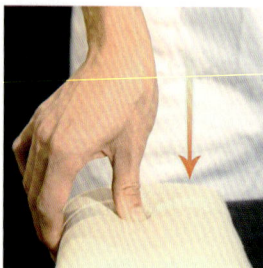
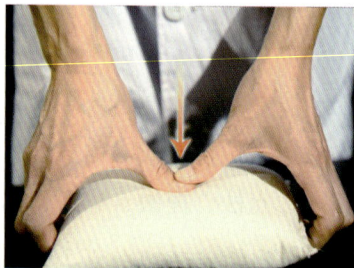

①拇指按法　　　　　　　　　②叠指按法

图 4 - 31　指按法

（2）掌按法　以掌面为着力部位，接触面积较大，常用于腰背和腹部，可单手操作，亦可双手操作（图 4 - 32）。

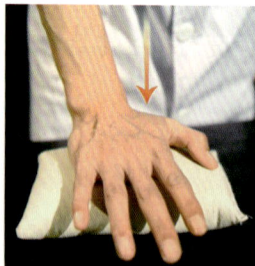
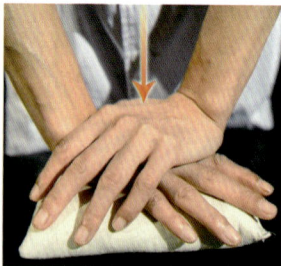

①单掌按法　　　　　　　　　②叠掌按法

图 4 - 32　掌按法

（3）肘按法　也称肘压法，以肘后尺骨鹰嘴突起为着力部位，适用于肌肉丰厚而坚实的部位，常用于腰臀部（图 4 - 33）。

【练习要点】

1. 先在米袋上练习基本外形，而后集中在人体上练习。

2. 米袋上的练习，重点在发力方式的训练，特别是"前臂静止性发力、逐渐用力下压、按而留之"。

3. 人体上选择较敏感的穴位练习，可先在自己身上选择方便操作的穴位练习，如合谷、曲池、风池、太阳、三阴交等。多体会

图4-33 肘按法

手法要领和效应，并在穴位有得气感时，体会手下的反作用力，体会两者的对应关系，增强对本法手感的培养。

4. 分组练习相互选择敏感穴位和适宜部位进行操作，注意多加交流，受术者应及时反馈身体反应，施术者对照体会手感。

5. 在人体上练习按法，可结合揉法以按揉复合手法形式练习，亦可在本法施术后加用揉法，加深对两法临床效应的体会和认识。

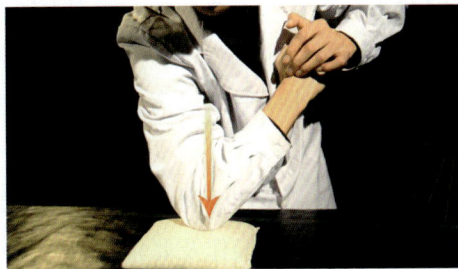

二、 点法

用指峰或屈指后的指间关节突起着力于一定穴位或部位，用力按压的手法，称为点法（图4-34）。

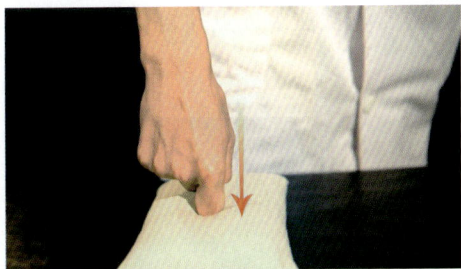

①食指指间关节点法　　②拇指指间关节点法

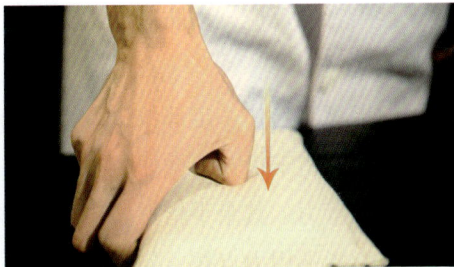

图4-34 点法

【动作结构】

1. 以拇指的指尖或指间关节突起，食指、中指的第一指间关节突起为着力部位，自然着力。

2. 前臂静止性发力，逐渐下压。

【要领及注意事项】

1. 点取部位、穴位要准确。压力方向垂直于体表。

2. 用力应平稳、持久，不可偏歪、移动。发力、撤力都应缓慢进行，不可变化太快。

3. 力度的大小一般以局部有得气感为度，并根据病情维持最大力度 1～3 分钟，不可过久。

4. 手法的刺激量和时间应根据受术者的体质、病情、耐受力等情况灵活掌握。

5. 点法与按法的操作及要领相似，区别在于点法作用面积小，刺激量大，感应强。

【临床运用】

点法接触面积小、刺激量大，适用于全身各部位的经络穴位，是刺激穴位的主要手法之一。

1. 作用　解痉止痛、开通闭塞、舒筋活络、补泻经气、调整脏腑。

2. 应用　常用于治疗头痛、胸痛、胃脘痛、腹痛、齿痛、急慢性扭挫伤痛、半身不遂等各种病证。运用中，应将点法的作用与腧穴的主治功效结合起来，以辨证选穴施术。临床常用的操作有 2 种。

（1）指端点法　以拇指指峰为着力部位，适用于全身腧穴和痛点。

（2）指间关节突起点法　分别以屈指后的拇指指间关节突起、食指或中指的第一指间关节突起为着力部位进行点法施术，刺激量大，多用于肌肉丰厚、承受力强的部位。

由于点法刺激力强，也是常用的中医急救手法之一，但不宜多用、久用。应用中，应随时观察患者的反应，以防刺激太过，发生损伤。点法常与揉法组成点揉复合手法。

附：勾点法

用中指指端勾住一定部位进行点按的手法，称为勾点法。中指掌指关节微屈，指间关节屈曲如钩状，以指端着力，其余手指握紧固牢，前臂静止发力，以中指指端用力点按。勾点要用力平稳，按点按类手法的原则进行操作，不可突然发力或施用暴力（图 4-35）。

勾点法多用于较隐蔽的穴位，如勾点天突穴以解表宣肺、清咽利喉，治疗由于外感风寒所致的舌强语謇、声门闭合不全。

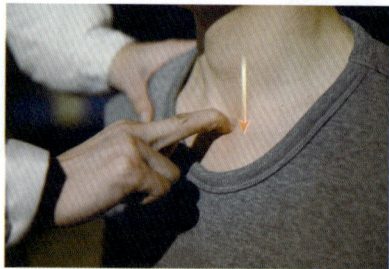

图 4-35　勾点法

【练习要点】

1. 先在米袋上练习基本外形，而后集中在人体上练习。

2. 人体上选择较敏感的穴位练习，可先在自己身上选择方便操作的穴位练习，而后分组相互操作练习。严格控制刺激量和时间，防止意外。

3. 练习中，注意力集中，体会穴位反应和点压的力度的对应关系，加强手感训练。同时，比较点法和按法的异同。

4. 可与揉法结合起来练习。

知 识 链 接

　　点穴推拿，又称指压推拿、指针疗法，主要是以手指按、压、点、掐人体经络穴位以防治疾病的一种推拿方法。本法特点是感应强、作用快、损伤小。近代点穴推拿名派有郑怀贤经穴按摩手法、脏腑推按、按脊疗法、胸穴指压法与指压麻醉法。

三、 拨法

以拇指深按于一定部位，做与相应组织走向相垂直的单向或往返拨动的手法，称为拨法。

【动作结构】

1. 拇指伸直，以指端着力于一定部位，其余四指自然附着。

2. 前臂用力，拇指下压至局部有酸胀感，再做与相应软组织走向相垂直的单方向或往返拨动，如拨琴弦状。

【要领及注意事项】

1. 拨动的方向应与按压的方向相垂直。

2. 在拨动中，腕关节应相对放松，使拨动有力而不失柔和。

3. 拨动时不要与受术部位体表发生摩擦。

4. 走线操作时，移动应缓慢，保持"紧拨慢移"，拨动点的间距不宜过大，不可出现跳跃。

【临床运用】

拨法刺激量较大，是筋伤治疗的常用手法。

1. 作用　舒筋活血、解痉止痛、分解粘连。

2. 应用　常用于治疗落枕、颈椎病、肩周炎、关节扭挫伤等急慢性软组织损伤。

临床常用操作有 4 种。

（1）拇指拨法　以单手拇指为着力部位，适用于颈项、颈肩、上肢等肌肉较表浅的部位及痛点（图 4 - 36）。

（2）叠指拨法　将一手拇指置于另一手拇指指背，两拇指重叠作为施术部位，刺激量较大，适用于腰背部、臀部、下肢部等肌肉较丰厚的部位（图 4 - 37）。

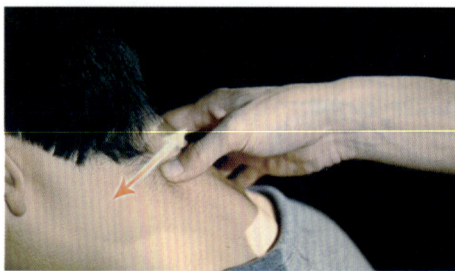

图 4 - 36　拇指拨法

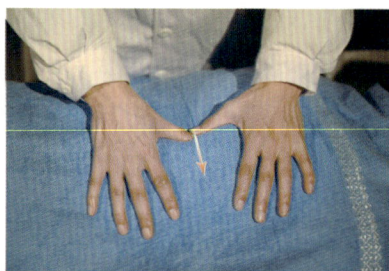

图 4 - 37　叠指拨法

（3）扣拨法　四指并拢、指间关节微曲，以四指指端为着力部位，适用于较长的肌肉及软组织。

（4）肘拨法　屈肘，以肘后尺骨鹰嘴突起为着力部位，刺激量大，主要用于身体健壮之人、肌肉丰厚的部位（图 4 - 38）。

拨法可"以痛为腧"，定点施术于痛点或穴位，也可沿疼痛、痉挛的软组织走线操作。拨痛点

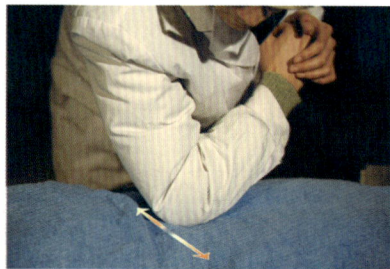

图 4 - 38　肘拨法

时，应遵循"以痛为腧，不痛用力"的原则，即找到最痛的一点，按住此点不放，变换受术者的体位，找到疼痛减轻或不痛的体位，再在该体位下施以拨法。

在筋伤治疗中，运用拨法"分筋"后，可加用推法沿受术部位做单向推动，以理顺筋脉。

由于本法刺激量比较大，可于本法操作结束后，在相应受术部位上施以揉法减轻其刺激反应。拨法和揉法也可组成"拨揉"的复合手法同时操作，降低手法的刺激性。

【练习要点】

1. 本法主要在人体上练习。

2. 在自己身上选择前臂和上臂相关肌群，先定点练习，沿肌肉走形练习拨法。

3. 分组练习，安排适宜体位，选择不同部位有针对性地练习各种拨法的操作，如受术者取坐位，在颈项部练习拇指拨法；受术者取俯卧位，沿竖脊肌或足太阳膀胱经练习叠指拨法和肘拨法，先定点练习，后做走线练习。受术者取坐位，施术者面向受术者站立，选择三角肌前缘、肱二头肌、前臂桡侧肌群练习拇指拨法，选择三角肌后缘、肱三头肌练习四指的扣拨法。

四、拿法

用拇指和其余手指相对用力，拿取一定的穴位或部位，称为拿法（图4-39）。

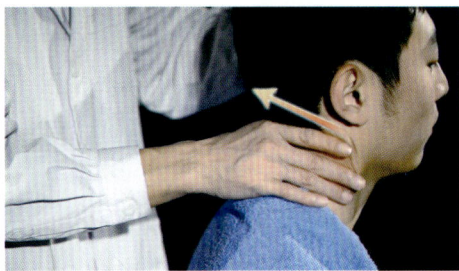 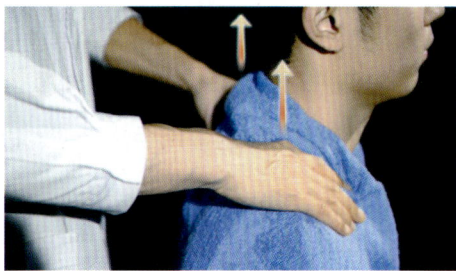

①颈项拿法　　　　　　　　　　　　　　②肩部拿法

图4-39　拿法

【动作结构】

1. 以拇指和其余手指指面对称自然着力。

2. 以前臂发力，带动腕关节，做提拿或对称挤捏。

【要领及注意事项】

1. 拿取部位、穴位要准确。

2. 操作时拇指与食、中指或与其余四指应对称用力，指间关节不宜弯曲，避免内抠的动作。

3. 提拿的动作应缓和而连贯，不可突然用力，做到活而有力，重而不滞。

4. 提拿时，指面应吸定，不可在提放中让皮肉在指下滑出。

5. 用于急救而拿取某些穴位时，应缓慢用力、对称挤压，以酸胀感为度，而不必

"捏而提起"，如拿合谷、拿内关。

【临床运用】

拿法是推拿常用的手法之一，自明清以来，随着小儿推拿的兴起更加广泛地应用于临床。"捏而提起谓之拿"，周于藩曰："拿、持也。"因此，拿法是在捏法的基础上再向上提起，手法的力度比捏法强，适用于颈项、肩背、四肢。本法的操作是中医类执业医师实践技能考试内容之一。

1. 作用　祛风散寒、开窍止痛、舒筋通络、缓解痉挛。

2. 应用　常用于治疗感冒、头痛、项强、四肢关节及肌肉酸痛、筋肉挛急等症。临床常用操作有2种。

（1）三指拿法　以拇指和食、中指相对用力，多用于面积较小的部位，如拿颈部。

（2）五指拿法　以拇指和其余四指相对用力，多用于面积较大的部位，如拿肩背、小腿等。

拿法因其刺激较强，常与揉法组成拿揉的复合手法，如颈项部的拿揉风池穴、肩背部治疗的拿揉肩井穴。拿揉颈项部、颈肩部常作为相应部位治疗和保健的开始手法运用。

拿法是小儿推拿的常用手法之一，以三指拿法应用较多，如小儿推拿的总收法"拿肩井穴"。

【练习要点】

1. 可在自己身上选择肱二头肌练习单手的拿法，选择股四头肌练习双手的拿法。

2. 可分组相互选择肌肉较丰厚的部位进行拿法操作练习。

3. 练习中，先练习提拿、体会"捏而提起"的相关要领，后练习拿揉的复合操作。注意前臂及腕关节的协调活动。

4. 选择适宜穴位，如风池、合谷、内关和外关、昆仑和太溪等，练习拿取穴位的操作，注意体会对称挤压的操作形式及手法效应。

五、捏法

用拇指与其余手指相对用力进行挤捏起一定部位的一种手法，称为捏法（图4-40）。

【动作结构】

1. 以拇指与食、中指的指面相对着力，或者以拇指指面与食指第二节的桡侧面着力。

2. 以掌指关节活动为主，捏起一定部位的皮肉，做捻转挤捏，再放下，重复上述动作并循序移动。

【要领及注意事项】

1. 以指面着力，不能用指端内扣。

2. 挤捏的力量不宜太大，以捏起皮肉为度，且上提幅度不宜太大。

3. 捻转挤捏用力要对称、平稳、均匀、柔和，不可生硬死板。

4. 捏起、放下的动作要连贯而有节律，移动不可断断续续或跳跃。

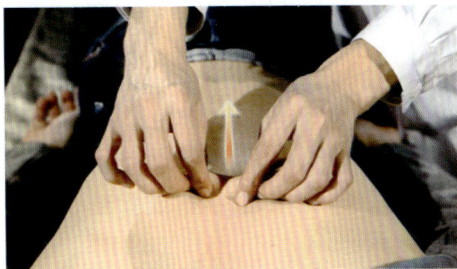

图 4 –40　捏法

【临床运用】

捏法轻快柔和，多用于头部、颈项、四肢、脊柱部。捏法是小儿推拿常用手法之一，尤其是用于脊柱部位的"捏脊法"，广泛用于小儿脾胃疾患的治疗及小儿保健。

1. 作用　舒筋通络、行气活血。

2. 应用　常用于治疗头痛、口眼㖞斜、风湿痹痛、肢体麻木、软组织损伤等症。

【练习要点】

1. 在自己身上的手法练习，可选择另一只手的手背皮肉为受术部位，以体会手法要领和效应。

2. 相互操作练习，可选择背部督脉和足太阳膀胱经走行部位进行单手和双手的捏法操作。

3. 练习中，严格把握手法的要领及注意事项，随时注意体会和交流手法反应，避免增加痛苦，引发损伤。

附：捏脊法

捏脊法是连续捏拿脊柱部肌肤，以防治疾病的一种治疗方法，常用于治疗小儿"疳积"，故又称"捏积法"，属于小儿推拿术的一种。捏脊法主要沿督脉和足太阳膀胱经施术，从下而上、由尾椎至大椎为一遍，一般重复 3 ~ 5 遍。在第 2 或第 4 遍可采用"捏三提一法"或"捏五提一法"以加强刺激，即每捏 3 次提一下或每捏 5 次提一下。

捏脊法有疏通经络、调整阴阳、促进气血运行、改善脏腑功能及增强机体抗病能力等作用，健脾和胃的功效尤为突出。临床常用于治疗小儿疳积、消化不良、厌食、腹泻、呕吐、便秘、咳喘、夜啼等症。此外，捏脊法也可作为保健按摩的方法使用。

六、捻法

用手指捏住一定部位，做快速捻转搓揉的手法，称为捻法（图 4 –41）。

113

【动作结构】

1. 以拇指与食指、中指的指面，或与食指的第二节指骨桡侧面相对用力，捏住被操作的手指或脚趾。

2. 以掌指关节的活动为主，做快速的捻转搓揉，以带动受术的手指或脚趾小关节出现旋转活动。

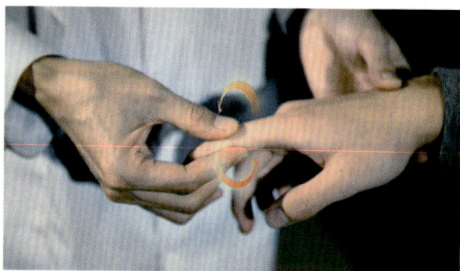

图 4–41　捻法

【要领及注意事项】

1. 手指对称着力，不能捏得太紧，以带动受术的手指或脚趾小关节旋转而不出现摩擦为度。

2. 捻动时要轻快灵活，不可呆滞。

3. 在局部的移动要缓慢、连贯。

【临床运用】

捻法轻快柔和，适用于四肢小关节。

1. 作用　理筋通络、滑利关节、消肿止痛。

2. 应用　多作为辅助手法配合治疗急、慢性损伤所导致的指间关节酸痛、肿胀、肌腱僵硬、萎缩、屈伸不利等症。捻法常与搓法、抖法、勒法等一起用于四肢部治疗结束阶段。

【练习要点】

1. 选择自己或同学的手指、脚趾进行捻法的练习。

2. 练习中，严格把握手法的要领及注意事项，处理好"捻动"和"移动"之间的快、慢关系。

3. 手法熟练后，可与搓法、抖法、勒法结合起来练习，注意手法间衔接的流畅性和连贯性，加强对该组合手法用于四肢部治疗结束阶段的认识和记忆。

附：勒法

勒法是用拇指与食指中节或用食指中节尺侧和中指中节桡侧夹住受术者的手指或脚趾根部，再做急拉滑脱的一种手法。勒法有舒筋通络、滑利关节的作用，可用于治疗肢体末梢麻木、屈伸不利等。常作为四肢部治疗结束手法，与搓法、抖法、捻法同用（图 4–42）。

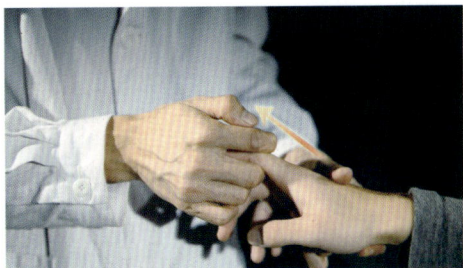

图 4 – 42　勒法

七、拧法

夹持一定部位的皮肤，做快速一扯一放的手法，称为拧法，民间又叫"扯法""揪法"。

【动作结构】

1. 拇指与屈曲后的食指第二节指骨桡侧相对着力，或者屈曲后食指第二节指骨的尺侧与中指第二节指骨的桡侧面相对着力，夹持一定部位的皮肤。

2. 以腕关节的活动为主，将皮肤扯起，然后迅速放开，反复地一扯一放。

【要领及注意事项】

1. 夹持的力量要合适，既能将皮肤扯起，又不用力太大。

2. 操作部位要相对集中，不能偏移。反复地扯放，直至局部出现瘀斑为度。

3. 操作时指面蘸水，要保持湿润。

【临床运用】

1. **作用**　解表透毒、清热解暑。

2. **应用**　民间也称为"扯痧"，常用于治疗头痛、中暑、发热及"痧症"。多以前额及印堂穴、颈项部、颈前部、华佗夹脊穴、腹部为操作部位。

【练习要点】

1. 本法在人体上练习。

2. 因本法刺激量较大，应先在自己身上进行练习，可选择前额、肘弯等部位，注意控制夹持力量的适度和提放的快速。

3. 操作熟练后在同学身上练习，选择前额、颈项、腹部、华佗夹脊穴等部位，重点练习手法的相关要领，不必强求"出痧"。

八、挤法

以指端对称性向中间挤按的手法，称为挤法。

【动作结构】

1. 以一手的拇、食指或两手的拇指对称着力。
2. 两指对称用力向中间挤按。

【要领及注意事项】

1. 用力要对称。
2. 挤按皮肤以局部皮下出现瘀斑为度，但不可挤破皮肤。
3. 挤按筋结以其消散为度。但对于时间较久的筋结，不可强行挤破。

【临床运用】

1. 作用　清热透毒、软坚散结。
2. 应用　常用于治疗头痛、腱鞘囊肿。

【练习要点】

本法在人体上练习，先在自己身上选择适宜部位练习，操作熟练后在同学身上练习。重点练习手法的要领，挤力由轻渐重，一挤一放，反复挤压，而不必强调出现瘀斑。

九、掐法

以拇指或食指、中指的指甲掐压穴位，而不刺破皮肤的方法，称掐法，又称切法、爪法（图 4 - 43）。

【动作结构】

1. 以拇指或食指、中指的指甲着力。
2. 于着力处垂直下压。

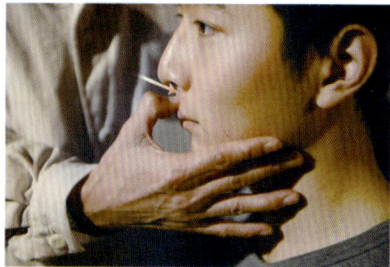

图 4 - 43　掐法

【要领及注意事项】

1. 掐法为重刺激手法，取穴要准。

2. 垂直用力掐压，不要有其他方向上的活动，以免掐破皮肤。

3. 掐法次数一般在 4~5 次，不宜反复长时间应用。

4. 掐后常继以按揉，以缓和刺激，减轻局部疼痛感。

5. 为了避免刺破皮肤，可在受术穴位上置一薄布。

【临床运用】

1. **作用** 开窍醒神、回阳救逆、祛风散寒、温通经络。

2. **应用** 常用于急救，葛洪的《肘后备急方·救卒中恶死方第一》中有："令爪其病患人中，取醒。"用于急救时，应快速发力、强力掐压，以清醒为度。常规运用时，发力较慢，逐渐掐取，以耐受为度。

【练习要点】

1. 本法在人体上练习，先在自己身上选择适宜部位练习，操作熟练后在同学身上练习。

2. 按手法的要领及注意事项进行操作练习，特别注意练习急救和常规运用时不同的发力方式。

3. 由于掐法是强刺激手法，练习时间不宜太长，在同一部位上不宜重复次数太多；掐后以揉法放松、缓解疼痛。

4. 练习前，应将指甲剪短、修圆滑，避免刺破皮肤。

项目四　振动类手法

以节律性轻重交替的活动，持续作用于肢体，使之产生振动感觉的一类手法，称为振动类手法。振动类手法包括抖法、振法、颤法等。

一、抖法

以手握住肢体远端，做连续的小幅度抖动的手法，称为抖法（图 4-44）。

【动作结构】

1. 以单手或双手握住肢体远端。

2. 以上臂静性发力，带动腕关节，做上下或左右的小幅度的抖动。

【要领及注意事项】

1. 被抖动的肢体要放松。

2. 握持部位应在腕关节或踝关节上方，握持力度不宜太大，应松紧适度。

3. 抖动时应适度牵拉被操作肢体，使之相对伸直，便于抖动的传导，但拉力不宜太大。

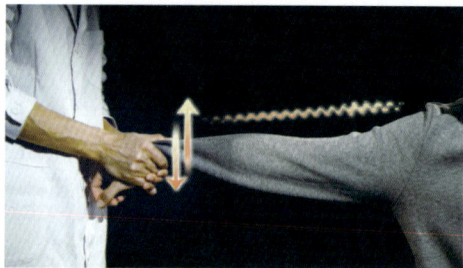

图 4-44 抖法

4. 抖动的幅度小，速度要快，操作要连续不断。

【临床运用】

抖法轻快柔和，适用于四肢、腰部，以上肢最为常用。是临床常用辅助手法，多与搓法、捻法一起用于四肢部治疗的结束阶段。

1. 作用 调和气血、舒筋活络、缓解痉挛、滑利关节。

2. 应用 常用于治疗肩、肘部疾病引起的疼痛、功能障碍及腰腿痛等疾患。

用于特定治疗目的时，可与拔伸法组成拉抖和牵抖的复合手法。拉抖法多用于治疗肩周炎，常配合肩关节的摇法；牵抖法多用于腰部，治疗腰椎间盘突出症、腰椎后关节紊乱症等。

【练习要点】

1. 应两人一组、相互操作，进行抖法的练习。

2. 准确把握"高频率、小幅度"。练习在维持高频率操作的同时保持自然呼吸，不可屏气发力。

3. 选择上肢练习单手和双手抖法，单手操作时左右抖动，双手操作时上下抖动。可结合搓法、捻法一起练习，强调手法间的衔接流畅、变换自如。

4. 选择下肢练习双手抖法，注意在不同体位下的合理操作。

5. 练习抖腰时要严格把握发力技巧和相关要领，不可用力过猛而造成损伤。同时，在自身体力不够时，亦不可勉强练习，避免损伤。

6. 在掌握常规抖法操作以后，可适当练习牵抖和拉抖法的操作。

二、振法

以指或掌在一定的部位或穴位上，做高频率、小幅度振动的手法，称为振法（图 4-45）。

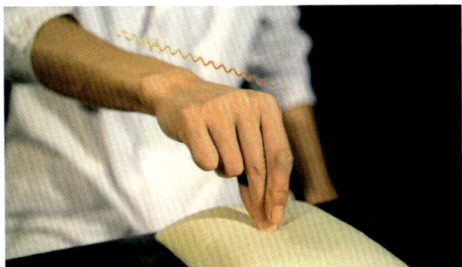
①指振法

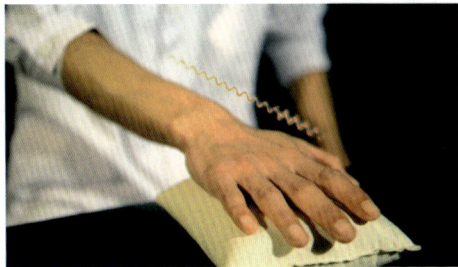
②掌振法

图 4 - 45　振法

【动作结构】

1. 以指端或掌面自然着力。

2. 前臂和手部的肌肉绷紧，做静止性发力，使指、掌在着力部位产生高频率、小幅度的振动。

【要领及注意事项】

1. 指、掌自然着力，不可用力下压。

2. 前臂静止性收缩发力，不应出现主动地按压或摆动。

3. 操作时，注意力应集中于指端、掌下，不可妄加意念。

4. 震动幅度小，频率高，每分钟650次左右。

【临床运用】

振法主要用于内科推拿，在局部会产生温热、疏松的效应。

1. **作用**　温中散寒、理气和中、消食导滞、疏肝解郁、行气活血、祛瘀镇痛。

2. **应用**　常用于治疗胃肠功能紊乱、消化不良、脘腹疼痛、中气下陷、痛经、胸胁腰背扭挫伤等疾病。临床常用的操作有2种。

（1）指振法　以中指指端为操作部位，主要用于全身各部穴位。

（2）掌振法　以掌面为操作部位，主要用于胸腹、腰背部。

【练习要点】

1. 本法操作有一定难度，应逐步练习，不可急于求成。每次练习的强度不宜太大，以免身体消耗过大而造成损伤。最好坚持推拿练功，先打好身体基础再练习本法会更好。

2. 先集中在米袋上练习，熟练后在人体上练习。

3. 练习单手用力握拳，使前臂肌肉做等长收缩，找到振动感，将振动感集中于指端或掌下，体会前臂强力静止性发力。

4. 找到振动感后开始在米袋上练习。将注意力集中于指端或掌下，先适当下压，在局部产生振动；而后逐步练习在不加压力的情况下维持振动。同时，加强呼吸的训练。先可短暂憋气找到振动感，而后练习在缓慢深长呼吸下维持振动，最后逐步过渡到自然呼吸下维持振动。

5. 在练习初期，振动的幅度较大、频率较低、维持的时间较短；随着练习的深入，应逐渐减小振动的幅度、提高频率、延长维持的时间，渐渐转为高频率小幅度长时间的振动。

6. 人体部位上的练习，可选择敏感腧穴练习指振法和掌振法，以体会其要领和效应，如指振合谷、劳宫、百会、中脘，掌振神阙等。

三、 颤法

以指、掌在一定部位做快速颤动的方法，称为颤法。

【动作结构】

1. 以指、掌在一定部位施以一定压力。
2. 前臂主动颤动发力，使指、掌在着力部位产生快速的颤动。

【要领及注意事项】

1. 在局部的压力要适度，不宜太重或太轻，以便于颤动的传导为度。
2. 前臂主动颤动发力，不同于振法的静止发力。频率在每分钟 200 ~ 300 次。
3. 注意力应集中于指端和掌下。

【临床运用】

1. 作用　消积导滞、健运脾胃。
2. 应用　用于治疗脾胃失调所致的腹胀、消化不良等症。

【练习要点】

1. 先集中在米袋上练习，熟练后在人体上练习。
2. 练习中注意体会与振法在发力方式和操作上的不同。
3. 每次练习的强度不宜太大，以免身体消耗过大而造成损伤。

项目五　叩击类手法

以手或特定的工具在体表进行有节律的叩击，使局部产生振荡感的一类手法，称为叩击类手法。常用的有拍法、击法、叩法。

一、拍法

以虚掌或拍子在体表进行拍打的手法，称为拍法。

【动作结构】

1. 五指并拢，掌指关节微屈，将掌心空出。
2. 以肘关节屈伸为主，带动腕关节的协调活动，以虚掌拍击体表。

【要领及注意事项】

1. 腕关节应充分放松，在前臂的带动下协调活动。
2. 操作中，应保持虚掌不变，平整地拍击体表，可闻及清脆的空气暴鸣声，不能出现拖抽的动作。
3. 拍击的动作要均匀、灵活、连贯、快起快落，不可在操作部位出现停顿，以免影响振荡效应。
4. 拍击的刺激量应根据受术者的体质、病情及耐受力而灵活掌握。

【临床运用】

拍法轻快柔和，是临床常用的辅助手法，适用于腰背及四肢。因其兴奋、放松作用，常用于治疗的整理结束阶段。

1. **作用**　疏经通络、行气活血、振奋阳气、缓解痉挛、消除疲乏。
2. **应用**　常配合其他手法用于治疗风湿酸痛、各种劳损、局部感觉迟钝及肌肉痉挛等症。

拍法也是常用的保健推拿手法之一，多用于腰背及四肢保健。

【练习要点】

1. 本法可在沙袋和人体上操作练习。
2. 人体上的练习可先在自己的大腿上练习，操作熟练后相互练习。
3. 重点练习腕关节的放松、平整拍打、快起快落，同时注意自然呼吸。

二、击法

以指端、掌侧、拳背及特制的工具在体表有节律的击打的手法，称为击法。

【动作结构】

1. 指端、掌侧、拳背及特制的工具自然着力于一定部位。

2. 以肘关节的屈伸为主，带动腕关节活动，进行有节律的击打。

【要领及注意事项】

1. 腕关节应充分放松，活动要连续、协调，接触面应平整，不能出现拖抽的动作。

2. 击打的动作要均匀、灵活、连贯、快起快落，不可在操作部位出现停顿，以免影响振荡效应。

3. 击打时应避开骨性突起部位。

4. 击法和拍法动作相似，不同的是拍法以虚掌拍击，击法以实体击打，击法的刺激量强于拍法。根据受术者的体质、病情及耐受力而灵活掌握其刺激量。

【临床运用】

1. **作用** 舒筋通络、调和气血、缓解痉挛、祛瘀止痛、兴奋阳气。

2. **应用** 常用本法配合治疗风湿痹痛、坐骨神经痛、软组织损伤、下肢麻木、局部陈伤劳损、感觉障碍、肌肉痉挛或头痛等症。击法也是常用的保健推拿手法，临床常用的操作有7种。

（1）指端击法 掌指关节微屈，以五指指端着力，本法多用于头顶部。

（2）掌侧击法 五指自然伸直、分开，以手掌和小指的尺侧为着力部。多用于头顶、颈项、四肢部（图4-46）。

（3）拳侧击法 手握空拳，以屈曲后的小指和小鱼际的尺侧为着力部。多用于腰背、下肢部（图4-47）。

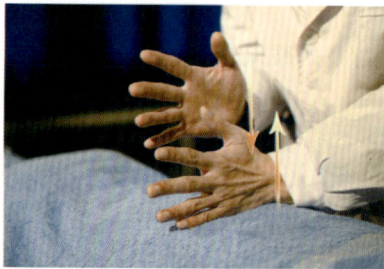

图4-46 掌侧击法

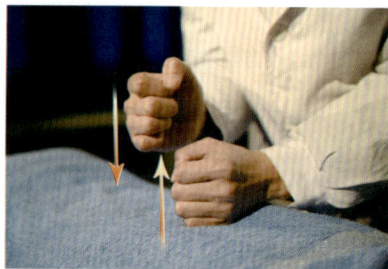

图4-47 拳侧击法

（4）拳背击法　手握空拳，以拳背为着力部，多用于腰背部（图4-48）。

（5）掌根击法　腕关节微背伸，以掌根为着力部，多用于胸背部。

（6）合掌击法　两手相合十指相对并自然分开，各掌指关节微屈，将掌心空出，用两掌及两小指的尺侧为着力部。也可将两无名指和小指相扣，以两中指的尺侧为着力部。多用于头顶和肩背部（图4-49）。

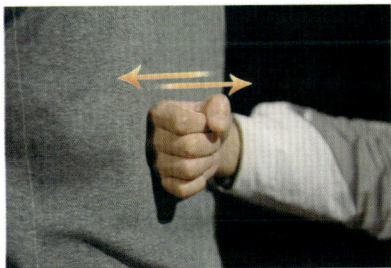

图4-48　拳背击法

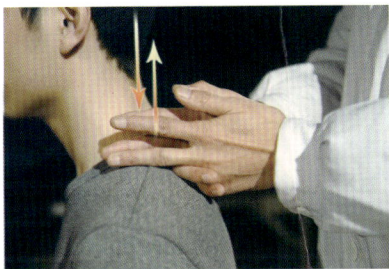

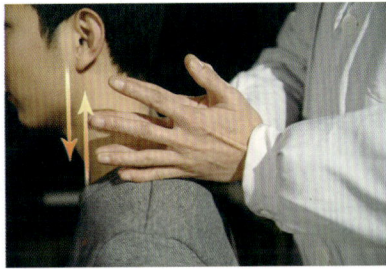

图4-49　合掌击法

（7）棒击法　用特制的棒击打体表一定部位，如桑枝棒。常用于腰背臀及四肢部。

【练习要点】

1. 本法可在沙袋和人体上操作练习。

2. 人体上的练习可先在自己的大腿上练习，操作熟练后再相互练习。

3. 相互练习时，有针对性地选择不同部位练习各种击法的操作。

4. 重点练习腕关节的放松、平整击打、快起快落，同时注意自然呼吸。

附：桑枝棒的制法

用鲜桑枝12根，长40cm，直径约0.5cm（亦可用较细的铁丝加棉花充实代桑枝），去皮阴干后，捆扎成束，用线密绕一层。然后用棉纸层层卷紧，每卷一层均要用线扎紧，手握住感觉粗细合适为度。外面再用布裹紧用线缝好，即可使用。临床使用时宜再给棒做一布套，以便外面脏后洗涤。

三、 叩法

以手指的小指侧端或空拳的尺侧在体表轻快而有节律地叩击体表的手法，称为叩法。

【动作结构】

1. 五指伸直，自然分开，或手握空拳，腕关节微背伸。

2. 前臂主动活动为主，带动腕关节活动。

3. 用小指尺侧或空拳的尺侧部进行轻快而有节律的击打。

【要领及注意事项】

1. 腕关节应充分放松，活动要连续、协调。

2. 叩击的动作应轻快灵活、均匀连贯、快起快落，可闻及清脆的空气爆鸣声。可两手交替操作。

3. 叩法与击法动作相似，但刺激量较击法轻，"轻击为叩"。

【临床运用】

1. **作用**　舒筋通脉、调和气血、醒神明目、消除疲乏。

2. **应用**　叩法多用于治疗肩背、腰骶、四肢的酸痛，困重及精神疲倦等。常用于治疗结束阶段，是常用的辅助治疗手法和保健推拿手法。

【练习要点】

1. 本法可在沙袋和人体上操作练习。

2. 人体上的练习可先在自己的大腿上练习，操作熟练后再相互练习。

3. 练习中重点体会叩法和击法在刺激量上的区别。

项目六　运动关节类手法

使关节做被动活动的手法，称为运动关节类手法。临床常用的有摇法、拔伸法、屈伸法、扳法、背法。

一、 摇法

使关节做被动环转的手法，称为摇法。

【动作结构】

1. 以两手分别固定关节的远近端或同时固定一端。

2. 以关节的近端为中心，做环转活动。

【要领及注意事项】

1. 被操作的关节应充分放松。可先用揉法、滚法、拿揉、按揉等方法在局部放松。

2. 环转的速度应缓慢，幅度可由小逐渐增大。

3. 用力平稳，要因势利导，适可而止，切忌使用暴力。

4. 环转的方向及其幅度应在被操作关节的生理许可范围内，同时要参照病理受限情况。

5. 在应用时，要诊断明确，对年老体弱者慎用。对关节畸形、习惯性脱位、关节本身有病变者一律禁用，如关节结核、肿瘤，化脓性关节炎，颈椎齿状突发育不全等。

【临床运用】

摇法从容和缓，常用于四肢关节、颈项及腰部。

1. 作用　疏经通络、缓解痉挛、滑利关节、分解粘连。

2. 应用　常用于治疗痹证、关节疼痛、屈伸不利、运动功能障碍等症。

临床常用的操作有 8 种。

（1）颈部摇法　受术者取坐位，头微前倾。术者站于侧后方，一手扶下颌，另一手托枕部，两手微向上用力，做环转活动（图 4-50）。

（2）肩部摇法　受术者取坐位，肩关节放松，术者位于其侧方，一手扶住受术者的肩关节，另一手握住腕部或托住肘关节，做顺时针或逆时针方向环转摇动。常用的有握手摇法

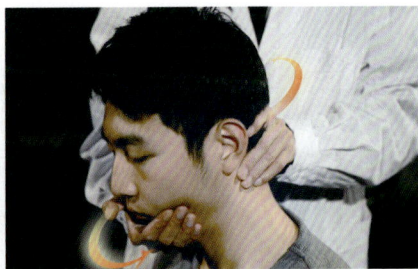

图 4-50　颈部摇法

（小幅度摇法）、托肘摇法（中等幅度摇法）、云手摇法（大幅度摇法）（图4-51）。

（3）肘部摇法　受术者屈肘约90°，术者一手托住肘后，另一手握住腕关节，做顺时针或逆时针的转动（图 4-52）。

（4）腕及掌指部摇法　一手握关节近端，一手握远端，做环转活动（图 4-53）。

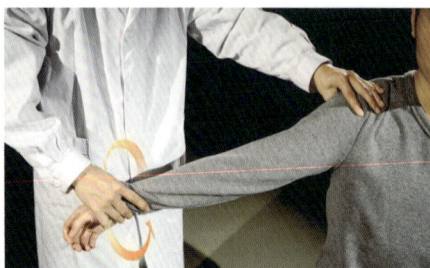
①握手摇法

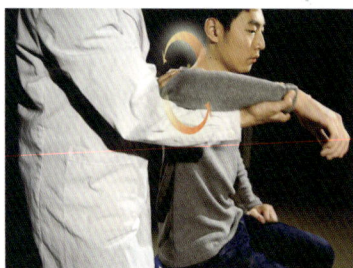
②托肘摇法

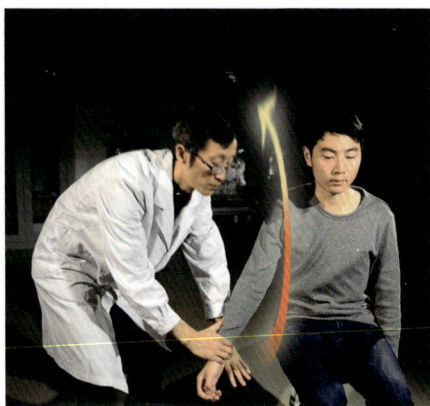
③云手摇法

图 4-51　肩部摇法

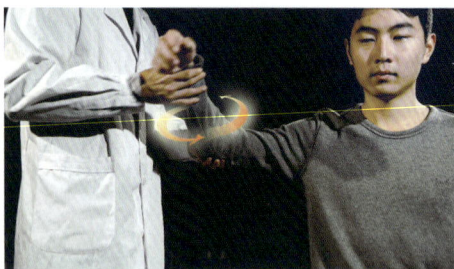
图 4-52　肘部摇法

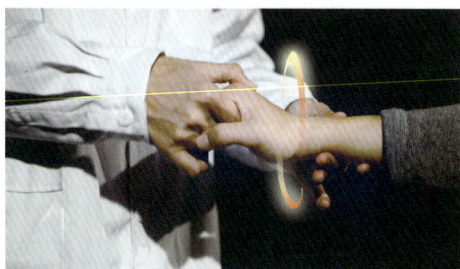
图 4-53　腕关节摇法

（5）腰部摇法

①俯卧位摇腰法：受术者取俯卧位，腰部放松，术者一手按于受术者的腰部，另一手扶住双侧下肢膝关节上方，做腰部的环转摇动（图 4-54）。

②仰卧位摇腰法：受术者取仰卧位，腰部放松，双下肢屈膝屈髋，术者一手按于受术者的膝关节下方，另一手扶住踝关节，使腰部做环转摇动（图 4-55）。

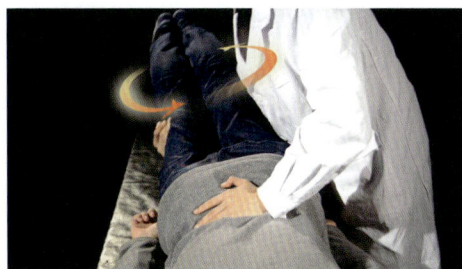

图 4-54　俯卧位摇腰法

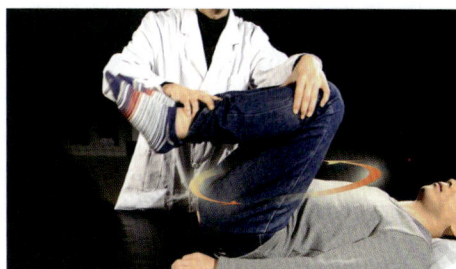

图 4-55　仰卧位摇腰法

③坐位摇腰法：受术者取站坐位，术者站于其侧后方，一手从受术者同侧腋下向前穿出，经其体前扶住对侧肩部，另一手按于受术者腰部后方不动，扶肩的手用力，带动腰部做环转摇动；亦可让助手扶住受术者双下肢膝上，术者双手经受术者体后穿腋下向前扶住两肩，双手用力，带动腰部做环转摇动（图 4-56）。

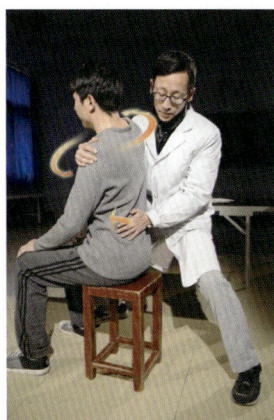
①

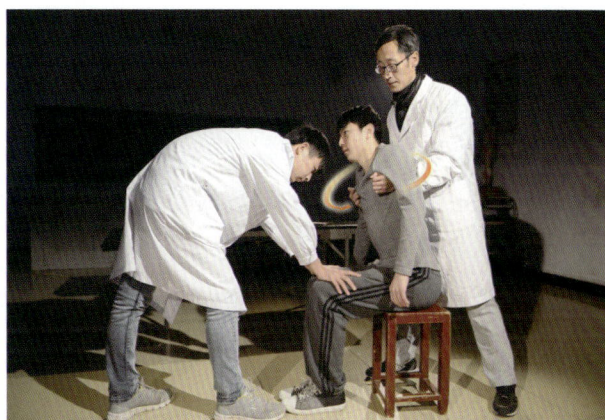
②

图 4-56　坐位摇腰法

（6）髋关节摇法　受术者取仰卧位，一侧下肢屈髋屈膝，术者位于一侧，一手托住受术者的踝部，另一手扶住膝部，做髋关节顺时针或逆时针方向的环转摇动（图 4-57）。

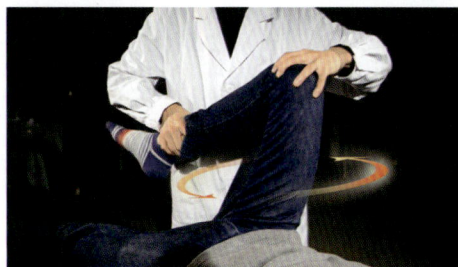

图 4-57　髋关节摇法

127

（7）膝关节摇法　受术者屈膝约 90°，术者一手扶膝关节的上方，另一手握住踝上，做膝关节的环转活动（图 4–58）。

（8）踝关节摇法　术者仰卧，下肢自然伸直，术者一手托住踝关节上方，另一手握住足掌，做踝关节的环转摇动（图 4–59）。

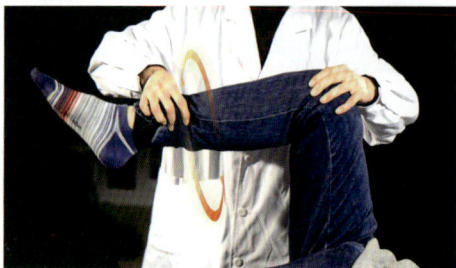

图 4–58　膝关节摇法

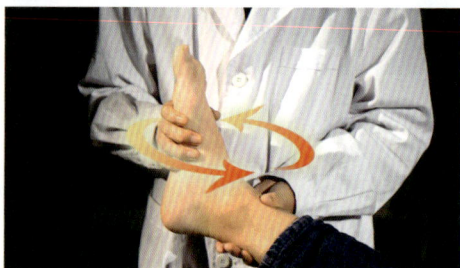

图 4–59　踝关节摇法

【练习要点】

1. 本法在人体上操作练习。可将前面所学松解类手法结合起来练习，如在练习摇法的前、后在相应关节部位运用拿揉、揉、擦等法。其他运动关节类手法也应如此练习。

2. 在自己身上做相应关节的环转活动，保持动作的从容和缓，体会摇法的活动形式及要领。

3. 两人一组相互操作练习，注意根据不同摇法的操作合理安排体位，严格把握手法要领，防止意外。

二、拔伸法

通过纵向牵拉使关节间距被动扩大的手法，称为拔伸法。

【动作结构】

1. 用手分别固定关节的远、近端，或两手同时固定关节的一端，由助手固定另一端。

2. 沿关节的纵轴缓缓牵拉，使之间距扩大。

3. 维持最大牵拉力一段时间后，缓慢撤力。

【要领及注意事项】

1. 施术前必须明确诊断，排除禁忌证。

2. 被操作关节要充分放松。

3. 拔伸的动作要平稳而柔和，用力要均匀而持续。

4. 拔伸力量由小到大，不可突然发力、猛力牵拉。

5. 拔伸的力量和时间以受术者的关节生理活动范围或耐受程度而定。

【临床运用】

拔伸法是临床常用手法，多用于脊柱及四肢关节部。临床中常使用牵引椅和牵引床等设备来替代人工手法操作。

1. 作用　舒筋活血、松解粘连、滑利关节、理筋整复、矫正畸形。

2. 应用　常用于治疗颈、腰椎疾病，四肢关节损伤而出现的功能障碍、粘连、挛缩，以及骨折、脱位、小关节错位等症。各部拔伸法操作方法如下。

（1）颈部拔伸法

①端法：受术者正坐位，头微向前倾，术者立于侧方，一手托住其下颌部，另一手托扶后枕部，嘱受术者全身放松，然后两手同时缓慢用力向上拔伸（图4-60）。

②端压法：受术者取坐位，术者站于受术者背后，以双手拇指顶住枕骨下方，应避开风池穴，其余手指托住其下颌，两前臂尺侧压住受术者两肩，两手逐渐用力向上、两前臂下压形成拔伸（图4-61）。

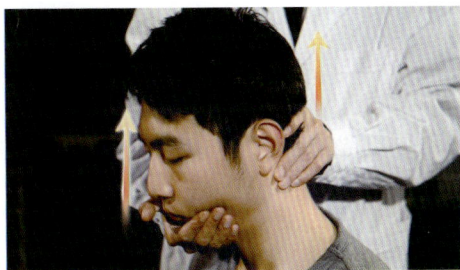

图4-60　端法

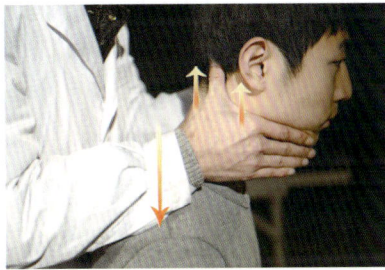

图4-61　端压法

③肘托拔伸法：受术者取低坐位，术者站于其后方，以一侧上肢肘弯托住其下颌，手扶住对侧枕部，另一手虎口朝上扶托其枕后部，嘱受术者全身放松，两手协同向上用力，缓慢拔伸（图4-62）。

④仰卧位拔伸法：受术者仰卧位，将头伸出床外；术者坐于受术者头侧，一手托住其枕部，另一手拉住其下颌，两手同时用力，缓慢向头侧牵拉，形成拔伸（图4-63）。

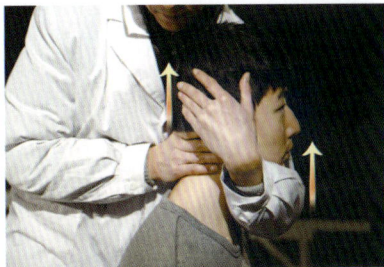

图4-62　肘托拔伸法

（2）肩关节拔伸法　受术者取坐位，术者用双手握住其腕或肘部，嘱受术者身体向另一侧倾斜，或请一助手帮助固定受术者身体，逐渐用力牵拉（图4-64）。

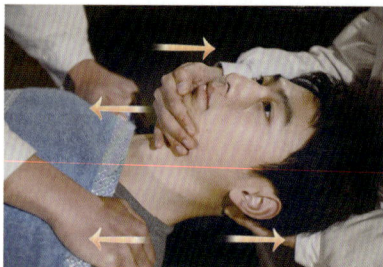

图4-63　仰卧位拔伸法

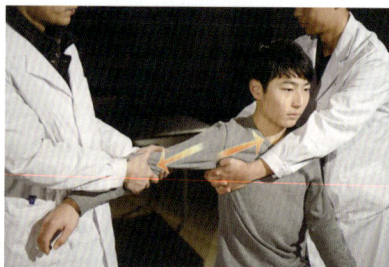

图4-64　肩关节拔伸法

（3）腕关节拔伸法　受术者取坐位，术者一手握住受术者腕关节近端，另一手握住其手掌，两手同时做相反方向用力，逐渐牵拉。也可请助手双手固定受术者腕关节近端，术者以双手握住受术者手掌大小鱼际部，逐渐用力牵拉。

（4）掌指关节及指间关节拔伸法　受术者取坐位，术者一手握住受术者关节近端，另一手捏住关节远端，两手同时做相反方向缓慢用力牵拉。

（5）踝部拔伸法　受术者取仰卧或坐位，助手固定踝关节上方，术者一手握足跟部，另一手扶足背，然后用力向相反方向牵拉。

【练习要点】

1. 本法采用两人一组相互操作练习。根据不同部位拔伸法的操作，合理安排体位。可将前面所学松解类手法结合起来练习。

2. 练习时，严格把握"缓慢、平稳、持久"等手法要领，注意力集中，自然呼吸，认真体会手下感觉。受术同学充分放松、配合手法练习。

三、屈伸法

使关节做被动屈、伸或内收、外展的方法。

【动作结构】

1. 一手固定关节近端，另一手握持关节远端，或助手固定关节近端，术者双手握持关节远端。

2. 握持关节远端的手带动关节做缓慢地屈、伸或内收、外展动作，到最大限度时停顿，维持数秒后重复上述动作。

【要领及注意事项】

1. 施术前必须明确诊断，排除禁忌证。

2. 受术关节应充分放松，可先采用揉、拿揉等法进行松解。

3. 对关节近端的控制要稳定，屈伸过程中，关节近端不宜产生活动。

4. 屈伸动作应缓慢、平稳；在屈伸最大限度要停住，不可有弹性和其他附加动作。

5. 屈伸的幅度在关节的生理许可和病理受限范围内，切忌粗暴，避免加重损伤。

【临床运用】

屈伸法也是各关节整复、合缝常用的前期手法。本法可用于自我保健，通过屈伸关节，放松软组织，消除肢体疲劳。

1. 作用　滑利关节、分解粘连、缓解痉挛、消除疲乏。

2. 应用　常用于治疗各种损伤所致关节屈伸及内收外展的活动障碍、挛缩、强直，多应用于肩、肘、膝、踝等关节。各部位屈伸法操作方法如下。

（1）肩关节屈伸法

①内收位：受术者取坐位，将受术一侧的手搭于对侧肩上使肩关节处于内收位，术者站于其后方，一手置于肩上加以固定，另一手推于肘后，使肩关节缓慢内收至最大限度并停顿。

②外展位：受术者取坐位，受术肩关节外展、屈肘，术者站于其后方，一手置于肩上加以固定，另一手经下方托住上臂远端，使肩关节缓慢外展至最大限度并停顿。

③前屈位：受术者取坐位，受术肩关节前屈，术者站于其侧后方，一手置于肩上加以固定，另一手经下方托住上臂远端，使肩关节缓慢前屈至最大限度并停顿。

④后伸位：受术者取坐位，受术肩关节后伸，术者站于其侧前方，一手置于肩上加以固定，另一手经下方托住上臂远端，使肩关节缓慢后伸至最大限度并停顿。

（2）肘关节屈伸法　术者站于受术者侧方，一手固定肘关节上方，另一手扶住前臂远端，使肘关节缓慢屈、伸至最大限度并停顿。

（3）腕关节屈伸法　术者站于受术者侧方，一手固定腕关节上方，另一手握住手掌，使腕关节缓慢屈、伸或内收、外展至最大限度并停顿。

（4）髋关节屈伸法

①屈曲位：受术者取仰卧位，受术下肢屈膝屈髋，术者一手扶住小腿，另一手推在膝前，使髋关节缓慢屈曲至最大限度并停顿。

②后伸位：受术者取俯卧位，术者一手推住髂骨后侧，另一手经膝关节上方前侧环抱大腿远端，使髋关节缓慢后伸至最大限度并停顿。或受术者取侧卧位，受术下肢在上伸髋

屈膝，术者一手推住髌骨后侧，另一手握住踝关节上方，使髋关节缓慢后伸至最大限度并停顿。

（5）膝关节屈伸法

①屈曲位：受术者取俯卧位，屈膝，术者一手固定大腿远端后方，另一手推住小腿远端前方，使膝关节缓慢屈曲至最大限度并停顿。

②伸膝位：受术者取仰卧位，伸膝，术者一手扶住小腿，另一手推在膝关节前方，缓慢伸膝至最大限度并停顿。

（6）踝关节屈伸法　一手固定踝关节上方，另一手握住脚掌，使踝关节缓慢屈、伸或内翻、外翻至最大限度并停顿。

（7）颈部屈伸法

①前屈位：受术者取坐位，向前低头，术者站于其后方，两肘置于受术者两肩上，两手推于受术者的枕部，使头缓慢前屈至最大限度并停顿。

②后伸位：受术者取坐位，向后仰头，术者站于其侧方，一手扶于颈项下段，另一手推于额前，使头缓慢后仰至最大限度并停顿。

③侧偏位：受术者取坐位，头侧屈，术者站于其后方，一手压住肩上，另一手推于头侧，使头缓慢侧屈至最大限度并停顿。

【练习要点】

1. 两人一组在人体上相互操作练习。不同关节上的练习应选择合适的体位；在练习手法的同时，要思考如何通过体位变化"借力"，使操作更轻松。

2. 受术同学放松、配合手法练习，体会手法过程中软组织的牵伸感觉和术后的放松感，及时反馈、交流。

3. 认真操作，屈伸动作缓慢、平稳，细心体会手下的阻力，准确判断关节活动的最大限度。关节活动至最大限度时的停顿，手下一定要稳。

附：掟法

掟法是以双手分别握住关节的远、近端，两臂同时用力，做相反方向上的扭转，使关节被动旋转（图4-65）。掟法具有舒筋活血、滑利关节的作用，常配合摇法、拔伸法、扳法等，用于治疗四肢关节的软组织损伤。

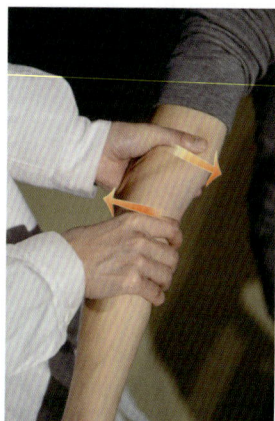

图4-65　掟法

知 识 链 接

　　拔伸法、屈伸法、扳法的部分操作，与现代康复技术中肌肉牵伸术的手法牵伸有相似之处。肌肉牵伸术是指运用外力牵伸短缩或挛缩组织并使其延长，做轻微超过组织阻力和关节活动范围内的运动，重新获得关节周围软组织的伸展性，降低肌张力，改善或恢复关节的活动范围。

四、 扳法

使关节被动屈伸或旋转到最大限度时，顺势给予一个小幅度错动的手法，称为扳法。

【动作结构】

1. 以两手分别扶住关节的远、近端，或同时固定远端。

2. 缓慢地将关节被动屈伸或旋转至最大限度，即手下明显感觉阻力较大时，给予一个快速的、小幅度的错动。

【要领及注意事项】

1. 术者沉肩、垂肘，选择稳定的裆势。

2. 被操作的关节一定要充分放松，可先在关节处使用放松类手法，必要时可先点按、弹拨，以解痉止痛。

3. 关节的被动屈伸或旋转一定要缓和、平稳，并注意手下的感觉，以准确地判断扳动的时机。

4. 扳动应幅度小、速度快、因势利导，一定要正确使用"寸劲"，不能超越关节的正常生理活动范围，更不能使用暴力，以免导致不良后果。

5. 扳法在临床应用时，一定要辨证准确。对关节、脊柱僵硬、强直、畸形，以及骨与关节结核、肿瘤等组织有病变者，一律禁用。

6. 扳法操作时可听到清脆的"弹响声"，但"弹响声"不是手法成功的唯一标志，故在临床使用时，不可追求"弹响声"，以免发生意外损伤。

【临床运用】

扳法是推拿常用手法之一，多用于脊柱及四肢关节。

1. 作用　舒筋通络、理筋整复、松解粘连、滑利关节。

2. 应用　常用于治疗脊柱小关节错缝、脊柱侧弯等生理曲度异常、软组织粘连等症。

临床各部常用操作有以下几种。

（1）颈项部扳法

①颈项部斜扳法：受术者取坐位，颈项放松，头颈微向前屈，术者位于侧后方，一手扶头枕后，一手托住下颌，两手协同动作使头做向一侧慢慢旋转，当旋转到最大限度时，两手同时用力做一个有控制的增大幅度的快速扳动（图4-66）。

②颈项部旋转定位扳法：受术者取坐位，术者位于其侧后方，用一肘托住其下颌，手扶住对侧枕部，另一手拇指按在需要扳动的颈椎棘突旁，其余四指置于对侧颈肩处。先使颈部前屈到需要的角度后，再使头向一侧做被动旋转到最大限度，做小幅度扳动，同时拇指向对侧顶推（图4-67）。

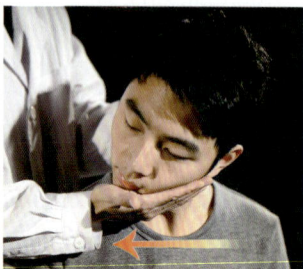

图4-66 颈项部斜扳法

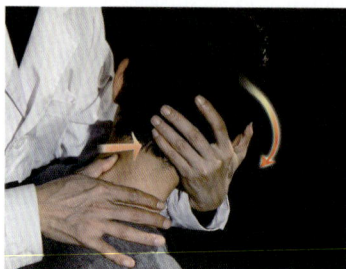

图4-67 颈项部旋转定位扳法

（2）胸背部扳法

①扩胸牵引扳法：受术者坐位，两手十指交叉相扣，置于枕后。术者立其身后，双手扶住受术者上臂部，并用一侧膝部顶住其胸椎背侧，嘱受术者配合深呼吸做俯仰动作，当后伸到一定限度时，以膝为支点，两手向后上方拉起，形成扳动（图4-68）。

②拉肩推扳复位法：受术者俯卧位，术者站于一侧，一手的拇指或掌根顶在需要扳动的胸椎棘突旁，另一手拉住对侧的肩，缓慢将肩拉起，到有明显阻力时，做一快速、有控制的扳动。

（3）腰部扳法

①腰部斜扳法：受术者侧卧位，靠近床面的下肢伸直，上面的下肢屈曲。术者面向受术者站立，以两手或两肘分别扶按受术者的肩前

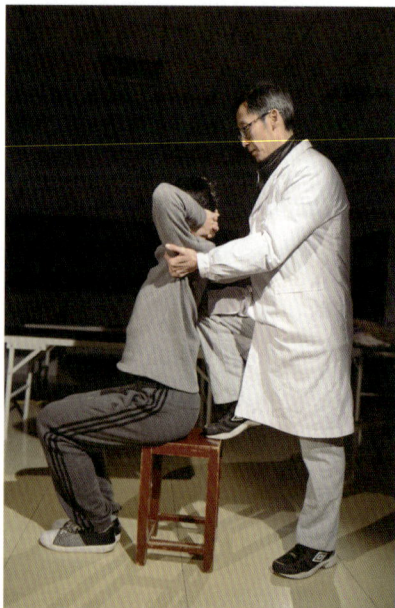

图4-68 扩胸牵引扳法

部和髋部，做相反方向的缓慢用力扳动，使腰部旋转，当旋转到最大限度时，给予一个快速的小幅度的扳动（图4-69）。

②压腰扳肩法：受术者取俯卧位，术者一手压住受术者的腰部，另一手扶住对侧肩前，使腰部旋转，当旋转到最大限度时，给予一个快速的小幅度的扳动（图4-70）。

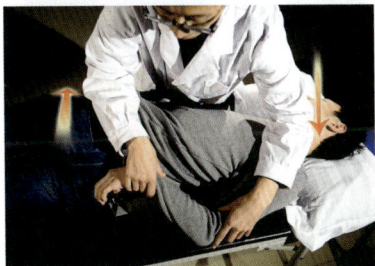

图4-69　腰部斜扳法

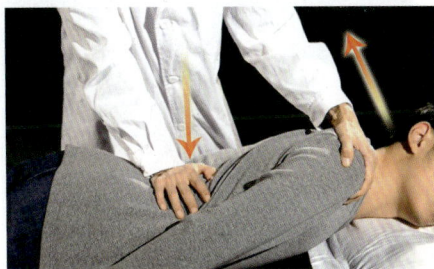

图4-70　压腰扳肩法

③压腰扳腿法：受术者取俯卧位，术者一手压住受术者的腰部，另一手经膝上外侧扶住对侧下肢，牵拉下肢使腰部旋转，当旋转到最大限度时，给予一个快速的小幅度的扳动（图4-71）。

④腰部后伸扳法：受术者取俯卧位，腰部放松，术者一手按压受术者腰骶部，另一手托住其两膝上部，缓慢向上抬起，当腰后伸到最大限度时，两手同时用力做相反方向的扳动（图4-72）。

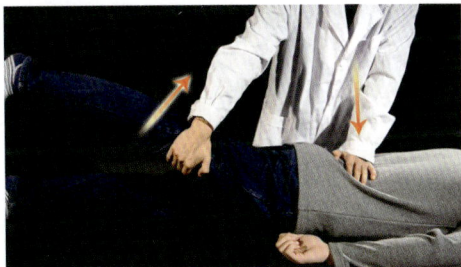

图4-71　压腰扳腿法

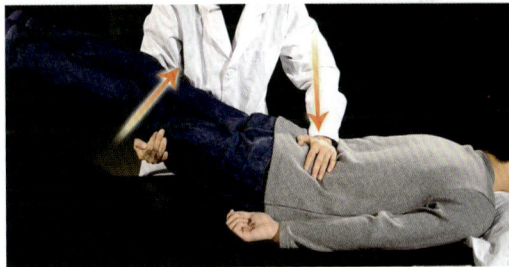

图4-72　腰部后伸扳法

⑤腰部旋转定位扳法：以右侧为例，受术者取坐位，腰部放松，助手立于受术者前侧固定左下肢，术者一手从受术者右侧腋下穿过，绕过颈前，按住对侧颈肩部，另一手拇指按于需要扳动的腰椎棘突旁。先使受术者弯腰至该棘突位于前屈弧线的顶点时，再向右侧侧弯至该棘突位于侧弯弧线的顶点，后旋转至该棘突开始活动的角度时，术者掌压左侧的颈肩部，抬肘上提同侧的肩，同时，按于棘突旁的拇指用力向对侧斜上方推顶（图4-73）。

⑥腰部直腰旋转扳法：以右侧为例，受术者取坐位，术者同向站于受术者右侧，用左侧下肢经受术者右侧下肢内侧对其加以固定，左手经体后扶于受术者左侧肩前，右手推于

受术者右侧肩关节后方，两手同时用力，使腰向左侧旋转，至最大限度时，给予一个快速的小幅度的扳动（图 4 – 74）。

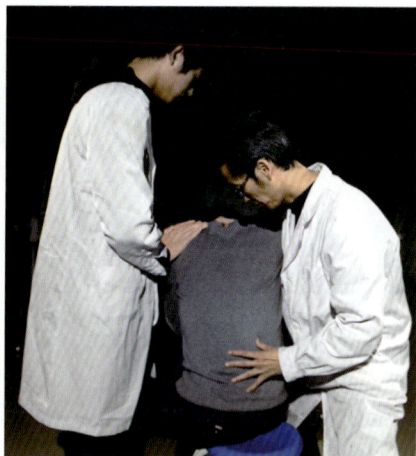

图 4 – 73　腰部旋转定位扳法

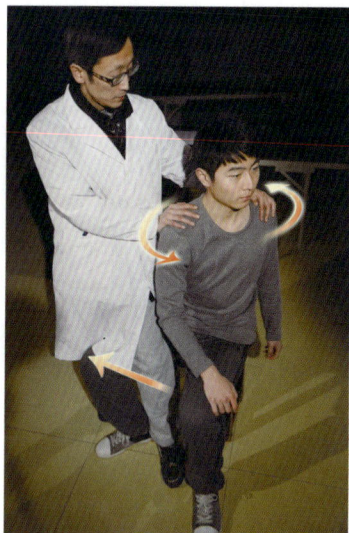

图 4 – 74　腰部直腰旋转扳法

（4）肩部扳法

①外展位扳法：受术者坐位，术者半蹲站于其侧前方，双手抱住其肩，将受术者的手搭在自己肩上，肘搁在上臂部，然后慢慢站起并同时伸展手臂将上肢抬起形成扳动。

②内收位扳法：受术者坐位，屈肘，将手置于对侧肩部，术者紧靠其背后稳住身体，一手扶肩，另一手握住其肘部做内收扳动（图 4 – 75）。

③上举位扳法：受术者坐位，术者立于其后方，一手托起其一侧上肢，经前屈或外展位向上抬起，另一手按住肩关节上方，向上逐渐拔伸，最后做扳动（图 4 – 76）。

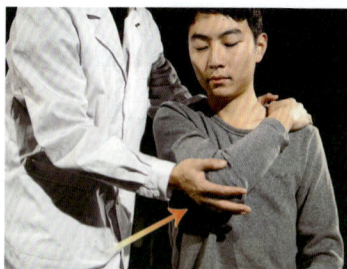

图 4 – 75　内收位扳法

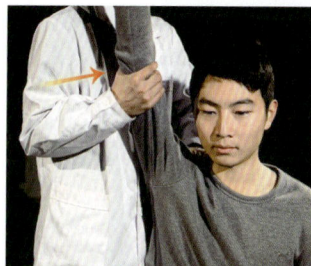

图 4 – 76　上举位扳法

④内旋位扳法：受术者坐位，将一侧上肢置于体后，术者立于其侧后方，一手固定该侧肩部，另一手握住其腕关节上方，使之屈肘，将前臂沿腰部缓慢上抬，肩关节逐渐内旋，至最大限度时做扳动（图 4 – 77）。

（5）肘关节扳法　受术者仰卧位，术者一手握住肘上部，一手握腕部，先使肘关节做缓慢的屈伸活动，再在相应的功能位上进行扳动。

（6）其他关节的扳法　腕关节、髋关节、膝关节、踝关节等的扳法均与肘关节的扳法相似，都是在屈伸和内收、外展的基础上进行相应功能位上的扳动。

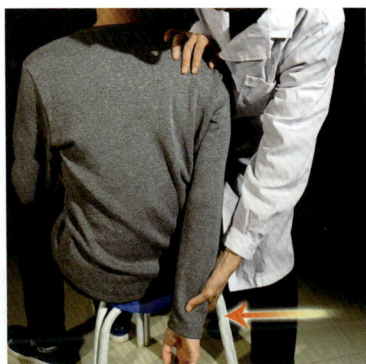

图 4 - 77　内旋位扳法

【练习要点】

1. 扳法须在老师指导之下、两人一组相互操作练习。

2. 受术者选择合适体位，全身放松，配合练习。

3. 术者注意力集中，认真体会手感，严格按要领及注意事项操作练习，慎防意外。

4. 在操作练习扳法前，对受术关节充分放松，可选择揉法、拿揉等放松手法。

5. 先轻快地活动受术关节片刻，再屈伸或旋转至最大限度。该过程应缓慢、平稳，用心感受手下阻力，判断关节被动活动的最大限度，找准扳动的时机。

6. 找到扳动的时机后，可适当短暂地停顿，再行扳动。扳动应在被动活动的基础上顺势而行，严格按照"稳、准、巧、快"进行操作，控制其幅度，不可强求"弹响声"。

7. 扳法操作完毕，应马上施以揉法、拿揉等放松手法。

8. 脊柱的旋转定位类扳法，重点练习手法外形和动作要领，不可对受术椎骨形成真正意义上的顶推，以免造成受术同学椎骨偏移。

知 识 链 接

扳法的部分操作与现代康复技术的关节松动术有相似之处。关节松动技术是治疗者在关节活动可动范围内完成的一种针对性很强的手法操作技术，属被动运动范畴。其操作速度比扳法慢，在应用时常选择关节的生理运动和附属运动作为治疗手段。

五、背法

术者与受术者背靠背站立，用双肘挽住受术者肘弯部，将其反背起来，并做抖动或左右晃动的手法，称为背法（图 4 - 78）。

【动作结构】

1. 两脚左右分开，两膝微屈，用双肘挽住受术者肘弯部。

2. 向前弯腰，将受术者缓慢背起。

3. 背起后做伸膝挺臀的动作，使受术者的腰被抖动，或左右晃动。

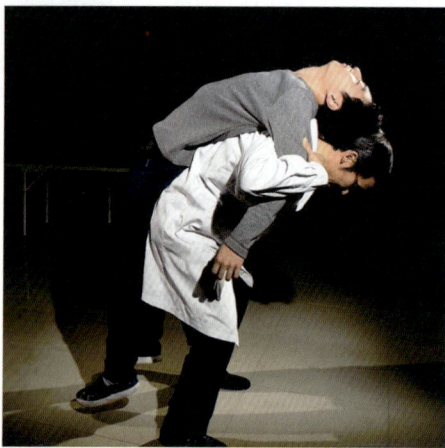

图 4 - 78 背法

【要领及注意事项】

1. 体位一定要稳，慎防跌仆。对年老体弱、高血压及冠心病受术者，不宜使用。

2. 受术者全身放松，仰躺施术者背上。

3. 伸膝挺臀的活动要协调、连贯。

4. 抖动或晃动要有节律，幅度不宜过大，速度不宜过快。

【临床运用】

背法的操作架势虽然特殊，但作用突出，综合了拔伸、摇、抖等手法作用，主要用于腰背或腰骶部。

1. 作用 缓解痉挛、松解粘连、矫正畸形、整复错缝。

2. 应用 常用于治疗腰部扭挫伤、陈旧性劳损、腰椎间盘突出症等。

【练习要点】

1. 背法应在老师指导之下，两人一组相互操作练习。

2. 受术者全身放松，配合练习，特别是背起后，应放松仰躺于施术同学背上。

3. 操作态度严肃、认真，切忌玩笑，马步一定要稳，重心始终在两脚之间，慎防跌仆。

4. 背起、放下的过程要缓慢、平稳，抖动、晃动的幅度要小。

5. 操作练习时间不宜太长。

复习思考

1. 成人推拿基本手法的分类命名原则是什么？可分为哪六大类？

2. 一指禅推法的动作要领可归纳为哪几个方面？各自内容是什么？

3. 一指禅推法有哪种常用操作形式？分别适用于什么情况？

4. 㨰法有哪几种常用操作形式？分别适用于什么部位？

5. 揉法和摩法在操作上有何异同？

6. 推法和擦法在操作和临床应用上有何异同？

7. 上肢部治疗常用的结束手法有哪些？该如何正确操作？

8. 拿法施术于腧穴用于急症时，其操作和常规操作有何区别？

9. 整复类手法在临床运用中应注意什么？

10. 常用运动关节类手法有哪几种？分别会带来关节的哪些被动活动形式？

扫一扫，知答案

扫一扫，看课件

复合类手法与其他手法

【学习目标】

1. 熟悉复合类手法的动作结构、要领及注意事项、临床应用。
2. 熟悉其他类手法的动作结构、要领及注意事项、临床应用。
3. 能进行常用复合类手法与其他类手法的操作和运用。

项目一　复合类手法

复合类手法是指两种或两种以上的手法有机地结合到一起，从而形成的一种新手法。本类手法在结构上具备多种成分，相对较复杂。操作中须将多种手法的结构及特性综合体现出来，而不是简单的"一加一等于二"，需要勤加练习、用心体会，方能真正掌握。

常见的复合类手法有按揉法、拿揉法、推摩法、扫散法、扳拿法、抹揉法、振托法等。

一、按揉法

按揉法是由按法和揉法复合而成的手法（图5-1）。

【动作结构】

1. 以指或掌自然吸附于一定部位。
2. 前臂适当用力下压，做回旋摆动，带动受术部位一起转动。

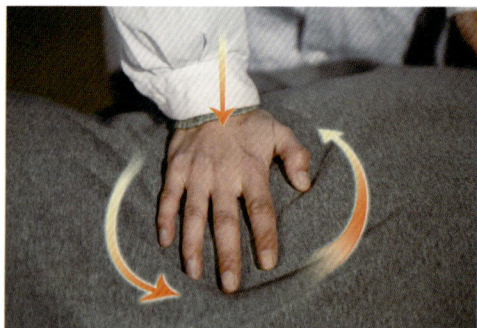

图5-1　按揉法

【要领及注意事项】

1. 整体结构应更多地具备揉法的特性。吸定，带动受术部位一起回旋转动，不可出现滑动、摩擦，转动均匀、连贯、协调、从容和缓。

2. 与单纯的揉法所不同的是，在揉动时加了一定的按压力，做到揉中有按、按中带揉，手法刚柔相济。

【临床运用】

按揉法刚柔相济，既具备按法的解痉止痛，治疗针对性强的特点，又有揉法的轻缓柔和的性质，广泛地应用于身体各部。

1. **作用**　行气活血、柔筋缓急。

2. **应用**　用于治疗各种急、慢性损伤所致的疼痛、痉挛及常见的内科病变。

掌按揉法常用于肩背、腰臀、下肢等部位的大面积的解痉放松。指按揉法用于腧穴、痛点，可结合所选腧穴的主治、功效，用于常见病的治疗。

【练习要点】

1. 本法在人体上练习，可先在自己身上选择适宜部位练习，而后两人一组相互操作练习。

2. 选择腰背部、胸腹部、大腿等面积较大的部位练习掌按揉法。在敏感腧穴上练习指按揉法，如合谷、曲池、太阳、风池、足三里等穴。

3. 注意肩、肘、腕的放松，揉动中维持稳定的压力。

二、 拿揉法

拿揉法是由拿法和揉法复合而成的手法（图5–2）。

【动作结构】

1. 拇指和其余手指指面自然对称着力。

2. 以前臂发力，带动腕关节，将受术部位回旋提起、放下，区别于拿法的"直提直放"。

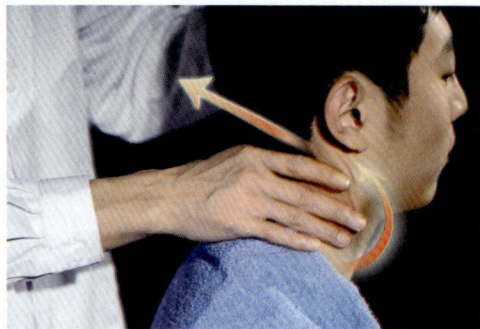

图5–2　拿揉法

【要领及注意事项】

1. 以拿为主，以揉为辅。

2. 指间关节自然伸直，不可弯曲，避免形成内扣。

3. 指面吸定，带动受术部位做回旋提放，不可出现滑动、摩擦，提放连贯协调、从容和缓。

【临床运用】

拿揉法在拿法中增加了旋转揉动，较拿法更为缓和，舒适自然，具备拿法与揉法的双重作用，主要适于颈项部、颈肩部及四肢部。

1. 作用　柔筋缓急、活血解痉。

2. 应用　用于治疗颈椎病、肩周炎、四肢疲劳酸痛等症。

拿揉法对软组织有较好的放松作用，常用于治疗各种筋伤疾病，可作为开始手法，也可作为重点手法。拿揉法也是保健按摩的常用手法。

【练习要点】

1. 本法在人体上练习，可先在自己身上选择适宜部位练习，而后两人一组相互操作练习。

2. 在自己身上可拿揉三角肌、肱二头肌、肱三头肌、股四头肌，体会手法操作要领和效应。

3. 相互操作练习，以拿揉颈项、颈肩及四肢为主，注意选择合适体位，使肌肉放松，便于手法操作。

4. 注意肩、肘、腕的放松，正确处理拿和揉的关系，体会拿揉法和拿法、揉法之间的区别。

三、 推摩法

以拇指操作一指禅推法，其余四指同时操作摩法的一种复合手法，称为推摩法（图5-3）。

【动作结构】

1. 以拇指着力于一定穴位，其余四指伸直，指面自然着力。

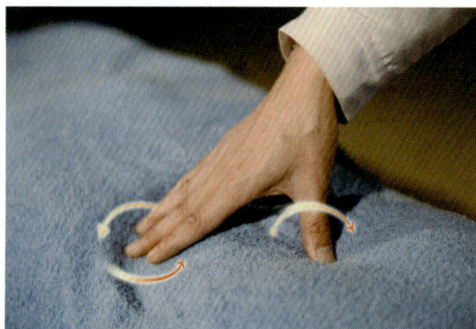

图5-3　推摩法

2. 前臂旋转摆动，带动腕关节，拇指做一指禅推法，四指同时做环形摩动。

【要领及注意事项】

1. 拇指应吸定，不可滑动、摩擦。

2. 其余四指的摩动应平稳、连贯。

3. 整个操作应自然着力，不可用力下压，动作协调、均匀。

4. 两个着力点的动作要配合协调。

【临床运用】

推摩法柔和舒适，以一指禅推法在主穴上发挥主治作用，同时又以摩法在旁侧部位上协同治疗，适用于面积较大的部位，多用于胸胁、腹部。

1. 作用　宽胸理气、疏肝解郁。

2. 应用　常用于治疗咳嗽、腹胀、胸胁满闷、月经不调。

推摩法长于调节脏腑功能，在腹部推任脉摩肾经、胃经、脾经，或在胁肋部推腋中线摩渊腋、辄筋、大包、章门等穴，用于治疗胸肺、脾胃、肝胆及月经疾病。

【练习要点】

1. 本法先在米袋上练习，而后在人体上练习。

2. 米袋和人体上的练习均采用先定点练习、后走线练习的方式。注意定点时要吸定、走线时要紧推慢移。

3. 在米袋上先练习规范的一指禅推法的操作，再以拇指吸定，将其余四指打开、伸直，继续练习一指禅推法。在此基础上逐渐变换前臂的摆动发力方式，过渡到拇指操作一指禅推法、其余四指操作摩法。

4. 人体上的相互操作，受术同学取仰卧位，定点练习推中脘，摩梁门，或推脐中、摩天枢、大横等操作；走线练习推任脉、摩胃经法。

四、　扫散法

以拇指桡侧端和其余手指指面自太阳穴经头维、耳后高骨推至风池穴的手法，称为扫散法（图5-4）。

【动作结构】

1. 一手扶对侧头部，加以固定。另一手的拇指伸直，以桡侧着力于太阳穴，其余四指并拢微屈，以指面着力于颞部发际。

2. 前臂主动活动，自太阳穴沿少阳经的走向，经头维、耳后高骨，推至风池穴。

【要领及注意事项】

1. 着力应紧贴皮肤，但不能用力下压。
2. 推动应轻快、平稳。

【临床运用】

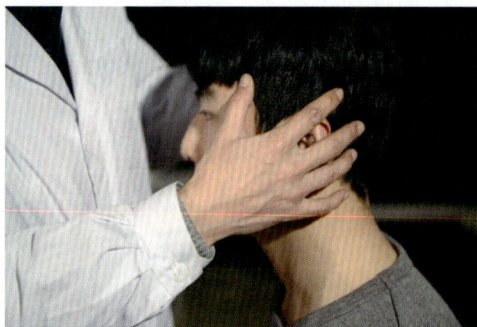

图 5-4 扫散法

扫散法轻柔缓和，一般只用于颞枕部。

1. **作用** 平肝潜阳、醒神明目、疏风解表。
2. **应用** 本法是头面部治疗和保健的常用辅助手法之一，常配合其他手法治疗头昏、头痛、高血压、神经衰弱等疾患，多用于结束阶段。

【练习要点】

1. 本法主要在人体上练习。
2. 受术同学取坐位，施术同学站于其前面，一手扶头部一侧，使头微偏于对侧，另一手进行操作练习。
3. 练习中，按手法的要领操作，注意手法的轻快、平稳。
4. 本法练习熟练以后，可与头面部的其他结束手法结合起来练习。

五、 扳拿法

以拇指与四指相对捏住肌肉，做与肌纤维方向垂直的扳动，称为扳拿法（图5-5）。

【动作结构】

1. 以拇指与四指的指面相对捏住肌肉。
2. 在捏拿的同时，腕关节向外摆动，拇指做与肌纤维方向垂直的扳拨。
3. 沿肌纤维方向，循序移动。

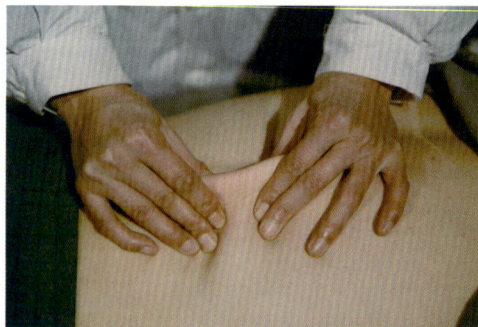

图 5-5 扳拿法

【要领及注意事项】

1. 扳拨以拇指活动为主，向外拨动。

2. 移动不离开体表，以滑动为主，操作连贯、协调。

【临床运用】

扳拿法多用于四肢的长肌和肌腱。

1. **作用**　疏经通络、解痉止痛、分解粘连。

2. **应用**　常用于治疗四肢肌肉、肌腱损伤所致的疼痛、粘连。

【练习要点】

1. 本法主要在人体上练习，先做定点练习，后沿肌肉做走线练习。

2. 在自己身上扳拿肱二头肌、肱三头肌、股四头肌。

3. 相互操作练习，受术同学取合适体位，在四肢的长肌和肌腱上进行扳拿练习。

4. 按手法要领操作，控制练习的刺激量，避免引起损伤。

六、 抹揉法

抹法沿线路经过穴位时，施以揉法，称为抹揉法。

【动作结构】

1. 以拇指或中指自然着力于一定部位。

2. 按线路操作拇指抹法或中指抹法，经过穴位时，按揉数次，再继续抹动。

【要领及注意事项】

1. 操作应连贯、流畅，衔接自然。

2. 按揉的刺激量和幅度不宜太大。

【临床运用】

抹揉法多用于头面部，以揉法进行穴位点上的操作，以抹法进行循经线上的刺激，从而实现点线面结合的效应。

1. **作用**　醒神明目、祛风止痛。

2. **应用**　常用于治疗头痛、头昏、失眠、神经衰弱等。常从印堂、沿眉弓经鱼腰到太阳，再到风池、翳风。

【练习要点】

1. 本法可先在米袋上练习，后在人体上练习。

145

2. 在米袋上分别练习抹法和揉法，选定相应的点进行揉法操作，以抹法走线串联。

3. 在人体上的练习，受术同学取仰卧位或坐位，施术同学在其头面部操作练习，从印堂、沿眉弓经鱼腰到太阳，再到风池、翳风。以抹法走线串联相应穴位，抹至每一个穴位时做揉法操作。

4. 注意练习揉穴位的定点和抹经络的走线之间的自然衔接。

七、 振托法

以手掌尺侧自下腹向上腹推托，并同时加以振动的一种手法，称为振托法（图5-6）。

【动作结构】

1. 受术者取仰卧位，屈膝。

2. 术者手指并拢，腕关节平伸，以手掌尺侧着力于受术者的下腹部。

3. 嘱受术者做腹式呼吸，呼气、腹

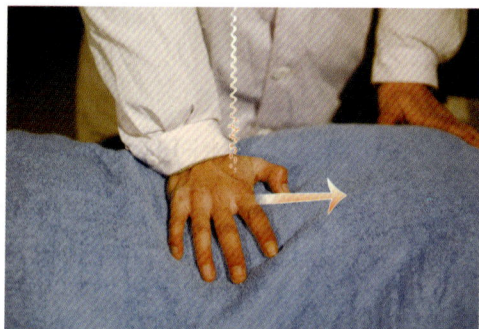

图5-6 振托法

压降低时，前臂发力，使振动集中于手掌，同时由下腹向上腹推托；受术者吸气时，放松。如此重复操作。

【要领及注意事项】

1. 以振法为主，推托动作应随受术者呼吸而动。

2. 振动不宜用力下压。

3. 本法不宜在受术者饱腹状态下操作。

【临床运用】

振托法用于腹部。

1. 作用　补中益气、升阳举陷、温肾壮阳。

2. 应用　常用于治疗胃下垂、子宫脱垂、痛经、月经不调等疾患。

【练习要点】

1. 本法分组相互在人体上练习。

2. 受术同学取合适体位，并放松、配合手法练习。

3. 可先练习振法，再维持振动随呼吸向上推托。

项目二 　其他手法

其他手法是指散在的、难以归类的手法，多为辅助类手法，包括理法、掩法、插法、托法。

一、理法

以手沿肢体由近端向远端做一松一紧节律性的握捏，称为理法（图5-7）。

【动作结构】

一手握住肢体远端，另一手拇指与其余四指及手掌相对，做一松一紧的握捏，并沿肢体由近端循序向远端移动。

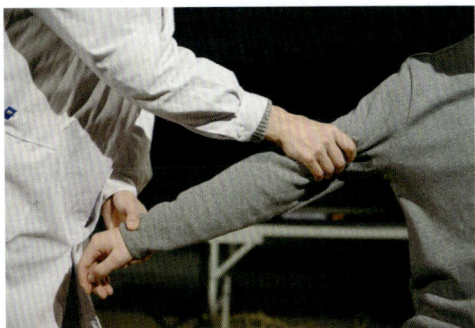

图5-7　理法

【要领及注意事项】

1. 握捏要轻快而有节律性，力量不宜太大。
2. 移动应循序而行，自然流畅，间距不可太大。

【临床运用】

1. **作用**　舒筋活血、理顺经脉。
2. **应用**　本法是推拿的辅助手法，常作为四肢部结束手法使用。

【练习要点】

1. 本法分组相互选择四肢部练习。
2. 处理好握捏和移动的关系，握捏的动作要定得下来，应在手掌放松时移动。
3. 可结合其他四肢部结束手法一起练习，如搓、抖、捻、勒等法。

二、掩法

以手掌轻轻掩盖于一定部位并停留一段时间，称为掩法。

【动作结构】

两手对搓发热，然后迅速以掌心对准并掩盖受术部位，根据治疗需要停留一段时间。

147

【要领及注意事项】

1. 掩盖于受术部位时，术者和受术者的注意力应集中于术者掌心劳宫穴。

2. 双手的对搓要快，使热量迅速产生，然后趁热快速掩盖。

3. 掩盖时，掌指要放松，不宜施加压力。

【临床运用】

掩法常用于心窝、胃脘、脐部、眼眶。本法也是常用的保健手法。

1. 作用　温经散寒、降逆止呃、镇静安神。

2. 应用　常作为辅助手法，配合其他手法用于治疗虚寒性胃痛、腹痛、呃逆、失眠等。

【练习要点】

1. 本法分组相互操作练习，可选择眼眶和腹部。

2. 练习时，受术同学放松，注意力集中，用心感受掌心的热量。

3. 施术同学对搓和掩盖的动作要快，注意力集中于劳宫穴，及时和受术同学交流手法效应。

三、 插法

以手指自肩胛骨内缘插入肩胛骨与胸壁间的方法，称为插法（图5－8）。

【动作结构】

以一手扶同侧的肩，另一手四指并拢，以四指指端自肩胛骨内缘插入肩胛骨与胸壁间 6～10cm，停留 1～2 分钟。可重复 3～5 次。

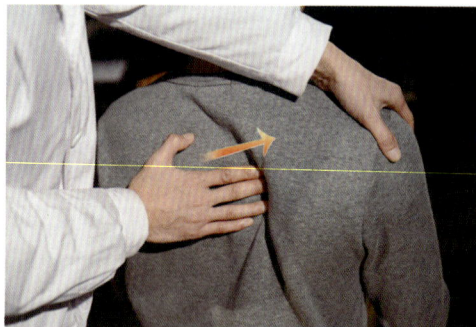

图5－8　插法

【要领及注意事项】

1. 插入的动作应缓和，进出的动作不宜太快。

2. 受术者上身正直，不宜前俯，背部充分放松。

3. 受术者宜空腹，饱餐后不宜使用此法。

【临床运用】

1. **作用** 升阳举陷。
2. **应用** 插法主要用于治疗胃下垂，常与托法一起使用。

【练习要点】

1. 本法分组相互操作练习。
2. 练习的体位要得当，受术同学呼吸自然，背部充分放松，配合练习。
3. 施术同学严格按照要领及注意事项练习，两手动作要协调。
4. 控制练习量，重复次数不宜太多。

四、托法

用并拢的四指指面和小鱼际在腹部由下而上的推托，称为托法（图5-9）。

【动作结构】

1. 受术者仰卧，屈膝，腹部放松。
2. 术者四指并拢，以指面和小鱼际着力。
3. 嘱受术者深呼吸，呼气时向上推托，吸气时停止推托并深按片刻，下次呼气时再向上推托一段距离，依次行进。

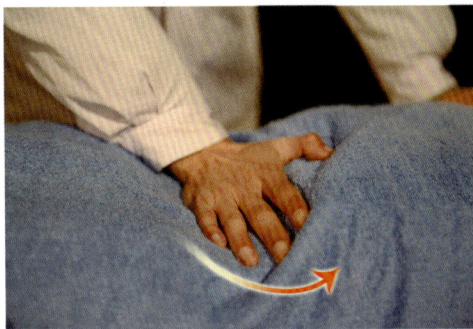

图5-9 托法

【要领及注意事项】

1. 推托应缓慢，随呼吸而行。
2. 宜空腹行手法，对胃的体表投影应准确把握。

【临床运用】

1. **作用** 升阳举陷。
2. **应用** 主要用于治疗胃下垂，常与插法同用。

【练习要点】

1. 本法分组相互操作练习。
2. 练习的体位要得当，受术同学呼吸自然，腹部充分放松，配合练习。

3. 施术同学严格按照要领及注意事项练习，控制练习量，重复次数不宜太多。

复习思考

1. 复合手法有什么特点？

2. 按揉法具有什么特点？有何临床运用？

3. 推摩法是由哪两个手法复合而成的？主要用于什么部位？

4. 扫散法有何运用特点？

扫一扫，知答案

扫一扫，看课件

模 块 六

手法操作和应用练习

【学习目标】

1. 掌握人体各部位常用手法的操作方法和基本作用。
2. 能进行各个手法的沙袋和人体各部位上的正确练习。
3. 能进行人体各部位的常用手法的组合和运用。

要掌握熟练的手法操作技巧、具备手法临床运用的能力，必须进行认真刻苦的手法练习。尤其对某些动作结构复杂、操作技巧难度较大的手法，如一指禅推法、滚法、振法等，更需长期反复的练习，直至娴熟，才能在临床上发挥治疗作用。手法练习是走向临床手法应用的一个必不可少的阶段。手法练习一般可分为两个阶段：沙袋练习和人体练习。人体练习又分为单式手法练习和组合手法练习。

项目一　沙袋上手法操作练习

在沙袋上进行手法的基本动作练习，是初学者必须首先进行的基本功训练。除关节被动运动手法外，几乎所有手法都要先在沙袋上进行练习。

一、沙袋的制作

用棉布制一长约26cm、宽16cm的布袋，内装黄沙或大米，以大米为佳，可掺入适量碎海绵，使其具有弹性。将袋口缝合，并根据练习的程度进行合适的绑扎，开始练习时袋可扎得紧一些，便于着力，以后逐渐放松。外面再套一干净布袋，便于洗涤、更换。

二、手法练习

（一）练习方法

沙袋上的手法练习以一指禅推法、㨰法、大鱼际揉法、振法、推法、摩法为主。练习姿势可采取坐位或站位，一指禅推法、大鱼际揉法、振法、推法、摩法的练习多用坐位，㨰法的练习多采用站位。操作时，必须按照每种手法的动作结构，从预备姿势到动作姿势，包括力点的位置、各运动关节的角度、摆动幅度与频率，以及操作要领与全身配合的姿势、呼吸、意念等各个环节，在老师正确指导下进行规范化的严格训练。

1. **动作要准确** 手法的沙袋练习，一开始在于训练手法的动作技巧、要领及常规注意事项。同时训练指力、腕力及各关节的灵活性。也就是主要的精力应放在"动作是否正确"这一环节上，不要急于加力。因为在动作不正确的情况下，一味地加重手法的压力，会引起术手肌肉的僵硬而有碍于正确动作姿势的获得，而且有发生关节、韧带损伤的可能性。练习中，应结合所掌握的手法理论知识，进行对照、检查，及时纠正，同时通过练习又加强对理论知识的理解。

2. **强度训练** 手法的练习应潜心静气、循序渐进，切忌浮躁。待掌握手法的动作要领、能正确操作后，才逐渐加长每次手法练习的操作时间，并增加操作的力度。每种手法的练习应定时、定型，既可对各个动作要领加以细心体会并掌握，又可有针对性地锻炼操作的持续性和耐久性，提高对手法的驾驭能力。

3. **交替练习** 要注意左、右手交替练习，使双手都能够熟练掌握各种手法的操作技能。一指禅推法在单手练习后，还要进行双手同步操作的训练。

（二）练习要求

1. **定点操作技能** 沙袋练习的初级阶段，一般先练各种手法的定点操作技能，即所谓手法的"定力"和"吸定"功夫。因为手法的"定力"是手法质量的主要标准之一，是临床取得治疗效果的重要因素，练习时要特别予以重视。

2. **走线操作技能** 练习时，可沿着沙袋的纵轴线，由上而下、由下而上，往返地、边操作边缓慢地做直线移动。

这两种技能的训练，可为以后在人体进行"推穴位、走经络"的操作技术打好基础。

经过一段时间的练习，基本掌握了手法的动作要领，并具备相应的各方面能力后，才能转入人体上操作练习。

项目二 人体各部位手法操作和应用练习

人体上的手法操作和应用练习是为临床手法应用打基础的阶段，应根据临床一般操作常规，在人体各部有针对性地练习手法的操作和应用，培养综合素质。

人体练习以提高手法的操作和应用能力为首要目标。不但要强调单式手法的要领，而且要重视双手协调动作和多种手法配合应用的练习，能在不同部位上正确操作各种手法，并能将多种手法融为一体，变化衔接自然流畅。

其次，对"手感"的培养也是一个重要的内容。练习中，应结合所学的解剖知识，细心体会各骨性标志、肌肉、肌腱、神经、血管等结构的位置、形态在手下的感觉，特别是在手法刺激下各种组织的张力、弹性的变化。便于将来临床中，能根据"手感"正确选用手法和判断手法的效果，真正做到"以手扪之，自悉其情"。

另外，对一些常规事项的练习也不容忽视，如体位的选择、语言的交流等也是人体练习中应加以重视的。

手法的人体练习是有着多种培养目标的综合练习，应本着"实战"的观念，先易后难、循序渐进、刻苦训练，为临床手法运用打下坚实的基础。

一、 人体各部位单式手法操作和应用练习

在不同的部位练习适用的单式手法，重点练习手法的动作要领，同时练习对刺激量、速度、幅度、时间等要素的判断及把握。强调定手法、定部位、定线路、定时间的练习，可先练习单手操作，后练习双手操作。最终能根据不同的部位选择适宜的手法，并能正确操作。

（一）头面部

1. 一指禅推法 受术者取仰卧位，术者坐于头侧。沿下列线路练习偏峰推：从印堂推至神庭，或自攒竹经阳白、太阳推至头维，或自一侧睛明沿上眼眶向外，随后沿下眼眶向内到目内眦推至对侧睛明穴，呈"∞"字环绕眼眶推动，或自睛明推至迎香，随后经地仓向上到下关，再向下至颊车，推向人中穴，环唇推至承浆穴。要求紧推慢移，不可有拖动感。

过穴位时，可在穴位上定点练习指峰推、指面推，要求上肢各关节放松，摆动均匀、连贯，充分吸定，防止滑移，有足够的深透性，但不可用力下压。

2. 揉法

（1）揉眉弓 受术者取仰卧位，术者以双手食、中指或拇指螺纹面着力，自攒竹穴沿眉弓向两侧揉至太阳穴，反复操作5~10次。

（2）揉前额 受术者取仰卧位或坐位，术者一手扶住其头部，另一手以大鱼际着力在前额部揉动，操作1~2分钟。

（3）揉睛明穴 受术者取仰卧位，术者位于其头端，用双手中指或食指螺纹面着力勾揉睛明穴30~50次。如受术者取坐位，术者可立于其前方，以两手拇指指腹着力按揉睛

明穴，也可用单手拇指、食指螺纹面拿揉睛明穴。

（4）揉太阳穴　受术者取仰卧位或坐位，取仰卧位时术者位于受术者头端，取坐位时位于受术者前方或后方。术者以拇、食、中指或食、中、无名指螺纹面着力，在两侧太阳穴同时揉动 1~3 分钟。

（5）揉面部腧穴　受术者取仰卧位，术者位于受术者头端，用双手拇指或中指螺纹面着力做按揉法操作，依次为睛明、迎香、人中、地仓、大迎、颊车、下关、听宫、太阳等。每穴操作 20 秒。

（6）揉耳部　受术者取仰卧位或坐位，取仰卧位时术者位于受术者头端，取坐位时术者位于受术者前方或后方。术者用拇指指腹和屈曲食指桡侧着力，从受术者耳垂至耳尖揉捏 5~10 遍。结束时用拇指指腹和屈曲食指桡侧着力向外下方轻拉耳垂 5~10 遍。

要求吸定、带动受术部位旋转，手法从容和缓，幅度由小逐渐增大。

3. **摩法**　在面颊部练习指摩法，可以是两指摩或三指摩，由前正中线打小圈到两侧，双手同时操作。要求摩动轻快灵活、平稳着实。

4. **按压法、点法**

（1）点腧穴　在头面部腧穴上练习点法、按法，如睛明、攒竹、印堂、神庭、百会、风池、太阳、迎香、下关、颊车、听宫、听会、耳门等。注意手法的力度要合适，既要有酸胀感，又不能太过。

（2）压三经法　受术者取仰卧位，术者位于其头端，以双手拇指螺纹面为着力点，先从其印堂穴密集按压至神庭穴，也可按压至百会穴，再用两手拇指同时从其两侧鱼腰穴密集按压至头维穴，反复操作 20~50 次。

（3）按压眉弓　受术者取仰卧位，术者位于其头侧，用双手拇指外的四个手指螺纹面着力，从攒竹穴分别沿眉弓向两边按压，力量不可过大，反复操作 3~5 次。

（4）头部对压　受术者取坐位，术者位于受术者后方，两手掌分别按压于受术者两颞部，相对按压半分钟，力量不可过大。

5. **抹法**

（1）分抹前额　受术者取仰卧位或坐位，术者用双手拇指从其额部正中，向头两侧分抹，其余四指固定头侧。仰卧位时也可用双手大鱼际着力，反复操作 5~8 次。要求抹动平稳、着实、缓和。

（2）抹眼球　受术者取仰卧位，闭目，术者位于其头端，用双手拇指指腹着力，自目内眦经眼睑抹至太阳穴，手法要求轻快、柔和，反复操作 30~50 次。

（3）分抹眼眶　受术者取仰卧位，术者位于受术者头端，用两手食、中、无名指螺纹面或拇指螺纹面着力，分别从睛明穴开始，沿眶上缘分抹至瞳子髎穴，并可再做轻轻揉摩，反复操作 5~10 次；再分别从目内眦开始，沿眶下缘分抹至瞳子髎穴，并可再做轻轻揉摩，反复操作 5～10 次。

（4）勾抹两颞　受术者取坐位，术者立于其身后，双手张开，拇指在后抵在其枕骨两侧，余四指自然屈曲，以双手食指桡侧着力，在太阳穴上回旋抹揉 3～5 次，再逐渐向上方沿少阳经做弧线推抹。

6. **扫散法**　在头颞部练习扫散法，用大拇指或其他四指的指峰或偏峰自太阳穴经头维、耳后高骨向后推至风池穴。要求操作轻而不浮，平稳着实，不可重滞。

7. **推法**　推前额：受术者取坐位或仰卧位，术者位于其前方或头端。受术者坐位时，术者一手固定其头部，另一手拇指螺纹面从印堂穴至前发际直推，其余四指固定在颞部；若受术者取仰卧位，可用双手拇指螺纹面从印堂穴至前发际交替直推，其余双手四指固定于颞部。反复操作 10～20 遍。

8. **叩击法**

（1）指腹叩前额　受术者取仰卧位或坐位，术者位于其头端或头侧后方，用食、中、无名指和小指指腹轻轻叩击，先自眉间叩向前发际，再分别从左右叩向前发际，多用单手操作，操作约 2 分钟。

（2）合掌叩前额　受术者取仰卧位，术者位于其头端，两手交叉相合，以下方手背为着力点轻叩前额部，叩击时可击出清脆响声。反复操作 10～20 次。

（3）叩击头部　受术者取坐位或卧位，术者用四指指腹或小指桡侧轻快叩击受术者头部 2～3 分钟。

9. **振法**

（1）指振前额　受术者取仰卧位，术者位于受术者头右侧，左手掌轻按于受术者额部，虎口下方对准印堂穴，并用虎口夹住右手中指末节，中指指腹着力，然后右手中指振动，同时左手缓慢地向前发际移动，反复操作 3～5 遍。

（2）振耳　受术者取仰卧位或坐位，取仰卧位时术者位于受术者头端，取坐位时术者位于受术者前方或后方，术者用两手掌分别按于受术者两耳孔或将受术者耳郭自后向前压倒堵住耳孔，然后做有节律地快速按抖半分钟，耳中可感觉嗡鸣声，然后松开。可反复操作 2～3 遍。也可用食指或中指分别塞入受术者耳孔，松紧适度，然后做振法 1 分钟左右，操作完两手快速拔出，反复 2～3 遍。

10. **拿五经**　受术者取仰卧位或坐位，取仰卧位时术者位于受术者头端，取坐位时位于受术者后方。术者以五指拿头顶督脉和两旁的足太阳、足少阳分布区，自前发际经头顶向后拿至枕部，止于两侧风池穴，反复操作 5～8 遍。

11. **梳法**　受术者取坐位，术者位于受术者前方，术者五指屈曲自然分开，指峰着力，从前向后两手同时或交替轻快地梳擦，反复操作 20～30 遍。此法受术者在俯卧位和侧卧位也可进行。

12. **搔法** 受术者取仰卧位或坐位，术者五指屈曲并自然分开，指腹着力，手指插入受术者发中触及皮肤，然后进行轻快地抓挠。操作 3～5 分钟。

13. **擦法** 受术者取仰卧位或坐位，取仰卧位时术者位于受术者头端，取坐位时位于受术者前方，术者用一手固定受术者头部，另一手五指屈曲并自然分开，指腹着力，腕部快速摆动做擦法。也可用大鱼际进行操作。操作 3～5 分钟。

14. **提法** 受术者取坐位或卧位，术者掌心向下四指屈曲略分开插入受术者发中，以指间隙夹住发根后向上提拉 2 次，不可过于用力。在两颞侧操作时用力要小一些。

（二）颈项部

1. 一指禅推法

（1）一指禅推项韧带 受术者取坐位，术者位于受术者后方。术者一手固定受术者头部，另一手从受术者风府穴用一指禅推法向下推至大椎穴，反复操作 5～7 遍，要求平稳灵活、着实深透，紧推慢移，不可有拖动感。

（2）一指禅推项肌 受术者取坐位，术者位于受术者后方。术者一手固定受术者头部，另一手从受术者一侧风池穴用一指禅推法向下推至同侧肩井穴，同法操作另一侧，反复操作 5～7 遍。

2. 擦法 受术者取坐位，术者位于受术者侧后方，一手扶住受术者头部，另一手用小鱼际擦法从一侧肩部向上滚至风池穴，左右相同，再从后方正中颈根部滚至风府穴，反复操作 5～8 遍。左颈部用右手操作，右颈部用左手操作。

3. 拿法、揉法、按法

（1）拿揉风池 受术者取坐位，术者位于受术者后方，一手扶住受术者头前部，另一手拇、食、中指指腹着力，拿揉风池 3～5 分钟。

（2）按揉风池 受术者取坐位，术者位于受术者后方，一手扶住受术者头前部，另一手拇指按于一侧风池穴，由轻到重按揉 2～3 分钟。

（3）勾揉风池 受术者取仰卧位，术者位于受术者头端，用微屈的两手食指或中指指腹着力，勾揉风池穴 2～3 分钟。

（4）拿揉颈项 受术者取坐位，术者位于受术者后方，术者一手固定受术者头部，另一手拇指和食、中、无名指指腹着力，从受术者风池穴向下拿揉至项根，反复操作 10～20 遍。

（5）拿颈项 受术者取坐位，术者位于受术者后方，术者一手固定受术者头部，另一手拇指与其余四指分置于颈部两侧，从风池穴向下缓慢将颈部肌肉提拿至肩中俞，反复操作 10～20 遍。

（6）拿肩井 受术者取坐位，术者位于受术者后方，以双手食、中、无名指着力于肩井穴，与掌根相对用力拿肩井 3～5 分钟。

4. 推法

（1）推桥弓　受术者取仰卧位或坐位，取仰卧位时术者位于受术者头端，取坐位时位于受术者后方，用一手固定受术者头部，另一手拇指指腹或大鱼际着力，从翳风穴向下推向缺盆穴，左右相同，反复操作 10～20 遍。

（2）项后分推　受术者取坐位，术者位于受术者后方，用双手拇指及大鱼际着力，从颈椎棘突向两侧分推 20～30 次。

（3）鱼际轮推　受术者取坐位，术者位于受术者前方，两手自然屈曲，以两手小鱼际分别按在受术者两耳根下，然后内旋前臂，转为大鱼际着力向下推至锁骨上窝，反复操作 8～18 次。

5. 捏法　受术者取坐位，术者位于受术者后方，术者用拇指和其余四指指腹着力，将一侧斜方肌捏起，自风池穴捏至肩中俞，反复操作 5～8 遍。

6. 挤法　受术者取俯卧位或坐位，术者位于受术者前方或后方，两手四指交扣夹住颈部肌肉，掌根着力，从风池向下合挤至项根 3～5 遍。亦可用两拇指从两侧合挤。

7. 拨法　受术者取坐位，术者位于受术者侧后方。一手固定其头部，另一手拇指指端着力于一侧颈肌外缘或项韧带旁，自上而下缓慢拨动，用力要深沉适中。反复操作 3～5 遍。

8. 摇法　受术者取坐位，术者位于受术者后方，术者一手扶住受术者头后枕部，一手托住其下颌，头微前倾，左右各被动环旋活动 3 次。要求摇动从容和缓，因势利导。

9. 扳法　受术者取坐位，术者位于受术者后方，术者在老师的指导下进行颈项部的斜扳、旋转定位扳的操作练习。要求严格按规范操作，必须是在有老师在场指导的前提下进行练习，每侧只能扳动 1 次。

（三）上肢部

1. 擦法　受术者取坐位，术者站于侧方。在肩关节、肘关节周围或沿上肢部相应肌肉走向练习小鱼际擦法，可配合相应关节的各方向上的活动，要求两手配合协调。

2. 一指禅推法

（1）指峰推　选择上肢部腧穴，如肩内陵、肩贞、曲池、曲泽、手三里、内关、合谷等进行练习。

（2）肩部蝴蝶双飞　受术者取坐位，术者立于侧方，将一脚踏于受术者坐凳边，使受术者肘部放于抬起的大腿上，然后术者以双手做一指禅推法，在肩前后相对操作 2～3 分钟。

3. 按法、点法、揉法

（1）点按腧穴　以指端点按上肢部腧穴，如曲池、曲泽、手三里、内关、外关、合谷等，以酸胀感为度。可配合揉法。

（2）对揉肩关节　受术者暴露肩部，侧卧位，术者位于受术者背后。或受术者坐位，术者立于侧方，将一脚踏于受术者坐凳边，使受术者肘部放于抬起的大腿上，然后术者以双手掌分别置于受术者肩关节前后，呈抱揉式反复对揉 3~5 分钟。

（3）按揉肩四穴　受术者取坐位或侧卧位。术者位于其侧方或背后，以拇指螺纹面着力，点揉肩前、肩髃、臂臑、肩贞四穴，每穴按揉半分钟。

（4）动肘按曲池　受术者取仰卧位或坐位。术者位于侧方，一手握肘部，拇指按于曲池穴固定不动；另一手握腕部，做连续屈伸 10~20 次。此法利用前臂的屈伸动作使曲池穴得到滑动按压，以加强曲池的得气感，既省力又可活动肘关节。

（5）双手压肩　受术者取坐位，术者位于受术者背后，双手分别按于两肩上部，嘱受术者做呼吸动作，吸气时两肩上耸，术者不用力，待受术者呼气时做迅速下压动作，反复操作 5~10 次。

4. 拨法

（1）拨上肢　沿上肢部的肌肉、肌腱、韧带的走向练习拨法，可配合推法加以理顺。定点拨上肢的腧穴，以酸胀为度，不可使用暴力。

（2）指拨极泉　受术者取坐位或卧位。术者位于侧方，一手拉肘部，另一手以中指或食指螺纹面着力，在腋窝极泉穴做由内向外拨动臂丛神经 3~5 次。部位选准后，宜用腕力带动手指轻微拨动，忌用手指粗暴勾拉，以免损伤神经血管。拨动准确时，受术者应有触电样感觉放射到手指。

5. 拿法

受术者取坐位，术者一手握前臂并上举，一手提拿上肢部的肌肉，如三角肌、肱二头肌、肱三头肌、前臂肌群，有节奏地操作 2~5 分钟，可配合揉法，要求从容和缓，避免滑动。对称挤拿内关、外关、合谷等穴位，以酸胀感为度。

6. 搓法

受术者取坐位，术者立于侧方，先练习两手抱搓肩关节，再练习往返搓上臂，使肩及上臂有明显的放松感。后重点练习由肩到腕的自上而下搓上肢，要求快速搓揉、缓慢移动，可配合抖上肢、捻手指等手法加以练习。

7. 抖法

双手握腕关节抖上肢，要求抖动幅度小、连贯，能沿上肢传动，不可施加过大的牵拉力量。还可配合拔伸法练习肩关节的拉抖法，要求牵拉力持久、平稳，抖动连续不断，两手配合协调。

8. 摇法

（1）摇上肢　练习肩、肘、腕及掌指关节的摇法，重点是肩关节的三种幅度摇法，特别是云手摇法。要求摇动缓和、平稳、均匀，幅度由小逐渐增大，两手配合协调。

（2）抖摇上肢　受术者取坐位或仰卧位，术者位于侧方，双手握住腕关节上端，两拇指并按于腕上背侧，然后将上肢边抖边摇，环摇幅度由小渐大，反复操作 2~3 遍。

9. 击法

（1）掌根对击肩部　受术者取坐位或侧卧位。术者立于侧方或头端，以双手掌根部着力，对击肩关节前后 10～20 次。对击时腕关节要放松，使掌根起落富有弹性。

（2）击掌面　受术者取坐位或仰卧位，术者立于侧方。一手握腕部，并将其上肢抬高约 120°，肘关节伸直，腕关节背伸，手指伸直略分开。术者将另一手五指与受术者手五指交叉相握以掌根击受术者手心 3～5 次。

（3）劈指缝　受术者取坐位或仰卧位。术者立于侧方，一手握腕部，将其腕关节略背伸，指端朝上，五指伸直分开。术者另一手以平掌的小指侧为着力点，依序劈五指间隙部 3～5 遍。

10. 理法

（1）理臂肌　受术者取坐位或仰卧位。术者位于侧方，一手握腕部，使肘关节微屈，上臂抬高约 60°；另一手以拿法将上肢肌肉逐块拿住后，做一捏一松移动操作。可将上肢分为内、外、后三条线，由上而下依次操作。此法也可两手分置于上肢内外侧，同时或交替操作。

（2）理五指　受术者取坐位或卧位，术者一手托腕部，另一手以拇指螺纹面与食指桡侧面握住手指根部，捏而即松，松而即移，移而再捏，直至指端。五指依次理之。

11. 抹法　
受术者取坐位或仰卧位。术者位于侧方，一手握腕部，将其肘关节伸直；另一手五指微屈，以平掌抹法反复做同向抹动。在屈侧做向心性抹动，伸侧做离心性抹动者为补；反之为泻；屈、伸侧均为同向抹动者，为平补平泻。屈、伸侧各抹 20～30 次。

（四）胸腹部

1. 一指禅推法　受术者取仰卧位，术者站于一侧。练习指面推的操作。沿任脉的走向往返推动，过腧穴时加以定点推动的练习，如膻中、上脘、中脘、天枢、气海等穴。还可沿肋间隙的走向，由内向外循序而下。

2. 摩法　主要练习指摩、掌摩和鱼际摩。要求摩动平稳着实、均匀连贯，顺、逆时针方向均要练习。

（1）摩胸中线　受术者取仰卧位，术者位于受术者右侧，以单手掌面横放于受术者胸骨柄上部，并以大小鱼际与掌根部着力为主，自上而下旋摩各 50～100 次。

（2）双掌摩腹　受术者取仰卧位，暴露腹部，或只穿内衣。术者位于受术者右侧，以两手平掌着力，做顺时针方向旋摩。左手始终贴于腹部环转不起手，右手从左手尺侧落下跟随左手环转近一圈时，再从左手桡侧落下去。如此反复操作 30～50 次。

（3）单掌摩腹　受术者取坐位，术者位于受术者右侧，以右手全掌、掌根、四指、大鱼际等着力，在受术者腹部做摩法 2～5 分钟。

（4）侧掌逆摩　受术者取仰卧位，术者位于受术者右侧，以右手小鱼际面着力，自脐下关元穴处开始做环形向上摩动，直至中脘穴处止。反复操作 20～30 次。

（5）脐周蝶运　受术者取仰卧位，术者坐于受术者右侧，双掌重叠着力于受术者脐部，并于脐周围做顺时针方向转动，使着力点的掌根、大鱼际、掌前部、小鱼际四点轮序着力，势如蝶形。反复操作 30~50 次。

3. 揉法、拿法

（1）揉腧穴　练习指面揉膻中、中脘、神阙、气海等腧穴，掌揉胃脘、腹部。要求手法缓和、平稳。

（2）揉拿腹壁　受术者取仰卧位，术者位于受术者右侧，双手并列以拿法方式，在腹部自上而下、由左至右，双手交替性边拿边揉 3~5 分钟，或根据病情揉拿使腹肌完全松软为度。

（3）腹部拢放　受术者取仰卧位，腹部暴露。术者位于受术者右侧。术者以双手四指分别插于受术者两侧腰后，两拇指按于脐旁，先以四指螺纹面着力在腰后横突端揉按几次，在将腰肌向上托提，双手向脐部合拢，两拇指稍加压力按揉脐旁天枢穴 5~10 次后，双手突然松开，使腹肌回归原位，反复 3~5 遍。按上式两手向中央合拢，最后使腹前壁肌肉归拢于右手，左手从剑突下开始向下推抹腹部，当接近右手时，双手突然松开，腹肌复原，反复操作 2~3 遍。

（4）髂嵴推揉　受术者取仰卧位。术者位于受术者侧方，以双手四指或拇指螺纹面着力，先后从左右侧髂嵴最高点开始，沿其前内缘按揉至腹股沟。反复 5~10 遍，再改用双拇指重叠推压法反复操作 5~10 次。此法也可用两手分置于两侧同时操作。如受术者取侧卧位，术者先用两手拇指分推法，从髂嵴最高点开始，向其前后缘分别推抹至髂前上棘与腰骶角处，反复 30~50 次。再改用双拇指揉法操作 3~5 遍。

4. 推法、抹法

（1）疏胸　受术者取仰卧位。术者位于受术者右侧，先以右手全掌着力轻放于受术者胸骨部，四指端朝向天突穴，然后全掌沿胸中线向下做快速左右摆动，至右肋弓下缘改为弧线抹法，势如蛇行；然后左手紧接右手路线，以四指腹和掌前部着力抹动。以双手做完一次计算，反复操作 20~50 次。

（2）分推抹前胸　受术者取仰卧位，术者位于受术者头端，以双手全掌着力，指端朝向腹部，两拇指并列于胸骨柄处，先做直线下推，至剑突时两手分抹向两边，双手小指侧达腋前线时，再沿侧胸回升至原位，再做第二次推摩。如此反复操作 30~50 遍。

（3）梳肋间　受术者取仰卧位。术者位于受术者右侧，双手五指微屈分开，以十指指腹着力，分置于肋间隙，自中间向两侧分抹，从第 1 肋间隙开始依次向下分抹至第 12 肋间。反复操作 3~5 遍。

（4）疏理胁肋　受术者取坐位，双手扣于脑后，术者立于身后，四指微屈，双手同时自上而下在两胁部向前平推。反复操作 30~60 次。

（5）腹部推抹　受术者取仰卧位。术者位于受术者侧方，以双拇指及大鱼际着力，双手平掌并列，并以拇指掌面着力为主，自上腹鸠尾穴向下直推至关元穴时，向两边分抹，当拇指达髂前上棘后，再回升至原位，做第二次推摩。反复操作 30~50 次。

（6）分腹阴阳　受术者取仰卧位。术者位于受术者侧方，以双手拇指指腹着力，自剑突下沿肋弓下缘分抹到腰旁。反复操作 30~50 次。

（7）肋弓下梳法　受术者取仰卧位。术者位于受术者右侧，以双手四指指腹着力，沿肋弓下缘自左向右交替做曲线梳理 30~50 次。手法要求轻缓柔和。

（8）推上腹　受术者取仰卧位，术者以两手拇指桡侧缘着力于剑突下鸠尾处，其余四指分别置于腹部两侧，自鸠尾穴处始自上而下经上脘、中脘、下脘至水分穴止，反复进行直线推动 3~5 分钟。本法亦可用双掌交叉重叠，以大鱼际及掌根部进行推动，则推动力更加沉稳着实，覆盖面更广。

（9）推小腹　受术者取仰卧位，术者以两手拇指掌侧对置于脐下阴交穴处，其余四指分置于腹部两侧，自上而下逐渐推动，经石门、关元、中极至曲骨穴止，反复操作 2~4 分钟。

（10）腹部推托　受术者取仰卧位，术者位于受术者右侧，以右手全掌附着于脐下，但以手掌尺侧面着力为主，四指相并，拇指分开。然后自下而上向左肋弓方向缓慢推托，反复操作 20~30 次。

5. 搓法　受术者取仰卧位，术者立于受术者右侧，或受术者取坐位，术者坐于受术者后方，用四指指面及掌部夹住两胁部搓动，自上而下反复操作数次。

6. 擦法　受术者取仰卧位。术者以全掌着力，由上而下横擦胸部，以透热为度。或反复操作 20~30 次。

7. 按法、点法

（1）按上腹部　受术者取仰卧位，术者以一手或两手的食、中、无名指和小指并置于季肋下缘，自上而下逐步按压幽门、阴都至肓俞穴止，反复操作 3~5 分钟。本法操作时，最好配合腹式呼吸，操作要有节奏性，轻重适度。

（2）点中脘　受术者取仰卧位，术者以拇指或中指端持续点中脘穴 1~2 分钟，用力宜由轻到重，以受术者能耐受为度。

（3）点天枢　受术者取仰卧位，术者以两拇指端持续点左右天枢穴 1~2 分钟，用力宜由轻到重，以受术者能耐受为度。

（4）按下腹部　受术者取仰卧位，术者以一手或两手的食、中、无名指和小指并置于脐旁肓俞穴处，自上而下逐步按压，经四满、大赫至横骨穴止，反复操作 3~5 分钟。本法操作时，最好配合腹式呼吸，操作要有节奏性，轻重适度。

（5）点关元　受术者取仰卧位，术者以拇指或中指端持续点关元穴 1~2 分钟，用力宜由轻到重，以受术者能耐受为度。

8. 振法、颤法

（1）叠掌运颤　受术者取仰卧位，术者双掌交叉重叠置于腹部，运用内力使双手边运边颤。操作 3~5 分钟。

（2）掌振小腹　受术者取仰卧位，术者立于其身侧方。用手掌掌面着力于小腹部，用振法振动 1~2 分钟，以产生微热感和舒松感为佳。

（3）腹部振赶法　受术者取仰卧位。术者位于受术者右侧，右手小指与无名指自然屈曲，其他三指自然伸直，然后以侧掌小鱼际面为着力点，手腕做屈伸式高频率摆动，自脐下开始向左肋弓下缘慢慢移动，一口气施完。反复 3~5 遍。

9. 抖法

（1）提抖腹壁　受术者取仰卧位。术者位于受术者右侧，先用两手将受术者右腹壁提起。术者一手做向里拉，另一手做向外推动作，使腹部呈 S 型扭转，并逐渐向左侧腹壁移动。揉扭到左侧腹壁时，两手或一手将肌肉提起，做上下方高频率抖动 5~10 秒钟，再重复以上操作。反复操作 3~5 遍。

（2）脐周抖法　受术者取仰卧位，两腿屈曲，使腹壁肌肉放松。术者立于受术者侧方，用手将脐周一侧腹壁捏起后，做上下方向高频率抖动 5~10 秒，然后依序在脐周上下左右各抖动 2 遍，痛处增加 2~3 次。

10. 拍法
受术者取仰卧位，腹部暴露。术者位于受术者侧方，以双手中、无名、小指指腹为着力点，从受术者对侧腹部侧方开始双手交替进行弹拍。动作要轻快，然后再到另一侧对这一侧腹部进行操作，每侧操作 1~2 分钟。

（五）腰背部

1. 一指禅推法
受术者取俯卧或俯坐位，术者站于侧方。首先练习推腧穴，在足太阳膀胱经第一、第二侧线上及肩背部的腧穴上，用指峰推或指面推定点操作练习，如天宗、肺俞、心俞、肝俞、脾俞、胃俞、肾俞、大肠俞、气海俞、命门、腰眼。要求吸定，有足够的深透感。然后练习推经络，循着足太阳膀胱经第一、第二侧线往返推动，要求紧推慢移。

2. 擦法

（1）掌背擦或掌指关节擦　先练习往返操作：沿大椎到肩峰或沿脊柱两侧往返操作。再练习定点操作，可选择肩胛间区、冈上窝、冈下窝等部位。最后将移动和定点结合起来练习，在往返移动中，过相应区域时定点操作，再继续移动。要求均匀、连贯，不可出现摩擦、滑动；避开骨性突起部位，不可发生碰撞。受术者应有明显的放松感。最后练习沿脊柱两侧往返滚骶棘肌，定点滚腰部两侧、臀部，以掌背擦或掌指关节擦的练习为主，可配合腰及髋关节后伸、环转的被动运动。要求手法深沉、有力，配合协调、自然。

（2）抱擦　受术者取俯卧位，术者位于受术者侧方，两手并列握空拳，其中一手拇指

162

被另一手握住，然后以双手抱滚操作。在夹脊部自上而下、由内而外操作。遇到痛点或敏感点，适当增加压力。

3. 按法、点法

（1）点、按腧穴　点、按足太阳膀胱经第一、第二侧线上及肩背部的腧穴，如秉风、天宗、肺俞、心俞、肝俞、脾俞、胃俞等。要求缓慢用力、按而留之，再缓慢收力，不可疾发疾止。局部应该有明显的"得气感"。

（2）叠指点按　点按腰部腧穴，如肾俞、大肠俞、气海俞、命门、腰眼等，肘按环跳。要求手法沉稳、有力，有明显酸胀感。注意配合揉法的练习。

4. 压法

（1）肘压膀胱经　受术者取俯卧位，或面向椅背骑坐，低头弓背。术者立于受术者侧方，以右肘尖着力，自上而下推压，左右各 3～5 遍。推压速度要缓慢，压力不可太重，操作前皮肤要涂以润滑剂。

（2）脊柱颤压　受术者取俯卧位。术者立于受术者侧方，以重叠掌为着力点，上身前俯，两肘挺直，以上身重量加手臂压力，从上到下按压受术者脊柱。按压时手臂要做小幅度快速弹性颤压。胸腔及脊柱器质性疾病者，此法忌用或慎用。

5. 揉法

（1）揉肩胛　受术者取俯卧位。术者位于受术者侧方，先沿大椎到肩峰练习鱼际揉法，沿脊柱两侧练习掌揉法、叠掌揉法。然后在相应腧穴上练习指揉法，在肩胛间区、冈上窝、冈下窝等部位定点练习掌根揉。要求从容和缓，带动吸定部位一起回旋转动，受术者感觉舒适、放松。

（2）按揉背四穴　受术者取俯卧位或坐位。术者位于受术者侧方或背后，一手扶住受术者肩部，另一手拇指螺纹面着力，按揉肩外俞、神堂、天宗、肩贞四穴各 10～20 次。一般按揉患侧，病情需要时也可两侧同时操作。

（3）按揉夹脊　受术者取俯卧位。术者位于受术者侧方，双拇指重叠，以拇指螺纹面为着力点，在操作线上自上而下移动按揉，每一移动点按揉 3～5 次，痛点处增加力度和次数。每一移动距离等于术者拇指的宽度。用力方向要始终朝向受术者脊柱的前内方。两侧路线各操作 3～5 遍。

（4）抓揉背肌　受术者取俯卧位或坐位，暴露背腰部。术者位于受术者侧方或背后，双手并列，掌心朝下，以十指端着力；或以单手五指端着力；或两手指端重叠着力。在受术者背腰部由上而下、从左至右移动抓揉。每抓一处肌肉后不松手，以前臂及腕部用力做旋转或左右晃动 3 次，痛点处适当增加刺激量。重复 2～3 遍。

（5）按揉腰眼　受术者取俯卧位或坐位。术者位于受术者侧方或后方，以两手拇指螺纹面着力，于受术者两侧腰眼处分别深按至第 3 腰椎横突外端，然后做相对静力挤压和揉动，交替应用 3~5 分钟。虚证者压力宜轻。

6. 拨法 受术者取俯卧位，术者沿脊柱两侧拨竖脊肌，拨足太阳膀胱经第一、第二侧线，沿后正中线拨棘上韧带。要求柔和、连贯，可拨完之后顺势用小鱼际推法。另外，在腧穴上可定点练习拨法操作，并配合指揉法，要有明显酸胀感，而无疼痛感。指拨法或肘拨法拨骶棘肌、棘上韧带、臀大肌、梨状肌，拨完之后顺势沿其走向施用掌根推法。在腧穴或腰椎横突尖上定点练习拨法操作，可配合揉法。

7. 弹筋法 受术者取俯卧位或坐位。术者位于受术者侧方或背后，拿左侧菱形肌，将受术者左肩向后扳，使其肩胛脊柱肌肉放松，然后术者以右手在局部做弹筋法 1~3 次。再以同方法操作右侧。

8. 插法 受术者取俯卧位或坐位，术者立于其身侧，一手扶按肩部，另一手以食、中、无名、小指四指并拢伸直，由肩胛内下缘斜向外上方插入，两手相对用力，使指尖自肩胛与肋骨间插入 1~2 寸，持续约 1 分钟，然后将手缓缓收回。可重复操作 2 次或 3 次，然后插对侧。操作此法要注意修剪指甲，勿伤皮肤。

9. 拿法 受术者取俯卧位。术者位于受术者侧方，双手并列，掌心向下，以掌根部与其他四指对挤用力，与受术者背腰部自上而下，将皮下组织普遍提拿一遍，或每提一次抖动 3 次，痛点处适当增加刺激量，重复 2 遍或 3 遍。

10. 推法

（1）推摩后背 受术者取俯卧位或坐位。术者位于受术者头端或背后，以双手平掌着力，拇指分别按于第 2 腰椎棘突两旁，其余四指分别附着于肩胛骨上方，操作时以拇指用力为主，向下沿肩胛骨脊柱缘直推至肋角时，两手向外分摩，再沿肩胛骨外缘上升返回原位，做第二次推摩，反复 30~50 遍。若受术者取坐位，术者位于受术者背后操作此法时，术者两手指端朝上做回拉运力。拇指在肩胛骨脊柱缘推动时，应加大压力。

（2）推脊柱 受术者取俯卧位或坐位。术者位于受术者头端右侧方，以右手掌大小鱼际交会处及掌心部位着力，自上而下反复直推 20~30 次。操作时棘突线上应涂以润滑剂，以保护皮肤。用力要求均匀，压力不可太重。频率为每分钟 30~60 次。

11. 擦法

（1）横擦背部 受术者取俯卧位或坐位，术者立于其身后，从肩胛部开始横擦至腰部，反复操作 10~20 次，或以透热为度。

（2）掌擦膀胱经 受术者取俯卧位或俯坐位，暴露腰背部。术者立于受术者右前方，以右手小鱼际掌侧面为着力点，在受术者脊柱两旁膀胱经来回运力擦，各 20~30 次，或以透热为度。术者手掌着力面应蘸少量润滑剂，来回用力要均匀，压力要适中。

（3）擦腰骶 受术者取俯卧位或坐位，暴露腰骶部。术者位于受术者侧方，以单平掌擦法，在受术者腰骶部做左右方向横擦 3~5 分钟，频率为每分钟 160~200 次，或以透热为度。也可采用直擦法，术者立于受术者右侧方，以右手小鱼际擦法或大鱼际擦法，分别在受术者腰骶部脊柱两旁做上下方向擦法，各擦 3 ~ 5 分钟，或以透热为度。频率要求同上法。要求摩擦用力不宜重，局部要涂以少量润滑剂。一般认为，横擦为补，直擦为泻。

12. **抹法**　受术者取俯卧位或坐位，术者位于受术者侧方或背后，以双手掌根或大鱼际为着力点，分别自腰椎棘突线开始，向两边分抹 30 ~ 50 次。实证者压力宜重，虚证者宜轻。

13. 拍法、击法、叩法

（1）肩背部合掌击　受术者取坐位，术者位于受术者后方，双手合十，手腕放松，以双手掌尺侧着力击打肩背部 3 ~ 5 分钟。本法作用力小，但渗透力强。

（2）振击大椎　受术者端坐挺胸，头朝前屈。术者位于受术者背后，左手扶住受术者左肩，以右手仰拳捶法猛击 3 次。

（3）叩击肩背　受术者取俯卧位或坐位。术者位于受术者背后，用双手侧拳叩击或侧掌叩击法，连续叩击 1 ~ 2 分钟，频率应每分钟超过 200 次。

（4）掌拍脊柱　受术者取俯卧位。术者位于受术者侧方，两手并列，以右手空掌拍法，自上而下快速拍击，反复 3 ~ 5 遍。每掌拍下移动距离，约等于受术者两个棘间长度，自上而下拍一遍 8 ~ 10 次。拍力要以腕劲为主，频率较快，声音清脆，富有节奏感。

（5）击腰骶　受术者取俯卧位，或坐位挺腰，术者位于受术者侧方或背后。用仰拳法击腰骶关节处 3 ~ 5 次。击两侧腰骶角的三角凹陷区，宜应用侧拳法，并以小鱼际面为着力点，左右各击 3 ~ 5 次。

（6）理腰三击　受术者取俯卧位，术者在其腰部施以揉、揉、按、点等手法以后，以一手掌根部置于第 4、5 腰椎处，做连续的快速推揉，并突然中止，扬掌用力连续击拍三下，然后再推揉再击，反复 3 ~ 5 次。

14. **扳法**　可在俯卧位练习拉肩推扳复位法，在坐位练习扩胸牵引扳法和对抗复位扳法。手法不可使用暴力，嘱受术者配合呼吸。俯卧位练习腰部斜扳法和后伸扳法，坐位练习腰部旋转定位扳法。要求准确判断扳动的时机，扳动应在有明显阻力时进行，要达到"稳、准、巧、快"的要求。

（六）下肢部

1. **㨰法**　受术者取仰卧或俯卧位，术者站于侧方，沿臀部、大腿后侧、腘窝、小腿后侧到足跟，或沿腹股沟下缘、大腿前侧、膝前部、小腿外侧到足背部，或沿腹股沟下缘、大腿内侧到膝内侧往返练习㨰法操作。应根据不同的部位灵活选择不同的㨰法操作练习，但要注意手法衔接要自然、连贯。可配合下肢关节的屈伸活动，要求两手动作配合协调。

2. 揉法

（1）揉环跳　受术者取俯卧位或侧卧位。术者立于受术者侧方或后方，根据病情和对手法的耐受性，采用拇指揉或肘揉法，在环跳部由上而下、由内而外，往返操作 3~5 遍。痛点处适当增加刺激量。

（2）扭揉股内侧　受术者仰卧位或患侧卧位，患腿半屈，健腿伸直。术者位于患侧，双手并列将患腿内侧肌肉拿住后，做一手向前推，一手向后拉的交替性运动，使肌肉呈现 S 型扭曲移动，上下往返操作 5~10 遍。

（3）拳揉大腿　受术者取仰卧位，术者位于患侧，以一手拳背的近端指间关节为着力点，做自上而下、由内而外移动按压大腿前侧及外侧，势如揉面。反复 5~10 遍。若要加强手法强度，可在每一按压点做揉动 3 次，或另一手重叠加力。

（4）抱膝团揉　受术者取坐位，屈膝。术者以两手掌侧分别置于患侧下肢的膝关节内外侧环抱之，上下进行团揉，持续 3~5 分钟。

（5）髌骨拿揉　受术者取仰卧位或坐位，屈健腿伸患腿。术者位于受术者侧方，以一手五指拿住患侧髌骨周缘，做顺时针、逆时针方向各环转 30~50 次。

（6）双掌揉小腿后侧　受术者取俯卧位，两下肢伸直。术者双手掌并置于小腿后部，由上而下进行双掌对揉，至三阴交止。反复操作 3~5 分钟。

（7）按揉涌泉穴　受术者取仰卧位，患腿伸直，或俯卧位，患腿屈膝。术者位于受术者足端后方，以拇指或中指螺纹面着力，做连续揉动 300~500 次，或 3~5 分钟。一般选用单穴，也可双穴同时操作。

3. 按法、点法　受术者取仰卧位或俯卧位，术者用拇指点按下肢部腧穴，如殷门、委中、承山、血海、阳陵泉、足三里、三阴交、昆仑、太溪等穴。要求力度要足够大，效应深透、酸胀。注意配合揉法。

4. 拨法　受术者取俯卧位，术者用拇指沿相应的肌肉、肌腱、韧带的走向往返拨动，要求力量深沉、酸胀。

5. 拿法、捏法

（1）理腿肌　受术者取俯卧位或仰卧位，屈患腿伸健腿。术者位于患侧，按照理臂肌的手法，在大腿前内侧和下肢后侧，由上而下反复 3~5 遍。若受术者下肢肌肉丰满而紧张，单手不便操作时，可改用双手同时操作。

（2）拿足三阳　受术者取俯卧位，术者以双手食、中、无名指和小指并置于受术者一侧下肢外侧，双拇指置于与其相对应的下肢内侧，以置于受术者下肢外侧的四指施力为主，自上而下循足三阳经拿至外踝部。反复操作 5~7 遍。

（3）拿足三阴　受术者取仰卧位，术者以双手食、中、无名指和小指并置于受术者一侧下肢内侧，双拇指置于与其相对应的下肢外侧，以置于受术者下肢内侧的四指施力为主，自上而下循足三阴经拿至外踝部。反复操作 5~7 遍。

6. 推法　受术者先仰卧位后俯卧位，患腿伸直，健腿半屈稍外展。术者位于患侧足端，以单手平掌推法，按照下肢的外、前、内、后操作顺序，自上而下反复平推 30～50 次。要求平稳、着实。

7. 拍法、击法、叩法

（1）掌根击环跳　受术者取健侧卧位，屈患腿伸健腿。术者立于受术者后方，以右掌掌根击法对准患侧环跳穴猛击 5～10 次。

（2）叩击小腿外侧　受术者取俯卧位或健侧卧位，患腿微屈稍内旋。术者立于患侧，以单手侧拳击法或掌根击法，或以拳背的掌骨头或近端指间关节为着力点的击法，由上而下移动小腿外侧叩击 3～5 遍。叩击力量要适当，不可碰击胫腓骨，痛点适当增加叩击次数。

（3）捶击足底　受术者取俯卧位，患肢屈膝 90°。术者位于受术者足端侧方或后方，用侧拳叩击法对准患肢足底捶击 3～5 次，捶击力度要求狠、稳、实。

8. 擦法

（1）擦膝眼　受术者取仰卧位或坐位，患肢膝关节微屈。以单手小鱼际或大鱼际擦法，分别自股骨内外上髁沿髌骨内外下缘经内外膝眼擦至犊鼻下方，内外各擦 30～50 次。擦法也可以用双手分置于膝关节内外侧，做一上一下交替性操作。

（2）擦足底　受术者取卧位，术者位于受术者足端侧方，以单手平掌或小鱼际擦法，做横向摩擦 100～300 次。一般选用单足，男左女右。

9. 搓法　受术者取仰卧位或坐位，患侧膝关节微屈。术者位于受术者侧方，用搓法吸定膝关节两侧操作约 1 分钟，以使受术者膝关节内有酸胀振动感和热感为佳。反复操作 2 次或 3 次。

10. 振法　受术者取仰卧位，患侧膝关节微屈。术者位于受术者侧方，以单手侧掌振法，做屈伸式高频率振动 10～20 秒，一口气施完。反复操作 2 次或 3 次。

11. 掐法

（1）掐髌下　受术者取仰卧位或坐位，患侧膝关节半屈曲。术者位于受术者侧方，以双手或单手拇指掐法，在髌骨下缘压痛点处，向髌骨内上方运力掐揉 2～3 分钟。

（2）指掐足背　受术者取坐位或仰卧位，患腿膝关节半屈曲，足部稍垫高。术者位于患侧，用双手拇指并列掐法，第一次应沿肿胀部位的中线掐过去，将肿胀部位分为两半，中线形成一条凹陷的浅沟，然后再从浅沟的两侧逐渐向两边分掐，直至肿胀的边缘为止。可重复 2 遍或 3 遍。指掐要连续而密集地向前推挤，用力及操作方向要始终由肢体远端掐向近端，并达到踝关节上方。指甲要剪短，用力要适中，以免掐破皮肤。

12. 摇法　摇髋关节、膝关节、踝关节、跖趾关节，要求平稳、和缓，顺势而行。

二、 人体各部位组合手法操作和应用练习

在正确掌握基础手法和各部位常用操作方法的基础上，可以在一定部位上选择适用的多种手法，组成一定的套路，按程序进行操作练习。分部套路手法练习更接近临床手法操作运用。除了进一步练习手法的动作要领以外，还要练习多种手法的衔接、组合。强调手法运用的程序操作，并重点突出，追求整体效果。我们介绍的组合只是手法组合中的一小部分，掌握下列组合手法可以运用其进行常规的保健推拿操作和一些常见病的常规手法治疗。但在具体应用过程中还需要灵活运用，正所谓"手随心转，法从手出"。

各部套路手法包括三步手法：准备手法、重点手法、整理手法。准备手法性质较柔和，操作范围较大，能让受术者的精神、身体放松，为重点手法的运用打下基础，如揉法、抹法等，多用在套路的开始阶段。重点手法刺激量大、针对性强、操作范围集中，运用时间较长，如点法、按法、拨法及运动关节类手法等，是套路手法的核心部分。整理手法性质轻快、柔和，操作范围较大，能让受术者的精神、身体放松回生活常态，同时能消除重点手法强刺激的副作用，如揉法、搓法、抖法、捻法、叩击类手法等，多用在套路的结束阶段。

分部套路手法的操作和应用练习，先应根据规律严格按步骤操作，后在熟练的基础上可加以融会贯通，进行"实战"训练，能真正解决一些临床问题。在练习中，可将一组手法反复练习，也可增加每个手法的操作次数，达到练习目的。在课堂练习中，可根据学生数量和实际情况来调整每组练习时间，原则上每人每次实训课练习时间不少于30分钟。

（一）头面部

受术者取仰卧位，术者坐于头侧。

1. 用一指禅偏峰推法、拇指揉法、大鱼际揉法或抹法沿印堂至神庭往返操作2~3遍。

2. 用一指禅偏峰推法、拇指揉法、大鱼际揉法或抹法沿印堂至阳白、瞳子髎、太阳、头维，左右各操作2~3遍。

3. 双手拇指分抹眉弓及前额，单手拇指桡侧从眉头由内向外抹上眼眶，经下眼眶由外而内回到对侧眉头，呈"∞"字，各重复5遍。

4. 一指禅偏峰推印堂至神庭，推攒竹经阳白、太阳至头维；一侧睛明沿上眼眶向外，随后沿下眼眶向内到目内眦推至对侧睛明穴，呈"∞"字；自睛明至迎香，随后经地仓向上到下关，再向下至颊车，推向人中穴，环唇推至承浆穴。各线路重复2遍。

5. 再自印堂至神庭、上星、百会，用一指禅偏峰推法、拇指揉法或大鱼际揉法，往返操作2~3遍。

6. 术者位于受术者前方，分抹前额，先自印堂至鱼腰、瞳子髎；再沿额中至阳白、太阳，然后自神庭至头维。配合分推眉弓、点按睛明、分抹双睛、分推鼻翼旁迎香、分人

中、分承浆。

7. 用一指禅推或拇指揉法，自风府至大椎，反复 2～3 遍。

8. 用拇指按揉风池、侧项窝、肩井、肩中俞、天宗穴。

9. 拿五经，自前发际经头顶向后至枕部，用五指拿头顶，至项部用三指拿法，自前向后操作 3～5 遍。

10. 术者站在受术者正后方，双手食指自前向后勾抹太阳穴，顺势用双手食指中节桡侧沿两侧颞部手、足少阳经线路推抹至风池穴。

11. 扫散胆经，男先左女先右，自头维穴开始，自上而下，从前向后，沿颞部手、足少阳经线路扫散至耳后枕部。

（二）颈项部

受术者取坐位，术者站于其侧后方。

1. 术者站在受术者侧后方，三指重拿风池及项后大筋，五指拿肩井，然后配合指揉肩井。自上而下重复 5 遍。提拿两侧肩井穴 5 次。

2. 一手用滚法，自枕骨下经风府、大椎、肩中俞、肩外俞操作；另一手同时配合做颈部前屈、后伸、左右旋转或侧屈运动。各重复 3 遍。

3. 一指禅推项后正中线由枕骨下经风府至大椎，再沿颈项两侧由风池经天柱推至大杼穴，每条线路各重复 2 遍。

4. 弹拨斜方肌及两侧项韧带并推之，各重复 3 遍。

5. 一指禅推、按揉颈项部腧穴，每穴半分钟。

6. 拨重点腧穴，以及假设的痛点和阳性反应物，并加以揉法，各操作 2 分钟。

7. 直推桥弓穴，男先推左侧，女先推右侧。推左桥弓穴时，术者必须用右手拇指或食、中二指伸直并拢以指面着力操作，推右侧用左手。左右各推 10～20 次。

8. 做颈椎摇法，左右各 1 次，幅度由小而大。

9. 做颈椎拔伸法，包括坐位、低坐位和仰卧位，各操作 1～2 次。

10. 做坐位颈椎旋转扳法、定位旋转扳法及侧扳法，左右各 1 次。

11. 用双手大鱼际处着力，自枕后经风池合推至项根部。

12. 再拿风池及项后大筋，拿肩井，配合指揉肩井。

13. 横擦风府及督脉，以透热为度。

14. 侧击法叩击颈项及肩部，往返 3 遍。

（三）上肢部

受术者取坐位，术者站于侧方。

1. 用拿揉法自肩部三角肌中部沿上臂外侧，拿至前臂桡侧肌群，往返 3 遍。

2. 由内向外拿腋前壁、三角肌前部，再沿上臂内侧拿肱二头肌，再向下拿前臂两骨之间，直至腕部，往返 3 遍。

3. 由内向外拿腋后壁、三角肌后部，再沿上臂后侧拿肱三头肌，再向下拿前臂尺侧肌群，直至腕部，往返 3 遍。

4. 用滚法自肩井沿冈上窝来回滚 2~3 分钟。

5. 用滚法滚肩关节前缘，同时配合肩关节内旋、外旋及外展的被动运动。

6. 用滚法滚肩关节外侧缘，同时配合肩关节内旋、后伸的被动运动。

7. 用滚法滚肩关节后缘，同时配合肩关节内收及前上举的被动运动。

8. 一指禅推、点、按上肢部腧穴肩髎、曲池、手三里、外关、内关、阳溪，并加以揉法，各穴半分钟。

9. 拨上肢部的肌肉、肌腱、韧带，并加以推、理，沿其走向重复 3 遍。

10. 点、按、拨重点腧穴，以及假设的痛点和阳性反应物，并加以揉法，各操作 2 分钟。

11. 用大鱼际擦法，自腕至肩沿手三阴、手三阳 6 条线，分别推擦 3~5 遍；擦各关节，以透热为度。

12. 用托肘摇肩法、大幅度摇肩法摇肩关节，左右分别操作 1~2 分钟。

13. 双手相对先搓、揉一侧肩关节，然后搓上肢，自腋下至前臂下端，紧搓慢移，最后用抖法抖上肢，上述手法一气呵成，重复 3 遍。同法在另一侧肩及上肢操作。

14. 摇腕关节，用拇指与食指桡侧面相对按揉手背掌间肌，配合捻指、勒指，再用拇指桡侧面，分别推擦掌间肌。

15. 勒五指，掌劈指缝，掌击拳面。

（四）胸腹部

受术者取仰卧位，术者站于一侧。

1. 用一指禅偏峰推法、大鱼际揉法与摩法，自天突至膻中至鸠尾，往返操作 2~3 遍。

2. 手法同上，自天突至锁骨下至中府，左右衔接，操作 2~3 遍。

3. 手法同上，自天突至膻中至乳根，左右衔接，操作 2~3 遍。

4. 手法同上，自膻中至鸠尾、上脘、中脘、下脘、神阙，往返操作 2~3 遍。

5. 手法同上，自中脘至梁门、天枢，左右衔接，操作 2~3 遍。

6. 手法同上，自中脘至神阙、气海、关元，往返操作 2~3 遍。

7. 一指禅推肋间隙各重复 2 遍。

8. 一指禅推、按揉胸部腧穴，每穴半分钟。

9. 用指或掌沿前正中线推抹任脉及腹部，自上而下重复 3 遍。

10. 用平推法，自锁骨下起始，依次向下推擦胸部、上腹直至小腹。受术者为女性时，先平推锁骨下，再用食、中、无名指三指指峰自上而下，直推天突至膻中、鸠尾穴，再平推乳根部。以上操作男性先由左向右推，再从右向左推擦；女性反之。

11. 用平掌分抹胁肋、分抹腹部，各重复 3 遍。

12. 用双手拇指，以腹中线为起点，沿肋弓下缘至肚脐，自上而下分推腹部 2~3 遍。

13. 大鱼际摩胃脘，先顺时针，后逆时针，各重复 30~50 遍。

14. 掌摩全腹，先顺时针，后逆时针，各重复 30~50 遍。

15. 用掌振或指振法振中脘穴或神阙穴 3 分钟。

16. 提拿腹部肌肉，重复 3 次。

17. 搓法搓两胁肋部，自腋下至腰眼重复 5 遍。

（五）腰背部

1. 受术者取俯卧位，术者站于侧方。

（1）双手拿揉两侧肩部及肩井穴，沿肩背部肌肉走向进行分抹、直抹，并往返操作掌揉法、滚法，各操作 5 遍。

（2）滚、揉肩胛间区、冈上窝、冈下窝等部位。各操作 1 分钟。

（3）一指禅推足太阳膀胱经第一、第二侧线，经过重点腧穴时定点指峰推，往返推动 2 遍，各腧穴操作半分钟。

（4）点、按足太阳膀胱经第一、第二侧线上及肩背部的腧穴，要有明显酸胀感，每穴操作半分钟，重点腧穴可延长至 1 分钟，结束时加以指揉。

（5）拨脊柱两侧的竖脊肌，足太阳膀胱经第一、第二侧线，棘上韧带。拨完后顺势用小鱼际推法沿其走形单方向推动。各操作 2 遍。

（6）点、按、拨假设的痛点和阳性反应物，并加以揉法，各操作 2 分钟。

（7）擦脊柱两侧，以透热为度。

（8）拍、叩、击竖脊肌、斜方肌、冈上窝、冈下窝，往返 3 遍。

2. 受术者取俯卧位，术者站于侧方。

（1）从上而下循序分抹腰臀部，直推督脉、竖脊肌、膀胱经，各操作 5 遍。

（2）双手叠掌揉督脉及腰臀部肌肉，重复 3 遍。

（3）滚骶棘肌、腰部两侧、臀部，同时配合腰及髋关节后伸、环转的被动运动，各操作 2 分钟。

（4）一指禅推足太阳膀胱经第一、第二侧线，往返 2 遍。一指禅推腰臀部重点腧穴，每穴 1 分钟。

（5）点按或肘压腰臀部腧穴并揉之，如肾俞、大肠俞、气海俞、命门、腰眼、环跳等。各穴 1 分钟。

（6）拨骶棘肌、棘上韧带、臀大肌、梨状肌，拨完后顺势沿其走向用掌根推法。各操作 2 遍。

（7）拨重点腧穴、腰椎横突尖或假设的痛点及阳性反应物，并加以揉法，各操作 2 分钟。

（8）后伸位摇腰，顺、逆时针各 5 圈。后伸扳法扳腰 1 次。

（9）斜扳腰部，左右各 1 次。

（10）上下直擦脊柱及两侧骶棘肌，横擦腰骶部，以透热为度。

（11）拍、击、叩督脉、骶棘肌、臀大肌，往返 3 遍。

3. 受术者取俯卧位，术者站于侧方。

（1）用掌根或全掌着力轻揉脊柱两侧之骶棘肌，自上而下操作 2~3 遍。

（2）术者侧坐，用㨰法、一指禅推法或按揉法沿膈俞、肝俞、胆俞、脾俞、胃俞、肾俞、大肠俞，往返操作 2~3 遍，再接对侧相同路线。

（3）用掌根叠按法自上而下从大椎至腰骶部，依次按压脊柱 1~2 遍。

（4）用㨰法滚臀上、臀中，并配合髋关节的后伸与外展被动运动。

（5）用后伸扳法扳腰骶关节，左右各 1 次，掌拍腰骶部 3~5 次。

（6）自上而下，以脊中线为起点，用拇指向两侧分推 1~2 遍。

（7）自上而下，双手搓、摩两侧背、腰部骶棘肌。

（8）用平推法，自大椎水平向下依次推擦上背、下背、腰部，直至腰骶部击骶部。

4. 受术者正坐，术者站其侧后方。

（1）自肩井沿冈上窝秉风、巨骨、曲垣等穴，用一指禅推法、㨰法往返操作 2~3 遍。

（2）自曲垣至大杼、肺俞、心俞、膈俞，用一指禅推法、㨰法往返操作 2~3 遍，左右相同。

（3）用大鱼际揉法，自腋下沿腋中线至大包、肋下缘，自上而下重复操作 2~3 遍。

（4）插肩胛，左右各 2 次。

（5）沿腋中线自上而下搓摩两胁，右侧用力略轻，重复操作 2~3 遍。

（6）做扩胸扳法、上胸椎后伸扳法各 1 次。

（7）用掌根揉自曲垣至大杼、肺俞、心俞、膈俞，反复操作 2~3 遍。

（六）下肢部

1. 受术者取俯卧位，术者站于侧方，操作一侧下肢后侧。

（1）一手按住腰骶部，另一手从臀部推至足跟部，重复 3 遍。

（2）双手叠掌揉下肢，重复 3 遍。

（3）㨰臀部、大腿后侧、腘窝、小腿后侧到足跟，配合膝关节、踝关节的屈伸，重复 3 遍。

（4）点按下肢腧穴，用肘关节或叠指点环跳、委中、承山、昆仑、太溪、涌泉等穴，各穴半分钟。

（5）拨股二头肌、腓肠肌，沿其走向往返 2 遍。

（6）拨重点腧穴，以及假设的痛点和阳性反应物，并加以揉法，各操作 2 分钟。

（7）摇、屈伸髋关节、膝关节、踝关节、跖趾关节，各操作 3 次。

（8）擦各关节，以透热为度。

（9）拍、击、叩下肢肌肉，牵抖下肢，捻脚趾。

操作一侧下肢前侧时，受术者取仰卧位，术者站于一侧。组合手法相似，在后侧手法的基础上，变换操作的部位和穴位即可。

2. 受术者先取俯卧位，后取仰卧位；术者站其体侧。

（1）用滚法、揉法（掌根揉法或肘揉法）、弹拨法自承扶至殷门、委中、承山，往返操作 2～3 遍，左右操作相同。

（2）用上述手法，在大腿内侧沿足少阳胆经往返操作 2～3 遍，左右相接，操作相同。

（3）拿小腿内外侧腓肠肌，自上而下，各 2～3 遍。

（4）用滚法自髀关至伏兔、梁丘、足三里、上巨虚、丰隆、绝骨，往返操作 2～3 遍，左右相接，操作相同。

（5）用拇指按揉、弹拨上述穴位。

（6）用双手拇、食二指在髌骨上下推揉 30～50 次（双狮舞球势），用掌根揉髌骨下韧带 10 余次。

（7）用食、中、无名指三指勾揉小腿腓肠肌，从委中至承山往返操作 3～5 遍。

（8）摇髋关节，向内向外摇髋各 3～5 次。摇膝关节及踝关节各 3～5 次。

（9）屈髋、屈膝、压单腿，左右各 1 次。再令患者双下肢屈膝，屈髋，压双腿 3～5 次。

（10）自上而下，用双手沿大腿搓至小腿，抖下肢。左右各操作 2～3 遍。

复习思考

1. 沙袋如何制作？

2. 人体各部手法操作一般应遵循的组合规律是什么？

3. 试述头面部组合手法练习操作流程。

4. 试述颈项部组合手法练习操作流程。

5. 试述胸腹部组合手法练习操作流程。

6. 试述上肢部组合手法练习操作流程。

7. 试述腰背部组合手法练习操作流程。

8. 试述下肢部组合手法练习操作流程。

扫一扫，知答案

小儿推拿手法篇

扫一扫，看课件

小儿推拿常用手法

【学习目标】

1. 掌握小儿推拿常用基本手法的操作和运用。
2. 熟悉小儿推拿复式操作法。
3. 能进行小儿常用手法的操作。

项目一　基本手法

小儿推拿手法与某些成人推拿手法在名称、操作方法等方面并无严格的区分，如揉法、推法、摩法、捏脊法等，但由于小儿脏腑娇嫩，形气未充，肌肤较弱，故小儿推拿手法尤其强调轻快柔和，平稳着实。总的说来，小儿推拿手法的刺激量要比成人推拿小，但其操作频率要比成人推拿快。

一、推法

以拇指或食、中指的螺纹面着力，附着于小儿体表一定的部位或穴位上做单方向直线或旋转运动的一种手法，称为推法。根据操作方向不同，可分为直推法、旋推法、分推法、合推法 4 种具体的手法。

【动作结构】

1. **直推法** 以拇指桡侧面或指面，或食、中二指指面在穴位上做直线运动。
2. **旋推法** 以拇指指面在穴位上做顺时针方向或逆时针方向的环旋运动。
3. **分推法** 用两手拇指桡侧面或指面，或食、中二指指面自穴位中间向两旁运动。
4. **合推法** 用两手拇指桡侧面或指面，或食、中二指指面从穴位两端向中间推动。

【要领及注意事项】

1. 操作时需要应用介质。
2. 在某些穴位上推动的方向与补泻有关，应根据不同穴位和部位而定。
3. 用力宜柔和均匀，始终如一。
4. 推动时要有节律，频率每分钟 200～300 次。

【临床运用】

推法是小儿推拿常用手法，是清代张振鋆在《厘正按摩要术》中所归纳的小儿推拿八法之一。小儿推拿八法为"按、摩、掐、揉、推、运、搓、摇"。

1. 直推法、分推法常在线状穴、面状穴等处操作；合推法常在大横纹处操作；旋推法常在手指螺纹面等处操作。

2. 直推法具有调阴阳、和脏腑、理脾胃的作用；旋推法具有活血行气、调阴阳的作用；分推法具有调阴阳、和脾胃、宣肺解表的作用；合推法具有化痰散结的作用。

二、揉法

以拇指或中指指端，或大鱼际，吸定于一定穴位或部位上，做顺时针或逆时针方向旋转揉动的一种手法，称为揉法。根据着力部位的不同可分为拇指揉法、鱼际揉法与掌根揉法。

【动作结构】

1. **指揉法** 以拇指或中指指端着力，吸定于一定部位与穴位上，做轻柔和缓的环旋揉动，使该处的皮下组织一起揉动。

2. **鱼际揉** 以大鱼际着力于一定施术部位上，前臂发力，通过腕关节带动着力部分在治疗部位上做轻柔和缓的环旋揉动，使该处的皮下组织一起揉动。

3. **掌根揉** 以掌根着力，吸定于治疗部位上，前臂发力，带动腕部及着力部分连同前臂，做轻柔和缓、小幅度环旋揉动，使该处的皮下组织一起揉动。

【要领及注意事项】

1. 操作时压力宜轻柔而均匀，手指不要离开接触的皮肤，使该处的皮下组织随手指的揉动一起做回旋揉动，不要在皮肤上摩擦。

2. 频率每分钟 200～300 次。

【临床运用】

揉法是小儿推拿八法之一。

1. 指揉法常在点状穴处操作；鱼际揉和掌根揉常在面状穴处操作。

2. 揉法具有调和气血、理气消积、消肿止痛、祛风散热的作用。

三、 按法

以拇指或手掌在一定穴位或部位上逐渐向下用力按压的一种手法，称为按法。

【动作结构】

1. **拇指按法** 以拇指螺纹面或指端着力，吸定于小儿一定穴位或部位上，垂直用力，向下按压，持续一定的时间，按而留之。

2. **中指按法** 以中指指端或螺纹面着力，吸定于小儿一定穴位上，垂直用力，向下按压。余同拇指按法。

3. **掌按法** 以手掌面着力，吸定于小儿需要治疗的部位上，垂直用力，向下按压。余同拇指按法。

【要领及注意事项】

1. 按压的方向要垂直向下用力，按压的力量要由轻到重，逐渐用力。

2. 可和揉法配合应用，组成按揉的复合手法，以降低按法的不适反应。

【临床运用】

1. 按法常于点状穴及面状穴处操作。

2. 按法具有通经活络、散寒止痛的作用。

四、 摩法

以手掌面或食、中、无名指螺纹面附着于一定穴位或部位上，以腕关节连同前臂做顺时针或逆时针方向环形移动摩擦的一种手法，称为摩法。分为指摩法、掌摩法两种。

【动作结构】

1. **指摩法** 食指、中指、无名指与小指并拢，指掌关节自然伸直，以指面着力，附着于小儿体表的一定穴位或部位上，前臂发力，通过腕关节做顺时针或逆时针方向环形摩动。

2. **掌摩法** 指掌自然伸直，以掌面着力，附着于小儿体表的一定部位上，前臂发力，通过腕关节做顺时针或逆时针方向环形摩动。

【要领及注意事项】

1. 操作时压力宜轻柔均匀，速度均匀协调。
2. 频率每分钟 120～160 次。

【临床运用】

1. 摩法是小儿常用手法，多在头面、脘腹部面状穴处操作。
2. 摩法具有温中健脾、消积导滞、理气活血、消肿退热的作用。

五、掐法

以拇指指甲掐按一定的穴位或部位的一种手法，称为掐法。

【动作结构】

拇指伸直，指腹紧贴在食指中节桡侧缘，以拇指指甲着力吸定于小儿需要治疗的部位或穴位上，逐渐用力进行切掐。

【要领及注意事项】

1. 掐按时要求逐渐用力，达深透为止，注意不要掐破皮肤。
2. 掐法是刺激性较强的手法，掐后宜轻揉局部，以缓解不适感，临床上常与揉法配合应用，称为掐揉法。

【临床运用】

1. 掐法常在头面部、手足部点状穴位操作。
2. 掐法具有定惊醒神、通关开窍的作用。

六、 捏法

以单手或双手的拇指与食指、中指两指或拇指与四指的指面做对称性着力，夹持住小儿的肌肤或肢体相对用力挤压并一紧一松逐渐移动的一种手法，称为捏法。

【动作结构】

1. **三指捏法**　用拇指桡侧缘抵住皮肤，食、中指前按，三指同时用力提拿皮肤，双手交替捻动向前。

2. **两指捏法**　食指屈曲，用食指中节桡侧抵住皮肤，拇指前按，两指同时用力提拿皮肤，双手交替捻动向前。

【要领及注意事项】

1. 操作时捏起皮肤多少及提拿用力大小应适当。若捏得太紧，不容易向前捻动推进；若捏少了则不容易提起皮肤。

2. 捻动向前时，不可歪斜，需做直线移动。

【临床运用】

1. 捏法多用于背部操作。

2. 捏法具有舒筋通络、行气活血的作用。

七、 运法

以拇指面或中指面在一定的穴位或部位上做弧形或环形移动的一种手法，称为运法（图 7-1）。

【动作结构】

以一手托握住小儿手臂，另一手以拇指或食指、中指的螺纹面着力，轻附在小儿治疗的部位或穴位上，做由此穴向彼穴的弧形运动。或在穴周做周而复始的环形运动。

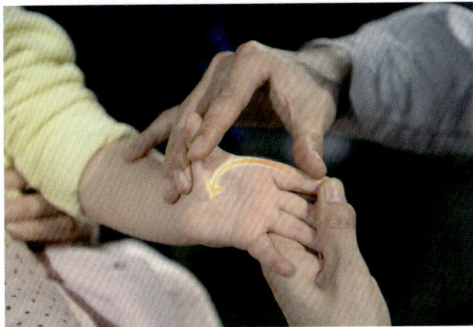

图 7-1　运法

179

【要领及注意事项】

1. 运法宜轻不宜重，宜缓不宜急，要在体表环绕摩擦移动，不带动皮下肌肉组织。
2. 频率一般宜每分钟 80～120 次。

【临床运用】

1. 运法常用于点状穴、面状穴、线状穴及小儿头面部和手部腧穴处操作。
2. 运法具有理气活血、舒筋活络的作用。

八、捣法

以中指端或食指、中指屈曲的指间关节部着力，有节律地叩击穴位的一种手法，称为捣法（图 7 - 2）。

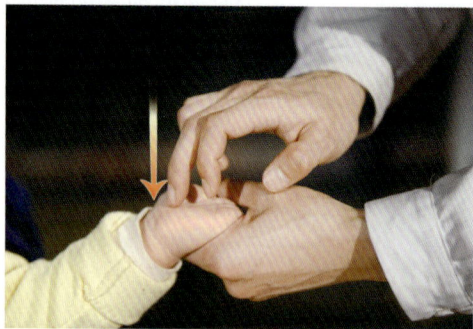
①
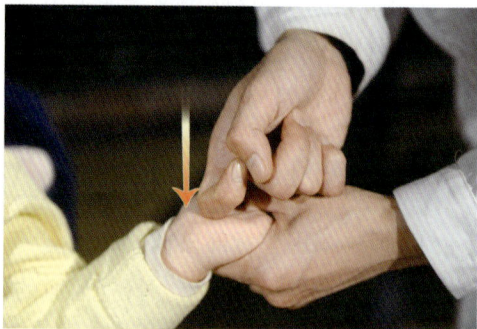
②

图 7 - 2　捣法

【动作结构】

小儿取坐位，以一手握住小儿食指、中指、无名指与小指，使手掌向上，以另一手中指的指端或食指、中指屈曲后的近端指间关节突起部着力，前臂主动运动，通过腕关节的屈伸运动，带动着力部分做有节律的叩击。

【要领及注意事项】

捣击时取穴要准确，发力要稳，一般叩击 5～20 次。

【临床运用】

1. 捣法多用于点状穴处操作，尤其是小天心穴。

2. 捣法具有安神定志的作用。

九、 拿法

以拇指与食指、中指相对夹捏住一定部位或穴位处的肌筋，逐渐用力内收，并做一紧一松的拿捏动作的一种手法，称为拿法。有"捏而提起，谓之拿"的说法。

【动作结构】

以单手或双手拇指与食指、中指的螺纹面相对着力，稍用力内收，夹捏住一定部位或穴位处的肌筋，并做一紧一松，持续不断的提捏动作。

【要领及注意事项】

用力宜由轻而重，缓慢增加，动作柔和而灵活。操作时不可突然用力或使用暴力。

【临床运用】

1. 拿法适用于颈项部、肩部、腹部、四肢部。
2. 拿法具有行气活血、疏经通络、祛风散寒等作用

十、 擦法

以手在小儿体表做直线往返摩擦运动的一种手法，称为擦法。分为掌擦法、大鱼际擦法、指擦法等。

【动作结构】

以拇指或食指、中指、无名指的指面、手掌面、大鱼际、小鱼际部分着力，附着于一定部位或特定穴。通过上臂前后摆动，带动肘关节的屈伸运动和着力部分在小儿体表的直线往返摩擦运动，使之产生一定的热量。

【要领及注意事项】

操作时要涂上一定的介质，不可擦破皮肤。

【临床运用】

1. 掌擦法多用于肩背部、胸胁部；大鱼际擦法多用于四肢部；指擦法多用于头面、四肢穴位等。
2. 擦法具有祛风散寒、消肿散结、行气活血、健脾和胃等作用。

十一、 搓法

以双手掌侧对称性夹住小儿肢体的一定部位，相对用力快速搓揉的一种手法，称为搓法。

【动作结构】

小儿坐位，以双手的指掌面着力，相对用力夹住小儿肢体做方向相反的快速搓揉。

【要领及注意事项】

1. 用力宜对称均匀，柔和适中。
2. 搓动要快，移动要慢。

【临床运用】

1. 搓法主要用于胁肋部，也可用于四肢部。
2. 搓法具有调和气血、舒筋通络等作用。

十二、 刮法

术者用手指或刮痧板，蘸上液体介质，在一定的穴位和治疗部位上，做单方向的直线快速推擦，以使局部皮肤充血出现紫红色痧斑、痧点的手法，称为刮法（图7-3）。

【动作结构】

指刮或用刮痧板刮时，均以肘关节做主动屈伸运动，带动腕关节屈伸摆动，使着力部位或刮痧板在受术皮肤上沿直线做单方向快速推擦移动。

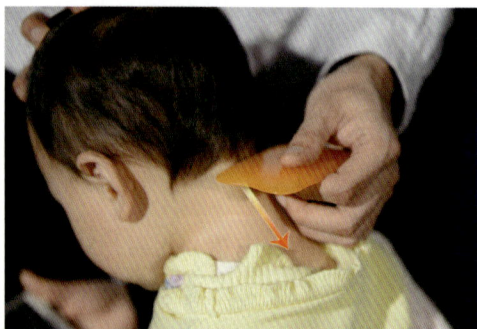

图7-3 刮法

【要领及注意事项】

1. 局部要使用一定的推拿介质。
2. 以局部皮肤充血，或出现紫红色痧斑、痧点为度，不可刮破皮肤。
3. 重复治疗时，应待局部退痧后，方可进行。

【临床运用】

1. 刮法为中等刺激手法，可用于颈项部、胸部、背腰部、四肢部。
2. 小儿刮天柱骨，治疗呕吐、恶心、外感发热等症，具有降逆止呕、祛风散寒作用。

项目二　复式手法

复式手法是用一种或几种手法，在一个或几个穴位上按一定程序进行特定的推拿操作，在小儿推拿文献中有"大手法""大手术""复合手法"等之称。这些方法既有一定姿势，又有特定名称，还有特定的主治作用，是小儿推拿所特有的操作方法。

一、 打马过天河

【动作结构】

术者以左手捏住小儿四指，将掌心向上，用右手中指螺纹面运内劳宫穴，然后屈小儿四指向上，用左手握住，再以食、中二指的指面沾凉水，自总筋穴循天河向上一起一落弹打至洪池穴，边弹打边吹气（图7-4）。

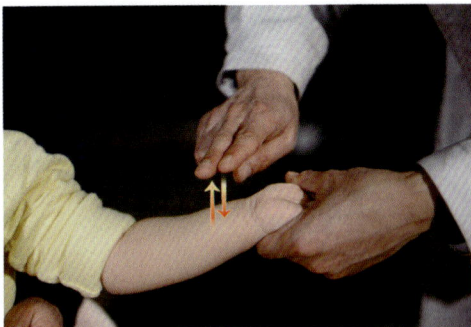

图7-4　打马过天河

【次数】

10～20次。

【临床应用】

本法具有清热通络、行气活血的作用。临床常用于治疗高热烦躁、神昏谵语、上肢麻木抽搐等实热病症。

二、 黄蜂入洞

【动作结构】

术者一手扶着小儿头部，使其相对固定，另一手食、中二指的指端在小儿两鼻孔下缘处，以腕关节带动着力部分做反复揉动（图7-5）。

【次数】

20~50 次。

【临床应用】

本法具有发汗解表、宣肺通窍的作用。临床主要用于治疗外感风寒、发热无汗、急慢性鼻炎、鼻塞流涕、呼吸不畅等上呼吸道病症。

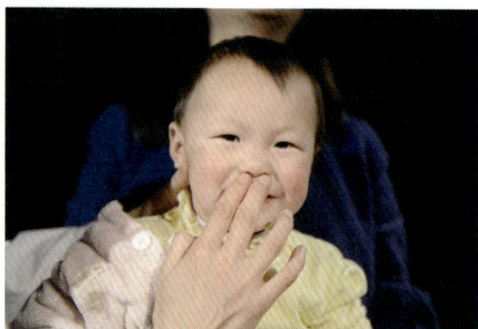

图 7-5 黄蜂入洞

知 识 链 接

本书所选用的经穴位置与操作方法源自《幼科推拿秘书》，"黄蜂入洞，此寒重取汗之奇法也。洞在小儿两鼻孔，我食将二指头，一对黄蜂也。其法屈我大指，伸我食将二指，入小儿两鼻孔揉之，如黄蜂入洞之状。"操作用力要轻柔和缓，均匀持久。

三、天门入虎口

【动作结构】

术者用一手拿捏住小儿四指，使其食指桡侧向上，用另一手的拇指桡侧螺纹面，自小儿食指尖桡侧命关处直推向虎口处，或自小儿拇指尖沿尺侧缘赤白肉际侧推入虎口，然后按揉板门穴（图 7-6）。

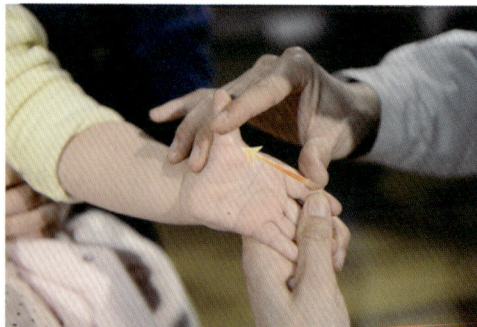

图 7-6 天门入虎口

【次数】

推 20~30 次，揉 30~50 次。

【临床应用】

本法具有温经散寒、健脾消食、止吐泻的作用。临床常用于治疗小儿腹泻、腹胀、疳积等。

知 识 链 接

《秘传推拿妙诀》云："大指食指中间软肉处为虎口，医人用大指自病者命关推起至虎口，将大指钻掐虎口；又或从大指颠推入虎口，总谓天门入虎口。"

《厘正按摩要术》云："天门入虎口法：法主健脾消食。将儿手掌向上，蘸葱姜汁，自食指尖寅卯辰三关侧，推至大指根。"

四、 按弦走搓摩

【动作结构】

令其家属抱小儿于怀中，较大的小儿，令其端坐，两手交叉搭在两肩上，术者用两手掌从小儿两腋下沿胁肋，自上而下边搓摩边移动，直到肚角处（图7-7）。此法又称"按弦搓摩"。

【次数】

50～100次

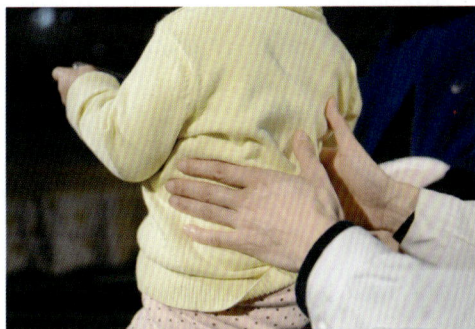

图7-7　按弦走搓摩

【临床应用】

本法具有理气化痰、健脾消积、除胸闷的作用。临床常用于积痰积滞引起的胸闷不畅、咳嗽气急痰喘、积聚等。

知 识 链 接

《幼科推拿秘书》云："按弦走搓摩，此法治积聚，屡试屡验。此运开积痰、积气、痞疾之要法也。弦者，勒肘骨也，在两胁上。其法着一人抱小儿坐在怀中，将小儿两手抄搭，小儿两肩上，以我两手对小儿两胁上搓摩至肚角下，积痰积气自然运化。若久痞则非一日之功，须久搓摩方效。"

五、 揉脐及龟尾并擦七节骨

【动作结构】

先令小儿仰卧，术者一手掌或食、中、无名三指揉脐或揉脐及天枢，另一手拇指或中指端托揉龟尾。揉毕，再令小儿俯卧用拇指或食、中二指自龟尾向上推七节骨为补；反之为泻。

【次数】

100～300 次。

【临床应用】

本法能通调任督二脉之经气，并具有调理肠腑、止泻导滞之功。临床用于治疗泄泻、痢疾、便秘等。一般治疗痢疾必先泻后补，首先应泻其大肠热毒，然后方可用补。

六、 双凤展翅

【动作结构】

术者用双手食、中二指夹小儿两耳尖，向上提拉数次后，再用一手或两手拇指端，按掐眉心、太阳、听会、颊车、人中、承浆诸穴。

【次数】

每穴按、掐各 3～5 次，提 3～5 次。

【临床应用】

本法具有祛风寒、散风热、化痰止咳的作用。临床用于外感风寒和风热感冒，咳嗽多痰等上呼吸道病症，特别是风寒咳嗽。

本法操作需注意有 7 个部位，提捏、按、掐诸法要按程序进行操作。

七、 揉耳摇头

【动作结构】

术者用双手拇指、食指螺纹面着力，捻揉小儿两耳垂后，再用双手捧小儿头部，做颈部轻摇法（图7-8）。本法又称捧耳摇头法。

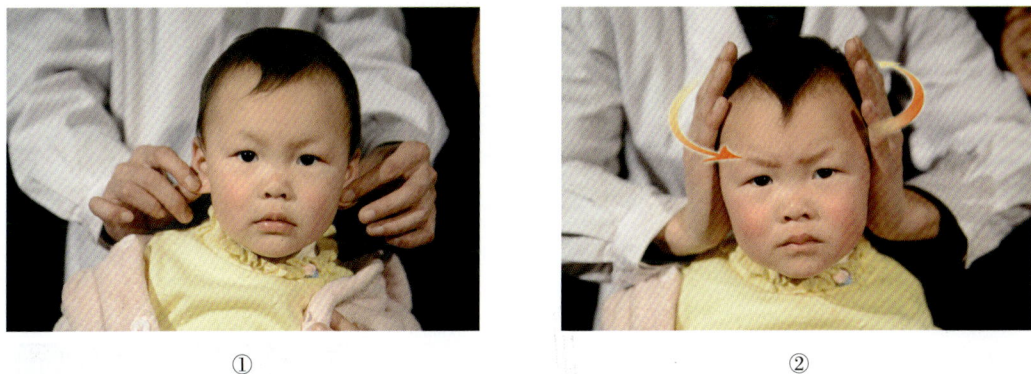

①　　　　　　　　　　　　　②

图7-8　揉耳摇头

【次数】

捻揉耳垂20～30次，摇小儿头10～20次。

【临床应用】

本法具有开关镇惊、调和气血之效。临床常用于治疗惊风。操作时需注意捻、揉、摇三法要有机结合运用。

八、猿猴摘果

【动作结构】

术者用双手食、中二指侧面分别夹住小儿耳尖向上提，再夹捏两耳垂向下扯，如猿猴摘果之状。

【次数】

向上提10～20次，向下扯10～20次。

【临床应用】

本法具有利气、健脾和胃除寒积、定惊悸的作用。本法既能除寒又能去热，故而临床常用于寒热往来，寒痰、食积、惊惕不安等病症。

知识链接

《幼科推拿秘书》云："猿猴摘果：此剿疟疾，并除犬吠人喝之症良法也，亦能治寒气、除痰、退热。其法以我两手大食二指提孩儿两耳尖，上往若干数，又扯两耳坠，下垂若干数，如猿猴摘果之状。"

九、丹凤摇尾

【动作结构】

术者一手拇、食二指按捏小儿内、外劳宫处，另一手拇指掐按中指端，然后再拿捏中指摇动（图7-9）。

【次数】

掐按10~20次，摇动20~30次。

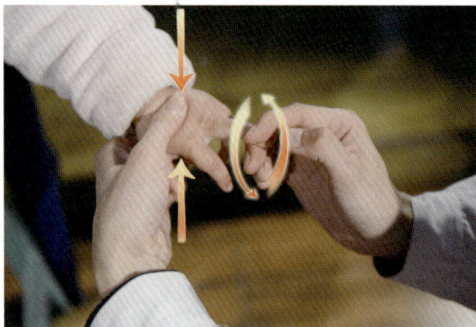

图7-9 丹凤摇尾

【临床应用】

本法具有和气生血的作用，临床用于治疗惊症。

十、凤凰单展翅

【动作结构】

术者一手拇、中二指分别拿捏住小儿总筋、一窝风穴，另一手拇、中二指分别拿捏住内、外劳宫穴，并摇动腕关节（图7-10）。

【次数】

摇动10~20次。

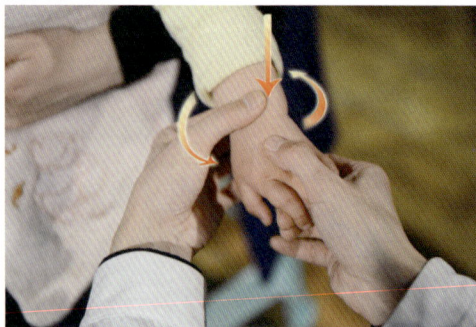

图7-10 凤凰单展翅

【临床应用】

本法具有顺气化痰、温经补虚的作用，临床用于治疗虚热、寒疾咳喘等病症。

知识链接

《幼科推拿秘书》云："凤凰单展翅：医人将右手食指拿病者大指屈压内劳宫，将右手大指拿外劳宫，又将左手大指跪外一窝风，并食中二指拿内一窝风，右手摆动。"

十一、 凤凰展翅

【动作结构】

术者用双手食、中二指固定小儿的腕部，同时以双手拇指掐小儿精宁、威灵二穴，并上下摇动，如凤凰展翅之状。

【次数】

摇 20 ~ 50 次。

【临床应用】

本法具有宣通气机、祛寒解表的功效，可救暴亡、舒喘胀、除噎、定惊之用。临床常用于治疗气吼痰喘、痰食积聚、惊风等。

知识链接

《小儿推拿广意》云："此法性温，治凉。医用两手托儿手掌向上，于总上些，又用两手上四指在下两边爬开，二大指在阴、阳穴往两边爬开，两大指在阴、阳二穴，往两边向外摇二十四下，掐住捏紧一刻，医左大食中三指侧拿儿肘，手向下轻摆三四下，复用左手托儿斗肘上，右手托儿手背，大指掐住虎口，往上向外顺摇二十四下。"

十二、 水底捞明月

【动作结构】

术者先以一手将小儿四指握住，使掌心向上，滴凉水于小儿内劳宫处，再以另一手拇指螺纹面或中指指端蘸水由小指根推运起，经掌小横纹、小天心至内劳宫，边推运边吹气。此法又称"水底捞月""水中捞明月""水中捞月""水里捞月"。

【次数】

推 30~50 次。

【临床应用】

本法为清热大法，大寒大凉，具有清热凉血、宁心除烦的作用。临床常用于治疗一切高热神昏，热入营血，烦躁不安、便秘等实热病症，但虚热病症不宜用。

知 识 链 接

《按摩经》云："水底捞月最为良，止热清心此是强。"

《幼科推拿秘书》云："水底捞明月：此退热必用之法也。水底者，小指边也。明月者，手心内劳宫也。其法以我手拿住小儿手指，将我大指，自小儿小指尖旁，推至坎宫，入内劳宫轻拂起，如捞明月之状。再一法，或用凉水点入内劳，其热即止。盖凉入心肌，行背上，往脏腑。大凉之法，不可乱用。"

十三、飞经走气

【动作结构】

术者先用一手握住小儿四指，再用另一手四指，从曲池起，按之，跳之，至总筋处，反复数次。然后再用一手拇、中二指拿住小儿手腕后掌横纹两端之阴池、阳池二穴，固定小儿手腕，另一手四指将小儿四指向上往外搓捋，让小儿手指一伸一缩，连续搓动（图7-11）。

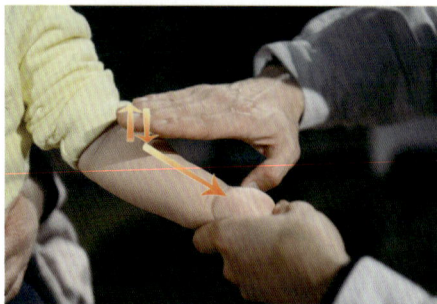
①

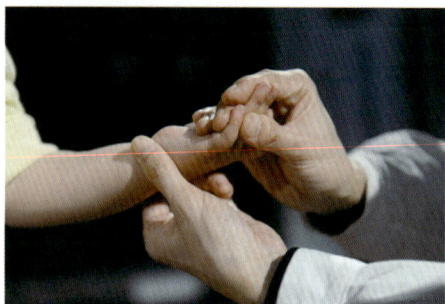
②

图 7-11 飞经走气

【次数】

连续搓 20~50 次。

【临床应用】

本法能行一身之气，清肺化痰，常用于治疗外感，咳嗽痰鸣等症。

十四、 赤凤点头

【动作结构】

术者用一手托小儿肘部，另一手捏小儿中指上下摇动，如赤凤点头状（图 7-12）。此法又名"赤凤摇头"。

【次数】

摇 20~30 次。

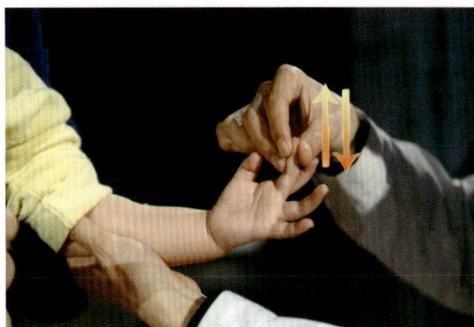

图 7-12 赤凤点头

【临床应用】

本法具有通关顺气、补血宁心、消膨胀、定喘息的作用，临床常用于治疗上肢麻木、心悸、失眠、口疮、胸满胀痛、气喘等。

知 识 链 接

《小儿推拿方脉活婴秘旨全书》云："赤凤摇头：此法，将一手拿小儿中指，一手五指，攒住小儿斗肘，将中指摆摇，补脾和血也（中指属心、色赤，故也）。"

《小儿推拿广意》云："赤凤摇头：将儿左手掌向上，医左手用食、中指轻轻捏儿斗肘；医大、中食指先捏儿心指，即中指，朝上向外摇二十四下。次捏肠指，即食指，仍摇二十四下。再捏脾指，即大指二十四。又捏肺指，即无名指二十四。末后捏肾指，即小指二十四。男左女右，手向右外，即男顺女逆也。再此即是运肘，先做各法完，后做此法。能通关顺气，不拘寒热，必用之法也。"

191

十五、苍龙摆尾

【动作结构】

术者用右手握住小儿食、中、无名三指，左手自总筋至肘部来回搓揉，然后用左手拇、食、中三指托住肘尖，右手持小儿三指左右摇动如摆尾状（图 7 - 13）。

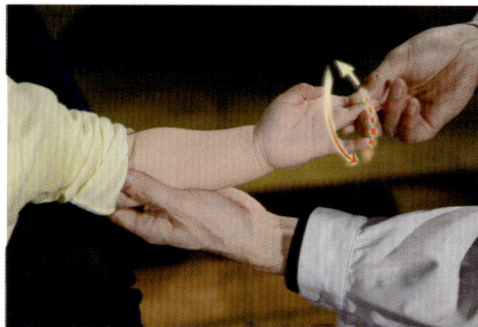

【次数】

搓揉 5 ~ 10 次，摇 25 ~ 30 次。

【临床应用】

图 7 - 13　苍龙摆尾

本法具有开胸顺气、退热通便的作用，临床常用于治疗胸闷发热、烦躁不安、大便秘结等。

知识链接

《小儿推拿广意》云："苍龙摆尾：医右手一把拿小儿左食、中、名三指，掌向上。医左手侧尝从总经起，搓摩天河及至斗肘，略重此。自斗肘又搓摩至总经，如此一上一下三四次。医又将左大、食、中三指担斗肘，医右手前拿摇动九次。此法能退热开胸。"

《按摩经》云："……用手捻小儿小指，名曰：苍龙摆尾。"

十六、乌龙摆尾

【动作结构】

术者用一手拿住小儿的肘部，另一手拿住小儿的小指摇动（图 7 - 14）。

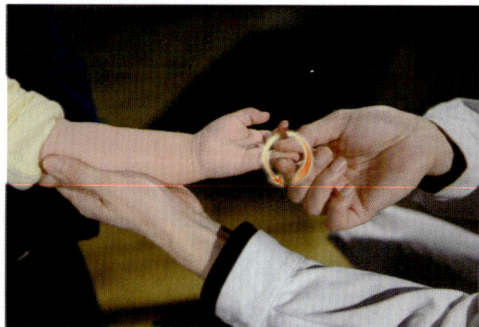

【次数】

摇 20 ~ 30 次。

图 7 - 14　乌龙摆尾

【临床应用】

本法具有开闭结、通二便的作用，临床常用于治疗大便、小便不爽等病症。

知 识 链 接

　　《小儿推拿方脉活婴秘旨全书》云："……乌龙摆尾开闭结……用手拿小儿小指，五指攒住肘，将小指摇动，如摆尾之状，能开闭结也（小指属肾水、色黑，故也）。"

十七、 双龙摆尾

【动作结构】

术者一手托住小儿肘处，另一手拿小儿食指、小指往下扯摇，并左右摇动，似双龙摆尾之状（图7-15）。

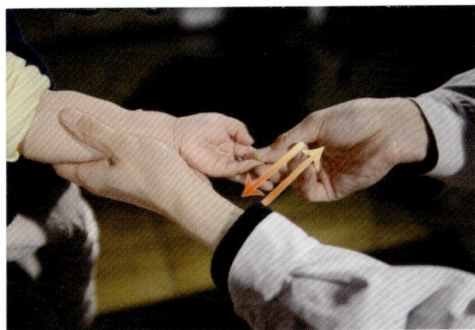

图7-15　双龙摆尾

【次数】

摇扯5～10次。

【临床应用】

本法具有行气、开通闭结的作用，临床常用于治疗气滞，大便、小便闭结等病症。

知 识 链 接

　　《幼科推拿秘书》云："双龙摆尾：此解大小便结之妙法也。其法以我右手拿小儿食小二指，将左手托小儿肘穴，扯摇如数，似双龙摆尾之状。又或以右手拿儿食指，以我左手拿儿小指往下摇拽，亦似之。"

十八、 二龙戏珠

【动作结构】

术者用右手拿捏小儿食、无名二指指端，左手按捏小儿阴池、阳池两穴，并由此边按捏边缓慢向上移动至曲池穴。寒证重按阳池穴，热证重按阴池穴，最后左手拿捏阴池、阳池两穴，右手拿捏小儿食、无名二指并摇动（图7-16）。

【次数】

按捏5~6遍，摇动20~35次。

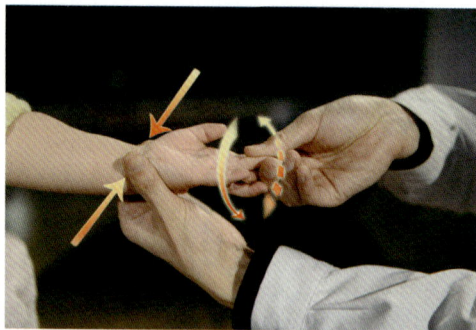

图7-16 二龙戏珠

【临床应用】

本法具有镇惊定搐、调和气血的作用，临床常用于治疗小儿惊惕不安、四肢抽搐、惊厥等病症。

知识链接

《小儿推拿广意》云："二龙戏珠：此法性温。医将右大、食、中三指，捏儿肝肺二指，左大、食、中三指捏儿阴阳二穴，往上一捏一提，捏至曲池五次。热证阴捏重而阳捏轻；寒证阳重而阴轻。再捏阴阳，将肝、肺二指摇摆二九、三九是也。"

《幼科推拿秘书》云："二龙戏珠，此止小儿四肢制跳之良法也，其法性温。以我食将二指，自儿总经上，参差以指头按之，战行直至曲池陷中。重揉，其头如圆珠乱落，故名戏珠，半表半里。"

十九、 按肩井（总收法）

【动作结构】

术者用左手中指掐按小儿肩井穴，再用右手拇、食、中三指，拿捏住小儿食指和无名指，使小儿上肢伸直，并牵拉摇动上肢及肩部（图7-17）。

【次数】

掐按5~10次，摇20~30次。

【临床应用】

本法具有通行一身之气血的作用，临床常用于小儿推拿结束手法，特别是久病体虚者更适宜用此法。

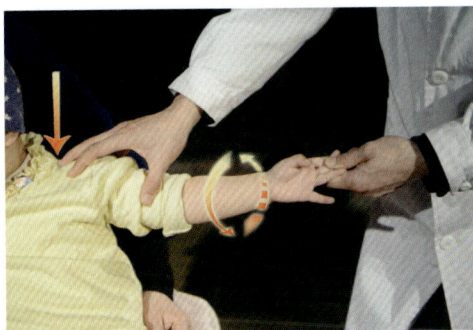

图7-17 按肩井

知 识 链 接

《幼科推拿秘书》云："总收法：诸症推毕，以此法收之，久病更宜用此，永不犯。其法以我左手食指，掐按儿肩井陷中，乃肩膊眼也。又以我右手紧拿小儿食指、无名指，伸摇如数，病不复发矣。"

《幼科铁镜》云："肩井穴是大关津，掐此开通血气行，各处推完将此掐，不愁气血不周身。"

复习思考

1. 小儿推拿常用手法和成人推拿常用手法有何异同？

2. 手法水底捞明月如何操作？有何治疗作用？

3. 按弦走搓摩的临床应用有哪些？

4. 手法黄蜂入洞如何操作？有何治疗作用？

5. 手法打马过天河如何操作？

扫一扫，知答案

模块八

小儿特定穴推拿手法

【学习目标】

1. 掌握小儿特定穴的定位、推拿操作方法及作用。
2. 熟悉小儿特定穴的临床应用。
3. 了解古代医籍对小儿推拿特定穴的记载。
4. 能熟练进行各种特定穴推拿手法的操作。

小儿特定穴，即小儿推拿特定穴，是指十四经穴之外、只用于小儿推拿的穴位（图8-1、图8-2）。与十四经穴和经外奇穴有很大的不同，这些穴位不仅有"点"状，还有"线"状及"面"状。"小儿百脉汇于两掌"，小儿推拿特定穴以两手居多。

同时，小儿特定穴散在分布，不像十四经穴由经络相连。小儿推拿特定穴临床应用时有以下特点：一是穴位与手法往往合起来称呼，如运八卦、揉板门、拿肚角等。二是手法操作时间往往

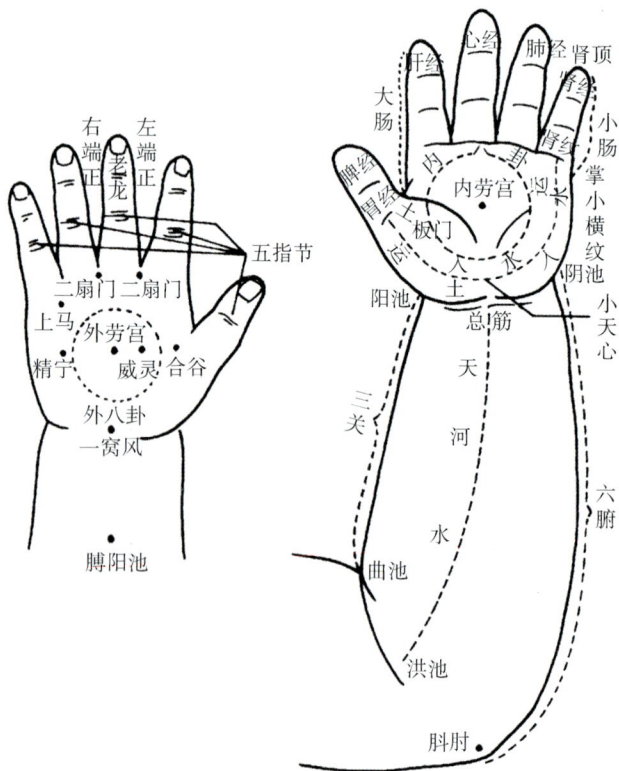

图8-1 小儿上肢穴图

是以"次数"计算。穴位中标示的"次数"仅作为 6 个月~1 周岁小儿临床应用时的参考，临诊时还要根据小儿年龄大小、身体强弱、病情轻重等情况而有所增减。三是小儿推拿操作的顺序，一般是先上肢，次头面，再胸腹、腰背，最后是下肢。也可根据病情轻重缓急或小儿体位而定先后顺序，年龄较大小儿可配合经穴使用。四是上肢特定穴位，习惯于推左手，一般不分男女。

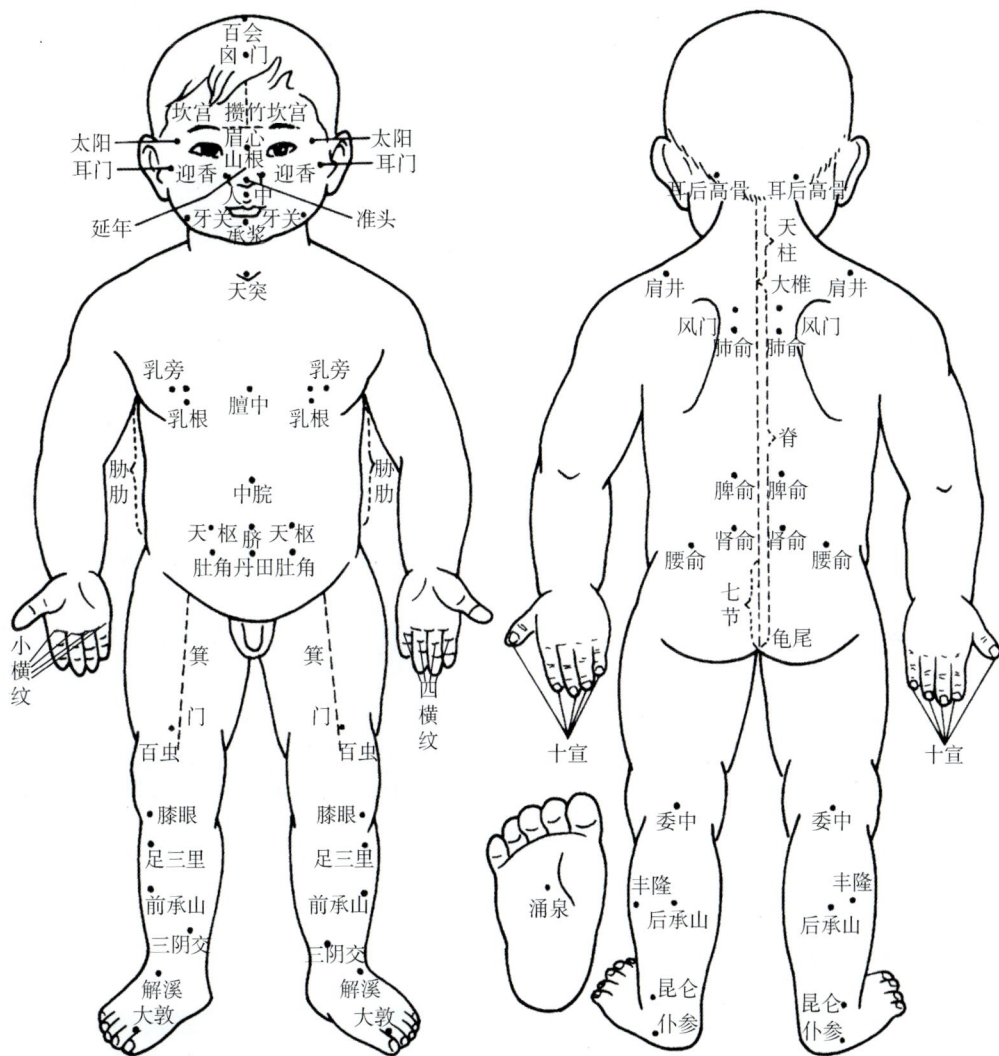

图 8-2　小儿穴位图

项目一　头面部特定穴推拿手法

一、 开天门法

定位：两眉头连线中点至前发际成一直线。

操作：两拇指自下而上交替直推，称开天门，又称推攒竹。30～50 次（图 8-3）。

作用：发汗解表，镇静安神，开窍醒神。

应用：常用于风寒感冒，头痛、无汗、发热等症，多与推坎宫、揉太阳、揉耳后高骨等合用，为治疗外感的四大手法之一；若惊惕不安、烦躁不宁多与清肝经、捣小天心、掐揉五指节、揉百会等合用。

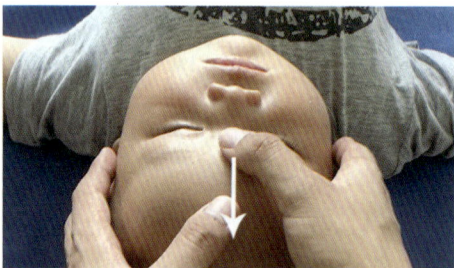

图 8-3　开天门

二、 推坎宫法

定位：自眉头起沿眉弓向眉梢成一横线。

操作：两拇指自眉心向眉梢做分推，称推坎宫，又称分头阴阳。30～50 次（图 8-4）。

作用：疏风解表，醒脑明目，止头痛。

应用：常用于外感发热、头痛，多与开天门、推攒竹、揉太阳等合用，为治疗外感的四大手法之一；若用于治疗目赤痛，多与清肝经、掐揉小天心、揉肾纹、清天河水等合用。

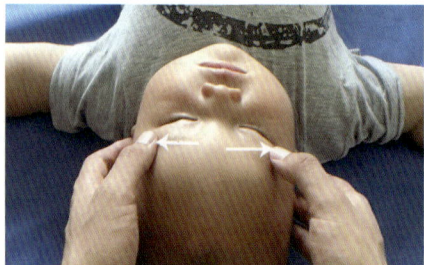

图 8-4　推坎宫

三、 运太阳法

定位：眉梢与目外眦之间，向后约 1 寸凹陷处。

操作：两拇指桡侧自前向后直推，称推太阳。用中指端揉该穴，称揉太阳或运太阳（图 8-5）。30～50 次。向眼方向揉为补，向耳方向揉为泻。

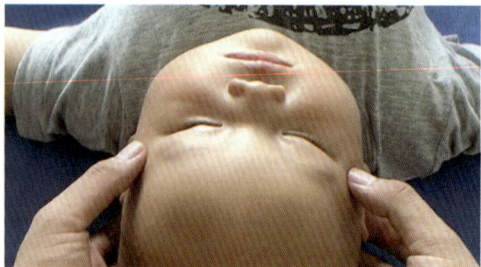

作用：疏风解表，清热，明目止头痛。

图 8-5　运太阳

应用：推、揉太阳主要用于外感发热。若外感表实头痛用泻法；若外感表虚、内伤头痛用补法。主治发热、头痛、惊风、目赤痛。

四、 掐山根法

定位：两目内眦连线的中点，鼻根凹陷处。

操作：拇指指甲掐，称掐山根。3～5次（图8-6）。

作用：开窍，醒目定神。

应用：掐山根主用于治疗惊风、昏迷、抽搐等症，多与掐人中、掐老龙等合用。

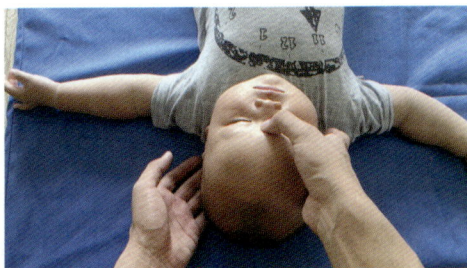

图8-6 掐山根

五、 推囟门法

定位：前发际正中直上2寸，百会前骨陷中。

操作：两手扶小儿头，两拇指自前发际向该穴轮换推之（囟门未合时，仅推至边缘），称推囟门（图8-7）。拇指端轻揉本穴称揉囟门（图8-8）。50～100次。

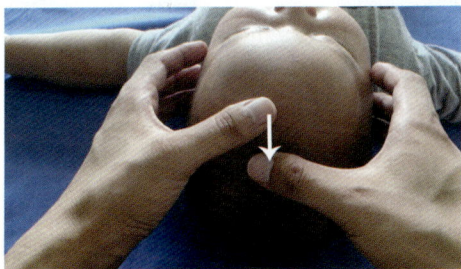

图8-7 推囟门

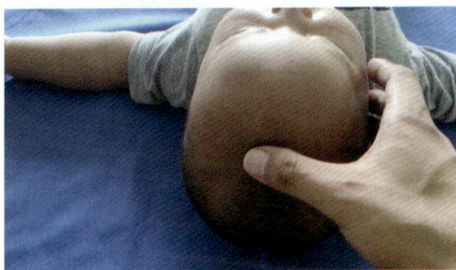

图8-8 揉囟门

作用：镇惊安神、通窍，止头痛。

应用：推、揉囟门多用于主治头痛、惊风、神昏烦躁、鼻塞、衄血等症。正常前囟在生后12～18个月才闭合，故临床操作时手法需注意，不可用力按压。

六、 揉耳后高骨法

定位：两耳后，乳突后缘与后发际交界处。

操作：两拇指或中指端揉，称揉耳后高骨。30～50次（图8-9）。

作用：疏风解表，安神除烦。

应用：治感冒头痛，多与开天门、推攒竹、推坎

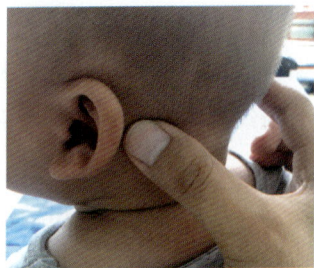

图8-9 揉耳后高骨

199

宫、揉太阳等合用，为治疗外感的四大手法之一；亦可治神昏烦躁，多与清天河水、揉小天心、分手阴阳、清肝经等同用。

项目二　上肢部特定穴推拿手法

一、推脾经法

定位：拇指桡侧缘，自指尖直至指根成一条直线，或拇指末节螺纹面。

操作：将小儿拇指屈曲，循拇指桡侧缘向指根方向直推为补，称补脾经（图8-10）。由指根向指端方向直推为清，称清脾经（图8-11）。补脾经、清脾经，统称推脾经。100～500次。

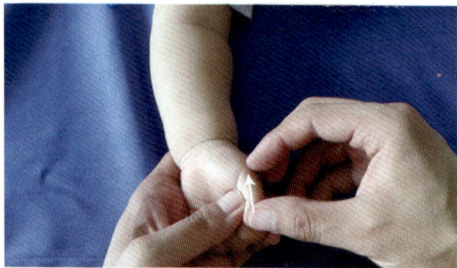

图8-10　补脾经

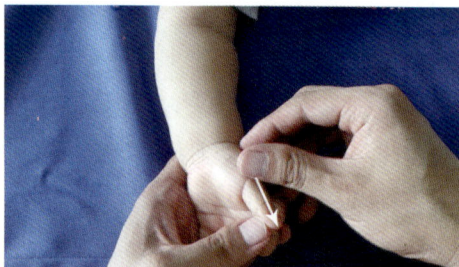

图8-11　清脾经

作用：补脾经能健脾胃，补气血；清脾经则清热利湿，化痰止呕。

应用：补脾经用于脾胃虚弱，气血不足而引起的食欲不振、肌肉消瘦、消化不良等症。

清脾经用于湿热熏蒸、皮肤发黄、恶心呕吐、腹泻痢疾等症。

临床上脾经穴一般多用补法，需用清法时多清后加补。

二、推肝经法

定位：食指末节螺纹面。

操作：自指尖向食指掌面末节指纹方向直推为补，称补肝经（图8-12）；自食指掌面末节指纹推向指尖为清，称清肝经（图8-13）。补肝经和清肝经统称推肝经。100～500次。

作用：平肝泻火，息风镇惊，解郁除烦。

应用：清肝经常用于惊风、抽搐、烦躁不安、五心烦热等症。肝经宜清不宜补，若肝虚应补时则需补后加清，或以补肾经代之，称为滋肾养肝法。

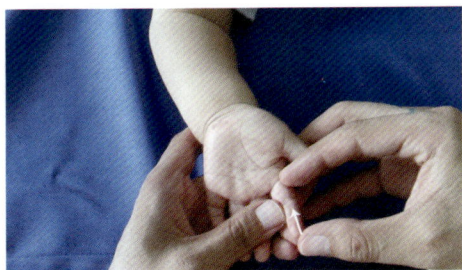

图 8 - 12　补肝经

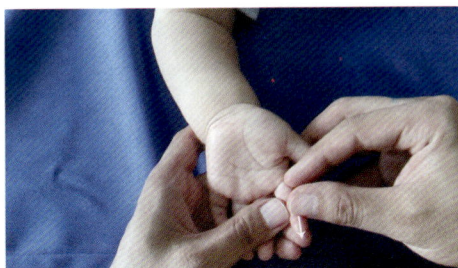

图 8 - 13　清肝经

三、 推心经法

定位：中指末节螺纹面。

操作：自指尖向中指掌面末节指纹方向直推为补，称补心经（图 8 - 14）。自中指掌面末节指纹向指尖方向直推为清，称清心经（图 8 - 15）。补心经和清心经统称推心经。100 ~ 500 次。

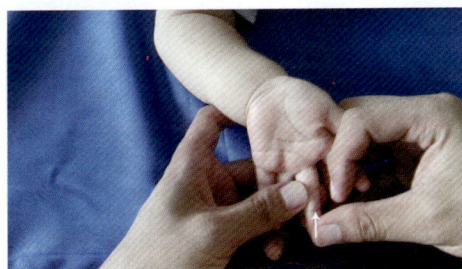

图 8 - 14　补心经

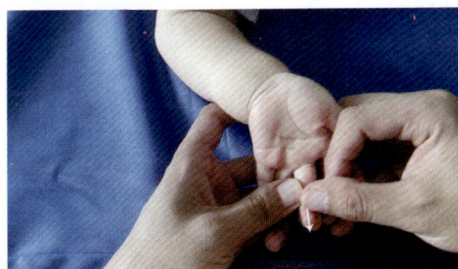

图 8 - 15　清心经

作用：清心经可清心泻火；补心经可养心安神。

应用：本穴宜用清法，不宜用补法。清心经常用于心火旺盛而引起的高热神昏、面赤口疮、小便短赤等，多与清天河水、清小肠等合用。

四、 推肺经法

定位：无名指末节螺纹面。

操作：自指尖向无名指掌面末节指纹方向直推为补，称补肺经（图 8 - 16）；自无名指掌面末节指纹向指尖方向直推为清，称清肺经（图 8 - 17）。补肺经和清肺经统称推肺经。100 ~ 500 次。

作用：补肺经可补益肺气；清肺经可宣肺清热，疏风解表，化痰止咳。

应用：补肺经用于肺气虚损所致的咳嗽气喘、虚汗怕冷等肺经虚寒证。清肺经用于感冒发热及咳嗽、气喘、痰鸣等肺经实热证。

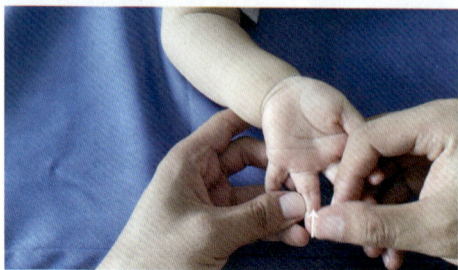

图 8-16　补肺经

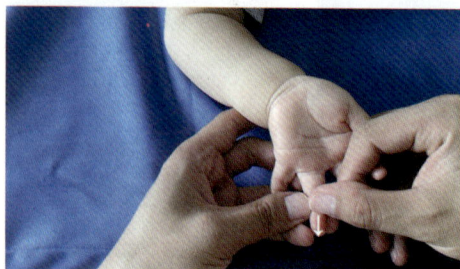

图 8-17　清肺经

五、 推肾经法

定位：小指末节螺纹面。

操作：自指根向指尖方向直推为补，称补肾经（图 8-18）；自指尖向指根方向直推为清，称清肾经（图 8-19）。补肾经和清肾经统称为推肾经。100～500 次。

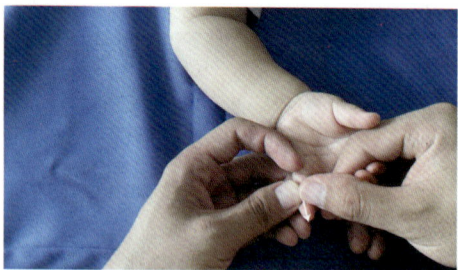

图 8-18　补肾经

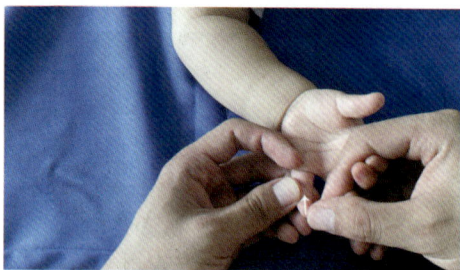

图 8-19　清肾经

作用：补肾经可补肾益脑，温养下元；清肾经可清利下焦湿热。

应用：补肾经用于先天不足、久病体虚、肾虚久泻、多尿、遗尿、虚汗喘息等症。清肾经用于膀胱蕴热的小便赤涩等症。临床上肾经穴一般多用补法，需用清法时，也多以清小肠代之。

六、 推大肠法

定位：食指桡侧缘，自食指尖至虎口成一直线。

操作：从食指尖直推向虎口为补，称补大肠（图 8-20）；反之为清，称清大肠（图 8-21）。补大肠和清大肠统称推大肠。100～300 次。

作用：补大肠可涩肠固脱，温中止泻；清大肠可清利肠腑，除湿热，导积滞。

应用：补大肠多用于虚寒腹泻、脱肛等病症。清大肠多用于湿热腹泻、便秘、食积。

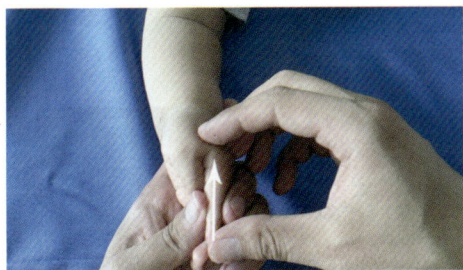

图 8 - 20　补大肠

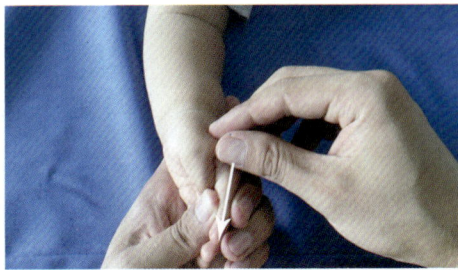

图 8 - 21　清大肠

七、　推小肠法

定位：小指尺侧边缘，自指尖到指根成一直线。

操作：自指尖直推向指根为补，称补小肠（图 8 - 22）；反之为清，称清小肠（图 8 - 23）。补小肠和清小肠统称为推小肠。100 ~ 300 次。

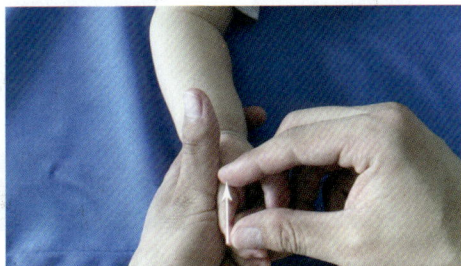

图 8 - 22　补小肠

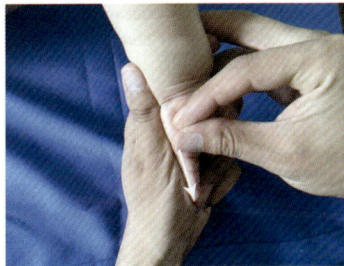

图 8 - 23　清小肠

作用：清热利尿。

应用：本穴多用清法。清小肠可泌清别浊，多用于小便短赤不利、尿闭、水泻等病症。若心经有热，移热于小肠，配清天河水；若属下焦虚寒，多尿、遗尿则宜用补小肠，配合补肾经、揉丹田。

八、　揉肾顶法

定位：小指顶端。

操作：以食指、中指或拇指端按揉，称揉肾顶（图 8 - 24）。100 ~ 500 次。

作用：收敛元气，固表止汗。

应用：肾顶为敛汗要穴，对自汗、盗汗或大汗淋漓不止等症均有较好的疗效。

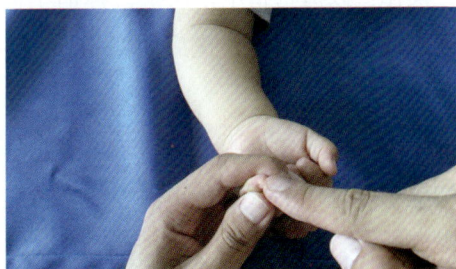

图 8 - 24　揉肾顶

九、 揉肾纹法

定位：手掌面，小指第 2 指间关节横纹处。

操作：食指、中指或拇指端按揉，称揉肾纹（图 8 - 25）。100 ~ 500 次。

作用：祛风明目，散瘀结。

应用：揉肾纹主要用于目赤肿痛或热毒内陷、瘀结不散所致的高热、呼吸气凉、手足逆冷等症。

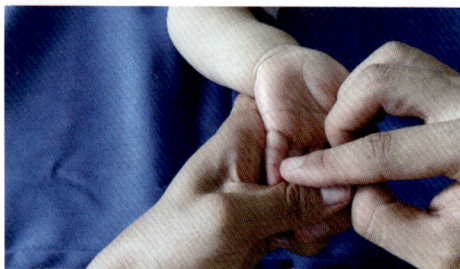

图 8 - 25　揉肾纹

十、 推四横纹法

定位：掌面食、中、无名、小指第 1 指间关节横纹处。

操作：将小儿四指并拢，术者用拇指指面从其食指横纹处推向小指横纹处，称推四横纹（图 8 - 26）。推 100 ~ 300 次。

作用：掐之能退热除烦，散瘀结；推之能调中行气，和气血，消胀满。

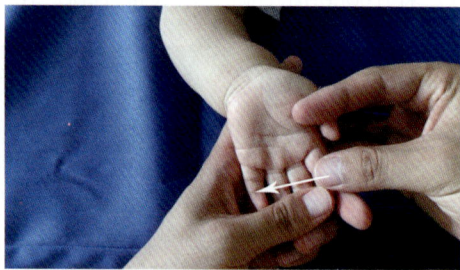

图 8 - 26　推四横纹

应用：临床上多用于疳积、腹胀、气血不和、消化不良等症。常与补脾经、揉中脘等合用。也可用毫针或三棱针点刺本穴出血以治疗疳积，本穴为治疗小儿疳积的要穴。

十一、 推小横纹法

定位：掌面食、中、无名、小指掌指关节横纹处。

操作：以拇指指甲依次掐，称掐小横纹（图 8 - 27）；拇指桡侧依次上下来回推每一横纹，或横向来回推并拢后的四指横纹，称推小横纹（图 8 - 28）。掐各 5 次；推 100 ~ 300 次。

作用：退热，消胀，散结。

应用：推掐本穴主要用于脾胃热结、口唇破烂及腹胀等症。临床上用推小横纹治疗肺部干性啰音，有一定疗效。

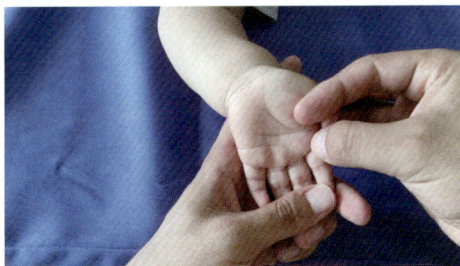

图 8 - 27　掐小横纹

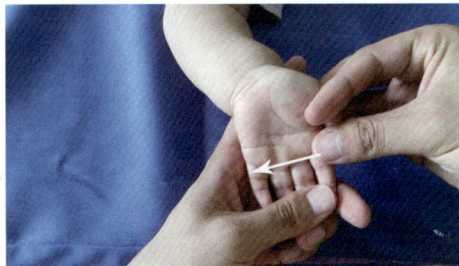

图 8 - 28　推小横纹

十二、　揉掌小横纹法

定位：掌面小指根下，尺侧掌纹头。

操作：食指、中指或拇指端按揉，称揉掌小横纹（图 8 - 29）。100~500 次。

作用：清热散结，宽胸宣肺，化痰止咳。

应用：主要用于喘咳、口舌生疮等，为治疗百日咳、肺炎的要穴。临床上用揉掌小横纹治疗肺部湿性啰音，有一定的疗效。

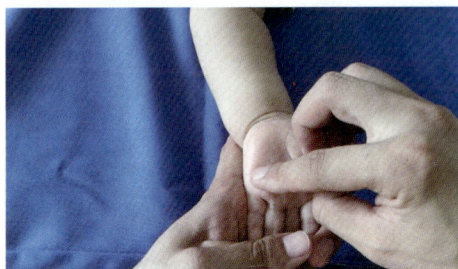

图 8 - 29　揉掌小横纹

十三、　推胃经法

定位：拇指掌面近掌端第 1 节（或大鱼际桡侧赤白肉际处）。

操作：自拇指根向掌根方向直推为补，称补胃经（图 8 - 30）；反之为清，称清胃经（图 8 - 31）。补胃经和清胃经统称推胃经。100~500 次。

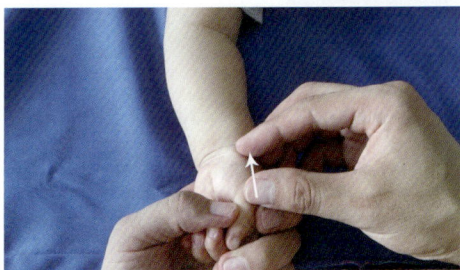

图 8 - 30　补胃经

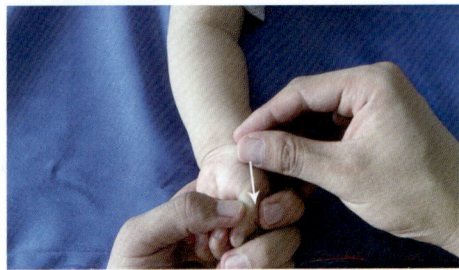

图 8 - 31　清胃经

作用：清胃经可清中焦湿热，和胃降逆，泻胃火，除烦止渴；补胃经可健脾胃，助运化。

应用：清胃经多与清脾经、推天柱骨、横纹推向板门等合用，治疗脾胃湿热，或胃气不和所引起的上逆呕恶等症；若胃肠实热所致的脘腹胀满、发热烦渴、便秘纳呆，多与清大肠、退六腑、揉天枢、推下七节骨等合用。补胃经多与补脾经、揉中脘、摩腹、按揉足三里等合用，治疗脾胃虚弱、消化不良、纳呆腹胀等症。

十四、 揉板门法

定位：手掌大鱼际平面。

操作：以拇指指端或食指、中指指端揉，称揉板门或运板门（图 8 - 32）；用推法自指根推向腕横纹，称板门推向横纹（图 8 - 33），反之称横纹推向板门（图 8 - 34）。100 ~ 300 次。

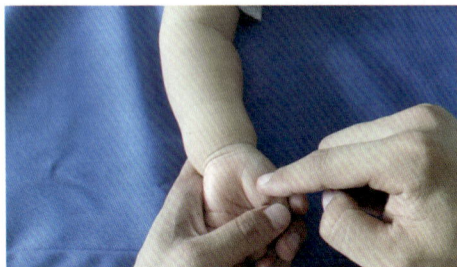

图 8 - 32　揉板门

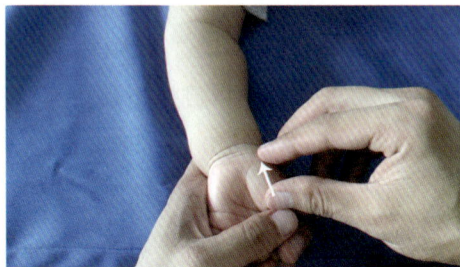

图 8 - 33　板门推向横纹

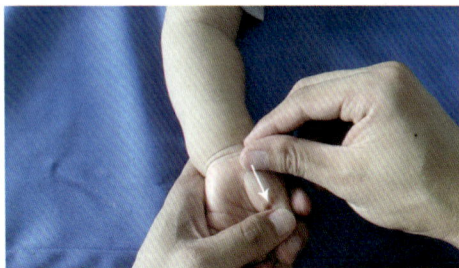

图 8 - 34　横纹推向板门

作用：揉板门能健脾和胃，消食化滞；板门推向横纹能止泻，横纹推向板门能止呕。

应用：揉板门多用于乳食停积，食欲不振，或嗳气、腹胀、腹泻、呕吐等症。

十五、 揉内劳宫法

定位：掌心中，屈指时中指、无名指之间中点。

操作：中指端揉，称揉内劳宫（图 8 - 35）；或用中指运，称运内劳宫。揉 100 ~ 300

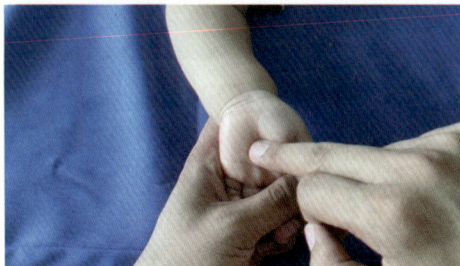

图 8 - 35　揉内劳宫

次；运100次。

作用：清热除烦，清虚热。

应用：揉内劳宫用于心经有热而致的口舌生疮、发热、烦渴等症。运内劳宫为运掌小横纹、揉小天心、运内劳宫的复合手法，对心、肾两经虚热最为适宜。

十六、 运内八卦法

定位：手掌面，以掌心（内劳宫）为圆心，从圆心至中指根横纹2/3处为半径所做的圆周。

操作：用拇指指端或中指指端顺时针方向运，称顺运内八卦或运内八卦（图8－36）；反之称逆运内八卦；四卦一运称分运八卦。50～300次。

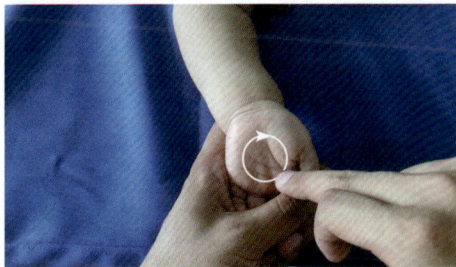

图8－36 运内八卦

作用：顺运内八卦能宽胸利膈，理气化痰，行滞消食。逆运则降气平喘。

应用：运内八卦善于调理气机，顺运偏于理气，逆运偏于降气。主要用于咳嗽、痰喘、胸闷、纳呆、腹胀呕吐、乳食内伤等症，多与推脾经、推肺经、揉板门、揉中脘等合用。

知 识 链 接

《保赤推拿法》云："运内八卦法：从坎到艮左旋推，治热，亦治吐。从艮到坎右旋推，治凉，亦治泻。掌中：离南，坎北，震东，兑西，乾西北，艮东北，巽东南，坤西南。男女皆推左手。"

现在一般认为分运八卦有以下作用：①自乾经坎、艮至震或自巽经离、坤至兑，掐运7次，有镇静、安神的作用。②自离经坤、兑至乾，掐运7次，有止咳的作用。③自坤经兑、乾至坎掐运7次，有清热的作用。④自坎经艮、震至巽，掐运7次，有止泻的作用。⑤自巽经震、艮至坎，掐运7次，有止呕的作用。⑥自艮经震、巽至离，掐运7次，有发汗的作用。⑦单揉"艮"，有健脾消食的作用。

不论顺运、逆运还是分运八卦，至离卦均应轻轻而过。

十七、 揉小天心法

定位：大小鱼际交接处凹陷中。

操作：中指端揉，称揉小天心（图8-37）；拇指甲掐，称掐小天心（图8-38）；以中指尖或屈曲的指间关节捣，称捣小天心（图8-39）。揉100～300次；掐、捣5～20次。

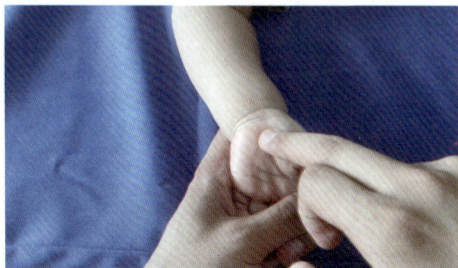

图8-37　揉小天心

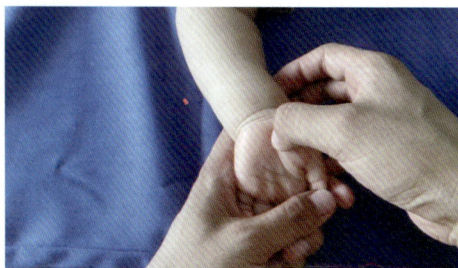

图8-38　掐小天心

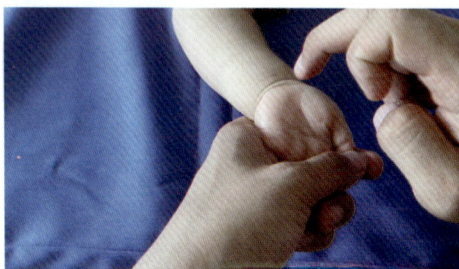

图8-39　捣小天心

作用：清热，镇惊，利尿，明目。

应用：揉小天心主要用于心经有热而致目赤肿痛、口舌生疮、惊惕不安，或心经有热，移热于小肠而见小便短赤等症。掐、捣小天心主要用于惊风抽搐、夜啼、惊惕不安等症。本穴与内劳宫均能清心安神，但内劳宫清热力强，小天心安神效佳。

知 识 链 接

《按摩经》云："掐小天心，天吊惊风，眼翻白偏左右，及肾水不通之用。"

《幼科铁镜》云："儿眼翻上者，将大指甲在小天心向掌心下掐即平。儿眼翻下者，将大指甲在小天心向总筋上掐即平。"民间传曰："小儿左斜视向右捣小天心，右斜视向左捣小天心。"

十八、按揉总筋法

定位：掌后腕横纹中点。

操作：按揉本穴称揉总筋（图8-40）；用拇指甲掐称掐总筋（图8-41）。揉100～

300 次；掐 3 ~ 5 次。

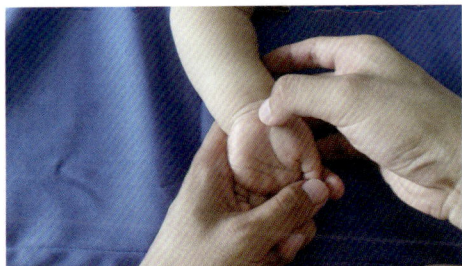

图 8 - 40　揉总筋

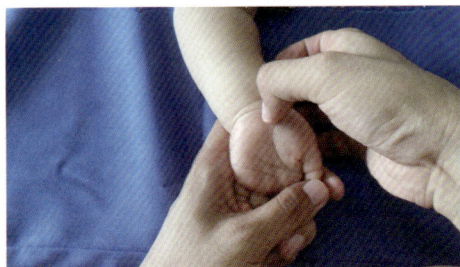

图 8 - 41　掐总筋

作用：清心经热，散结止痉，通调周身气机。

应用：揉总筋临床上多与清天河水、清心经配合，治疗口舌生疮、潮热、夜啼等实热病症。治疗惊风抽掣多用掐法。

十九、　推大横纹法

定位：仰掌，掌后腕横纹。近拇指端称阳池，近小指端称阴池。

操作：两拇指自掌后腕横纹中点（总筋）向两旁分推，称分推大横纹，又称分手阴阳（图 8 - 42）；自两旁（阴池、阳池）向总筋合推，称合阴阳。30 ~ 50 次。

作用：分阴阳能平衡阴阳，调和气血，行滞消食；合阴阳能行痰散结。

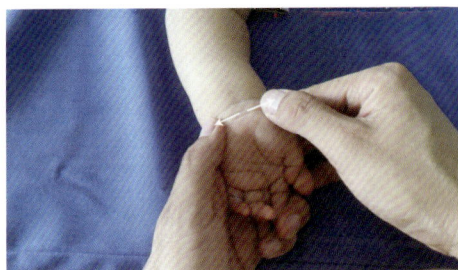

图 8 - 42　分手阴阳

应用：分推阴阳，多用于阴阳不调，气血不和而致寒热往来、烦躁不安，以及乳食停滞、腹胀、腹泻、呕吐等症。合阴阳多用于痰结喘嗽、胸闷等症。

二十、　掐十宣法 （十王）

定位：十指尖指甲内赤白肉际处。

操作：用拇指指甲逐一掐之，称掐十宣（图 8 - 43）。各掐 5 次，或醒后即止。

作用：醒神开窍，泄热。

应用：掐十宣主要用于急救，有清热作用。对惊风、高热、昏厥等，多与掐老龙、掐人中、掐小天心等合用。

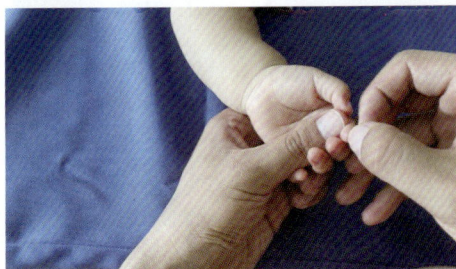

图 8 - 43　掐十宣

二十一、 掐老龙法

定位：中指甲后1分处。

操作：用掐法，称掐老龙（图8-44）。掐5次，或醒后即止。

作用：醒神开窍。

应用：掐老龙主要用于急救，用于急惊风或高热抽搐等。

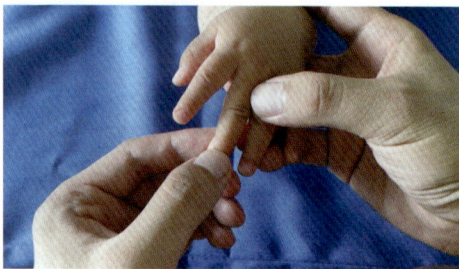

图8-44　掐老龙

二十二、 揉端正法

定位：中指甲根两侧赤白肉处，桡侧称左端正，尺侧称右端正。

操作：拇指指甲掐或拇指螺纹面揉称掐端正、揉端正（图8-45）。掐5次；揉50次。

作用：揉右端正能降逆止呕，揉左端正能升提止泻。

图8-45　掐揉端正

应用：揉右端正主要用于胃气上逆而引起的恶心呕吐等症；揉左端正功能升提，主要用于水泻、痢疾等。掐端正多用于治疗小儿惊风，常与掐老龙、清肝经等配合。

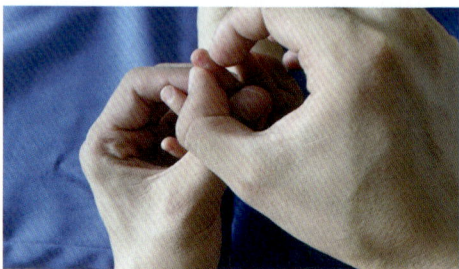

二十三、 掐揉五指节法

定位：掌背五指第1指间关节。

操作：拇指指甲掐之，称掐五指节（图8-46）；用拇或食指逐一揉搓称揉五指节（图8-47）。各掐3~5次；各揉30~50次。

作用：安神镇惊，祛风痰，通关窍。

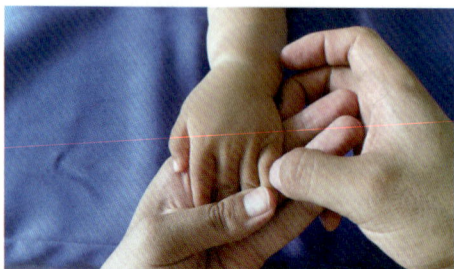

图8-46　掐五指节

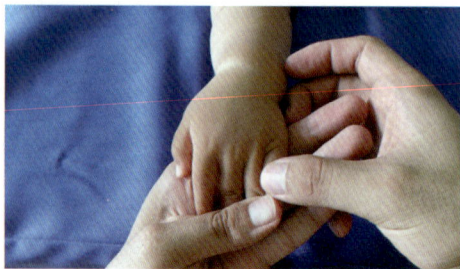

图8-47　揉五指节

应用：掐五指节主要用于惊惕不安、惊风等症，多与清肝经、掐老龙等合用；揉五指节主要用于胸闷、痰喘、咳嗽等症，多与运内八卦、推揉膻中等合用。

二十四、 掐揉二扇门法

定位：掌背中指根掌指关节两侧凹陷处。

操作：两拇指甲掐之，称掐二扇门（图8-48）；以一手食、中指端揉之，称揉二扇门。掐5次；揉100～500次。

作用：发汗透表，退热平喘。

应用：掐揉二扇门是发汗效法。用于治疗外感风寒无汗，揉时要稍用力，速度宜快。本法与揉肾顶、补脾经、补肾经等配合应用，适宜于平素体虚外感者。

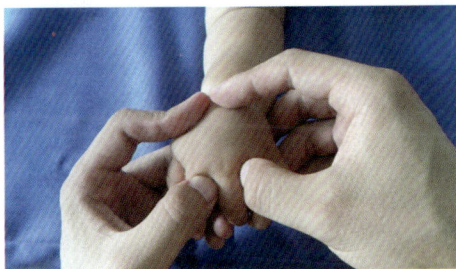

图8-48　掐二扇门

二十五、 揉二人上马法

定位：手背无名及小指掌指关节后凹陷中。

操作：以拇指指端或中指指端揉之，称揉二人上马（图8-49）。100～500次。

作用：滋阴补肾，顺气散结，利水通淋。

应用：为补肾滋阴的要法，主要用于阴虚阳亢、潮热烦躁、牙痛、小便赤涩淋沥等症。

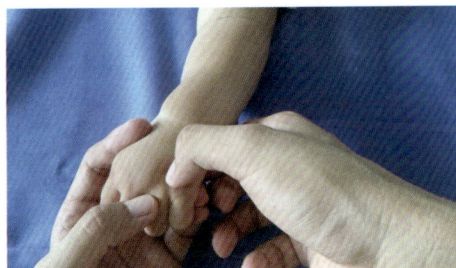

图8-49　揉二人上马

二十六、 揉外劳宫法

定位：掌背中，与内劳宫相对处（掌背，第3、4掌骨歧缝间）。

操作：用拇指或中指端揉之，称揉外劳宫（图8-50）。100～300次。

作用：温阳散寒，升阳举陷，发汗解表。

应用：本穴性温，为温阳散寒、升阳举陷的要穴，兼能发汗解表。用于一切寒证，主治风寒感冒，以及脏腑积寒所致的腹痛腹胀、肠

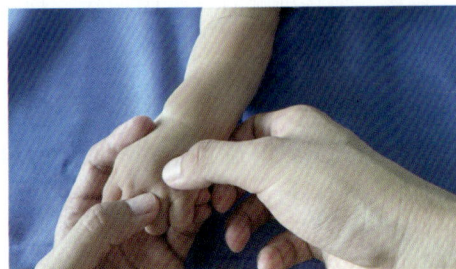

图8-50　揉外劳宫

鸣腹泻、痢疾、脱肛、遗尿、疝气等。

二十七、掐威灵法

定位：手背第 2、3 掌骨歧缝间，平外劳宫处。

操作：用掐法，称掐威灵（图 8-51）。掐 5 次，或醒后即止。

作用：开窍醒神。

应用：主要用于急惊、昏迷不醒时的急救。

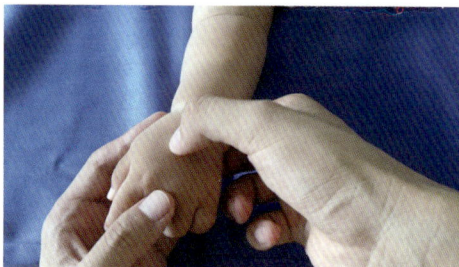

图 8-51　掐威灵

二十八、掐精宁法

定位：手背第 4、5 掌骨歧缝间，平外劳宫处。

操作：用掐法，称掐精宁（图 8-52）。掐 5~10 次。

作用：行气，破结，化痰。

应用：多用于痰食积聚、气吼痰喘、干呕、疳积等症。用于急惊昏厥时，本法多与掐威灵配合，能加强开窍醒神的作用。

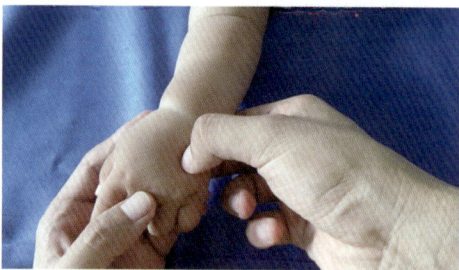

图 8-52　掐精宁

二十九、运外八卦法

定位：掌背外劳宫周围，与内八卦相对处。

操作：拇指做顺时针方向运法，称运外八卦（图 8-53）。100~300 次。

作用：宽胸理气，通滞散结。

应用：运外八卦临床上多与摩腹、推揉膻中等合用，治疗胸闷、腹胀、便结等症。

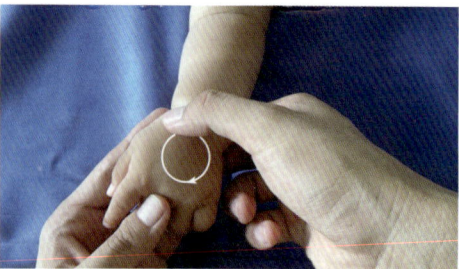

图 8-53　运外八卦

三十、揉一窝风法

定位：手背腕横纹正中凹陷处。

操作：拇指或中指端揉之，称揉一窝风（图8-54）。100~300次。

作用：温中行气，止痹痛，利关节，发散风寒。

应用：一窝风善止腹痛，常用于受寒、食积等原因引起的腹痛等症，多与拿肚角、推三关、揉中脘等合用。

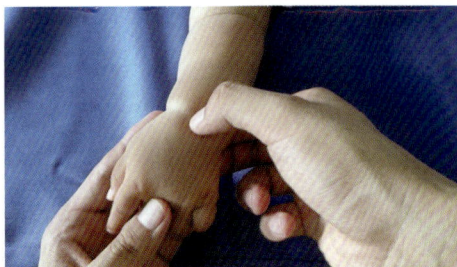

图8-54 揉一窝风

三十一、 揉膊阳池法

定位：手背一窝风后3寸处。

操作：拇指或中指指端揉，称揉膊阳池（图8-55）。100~300次。

作用：止头痛，通大便，利小便。

应用：特别对大便秘结，多揉之有显效，但大便滑泻者禁用；用于感冒头痛，或小便赤涩短少，多与其他解表、利尿法同用。

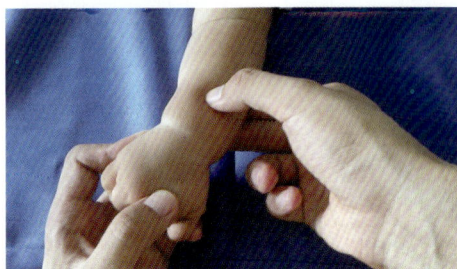

图8-55 揉膊阳池

三十二、 推三关法

定位：前臂桡侧，腕横纹至肘横纹成一直线。

操作：用拇指桡侧面或食、中指面自腕推向肘，称推三关（图8-56）；屈小儿拇指，自拇指桡侧端推向肘，称大推三关（图8-57）。100~300次。

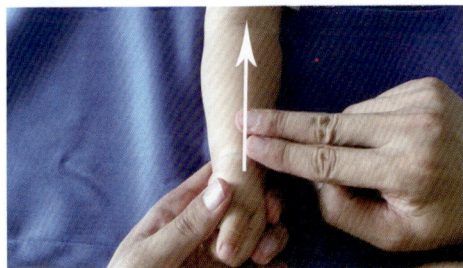

图8-56 推三关

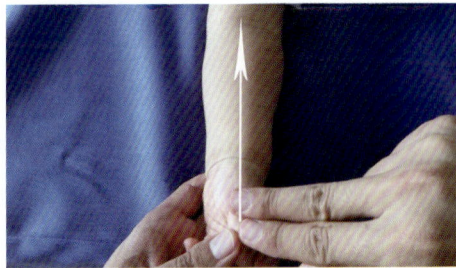

图8-57 大推三关

作用：补气行气，温阳散寒，发汗解表。

应用：本穴性温热，主治一切虚寒病症，对非虚寒病症者宜慎用。临床上治疗气血虚弱，命门火衰，下元虚冷，阳气不足引起的四肢厥冷、面色无华、食欲不振、疳积、吐泻等症。多与补脾经、补肾经、揉丹田、捏脊、摩腹等合用。对感冒风寒，怕冷无汗或疹出不透等症，多与清肺经、推攒竹、掐揉二扇门等合用。此外对疹毒内陷、黄疸、阴疸等症亦有疗效。

三十三、清天河水法

定位：前臂掌侧正中，腕横纹中点至肘横纹中点，成一直线。

操作：用食、中二指面自腕推向肘，称清天河水（图 8 - 58）。用食、中二指沾水自总筋处，一起一落弹打如弹琴状，直至洪池，同时一面用口吹气随之，称打马过天河（图 8 - 59）。100 ~ 300 次。

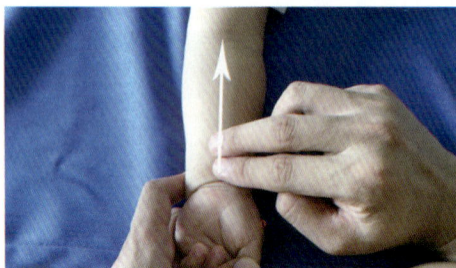

图 8 - 58　清天河水

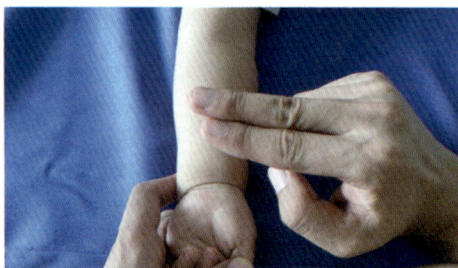

图 8 - 59　打马过天河

作用：清热解表，泻火除烦。

应用：本穴性微凉、平和，清热而不伤阴分，用于治疗一切热证。多用于五心烦热、口燥咽干、唇舌生疮、夜啼等症；对于感冒发热、头痛、恶风、汗微出、咽痛等外感风热者，也常与推攒竹、推坎宫、揉太阳等合用。打马过天河清热之力大于清天河水，多用于实热、高热等症。

知 识 链 接

天河水穴的操作手法，古来尚有多种，其作用也有所区别：①用大指桡侧或食、中二指指腹，自大横纹推向肘曲池穴称"清天河水"。②用拇指桡侧或食、中二指指面蘸冷水，自洪池推至肘内劳宫，同时轻轻吹气称"取天河水"。③以一手手指按住小儿间使穴，另一手在本穴用推法，称"退天河水"（而《厘正按摩要术》将本法称推天河水）。④以食、中二指指面蘸水，自小儿内劳宫推至肘横纹（曲池穴），称"大推天河水"（《厘正按摩要术》）。⑤将凉水蘸于小儿大横纹处，以食、中二指指腹从大横纹向上推至肘部，再用四指拍打天河水至洪池，边拍打边吹气称"引水上天河"。⑥用食、中二指蘸水自总筋处，一起一落弹打如弹琴状，直至洪池，同时一面用口吹气随之，称"打马过天河"。

本穴由于操作不同，其清热的作用也不同。清天河水性微凉，较平和；大推天河水的清热作用大于清天河水；而引水上天河的清热作用又大于大清天河水；打马过天河的清热作用最强，性大凉，多用于实热、高热等症。总之，本穴操作均是以水济火，取清凉退热之意，治诸热证。

三十四、 推六腑法

定位：前臂尺侧，肘横纹至腕横纹成一直线。

操作：用拇指面或食、中指面自肘推向腕，称退六腑或推六腑（图 8 - 60）。100 ~ 300 次。

作用：清热，凉血，解毒。

应用：本穴性寒凉，对温病邪入营血，脏腑郁热积滞的壮热烦渴、腮腺炎及肿毒等一切

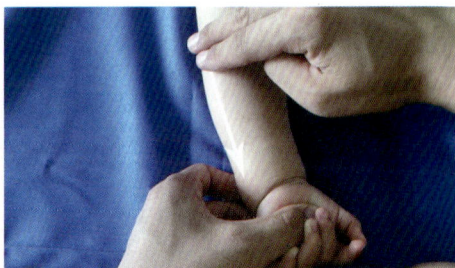
图 8 - 60　推六腑

实热证均可应用。本穴与补脾经合用，有止汗的效果。若小儿平素大便溏薄，脾虚腹泻者，慎用本法。

项目三　胸腹部特定穴推拿手法

一、 揉乳旁法

定位：乳外旁开 2 分。

操作：食指或中指端揉，称揉乳旁（图 8 - 61）。20 ~ 50 次。

作用：宽胸理气，止咳化痰。

应用：主要治疗胸闷、咳嗽、痰鸣、呕吐等症。临床上多两穴配用，以食、中两指同时操作。

二、 搓摩胁肋法

定位：从腋下两胁至天枢处。

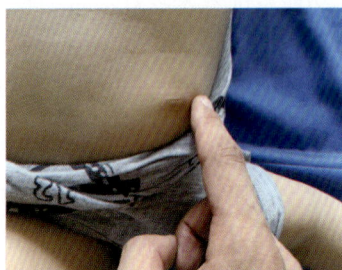
图 8 - 61　揉乳旁

操作：以两手掌从腋下两胁搓摩至天枢处，称搓摩胁肋（图8-62），又称按弦走搓摩。50~100次。

作用：顺气化痰，除胸闷，开积聚。

应用：本穴性开而降，多用于小儿由于食积、痰壅、气逆所致的胸闷、腹胀等有效。但对中气下陷、肾不纳气者宜慎用。

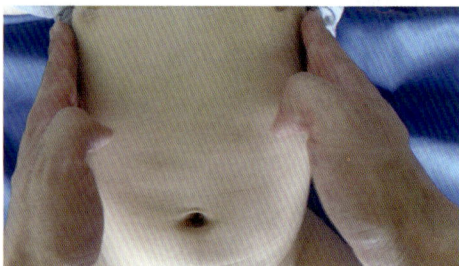

图8-62　搓摩胁肋

三、摩腹法

定位：腹部。

操作：以掌面或食、中、无名指面顺时针或逆时针摩腹部，称摩腹（图8-63）；以两手拇指指面或桡侧缘沿肋弓边缘，或自中脘至脐向两旁分推，称分推腹阴阳（图8-64）。100~200次。

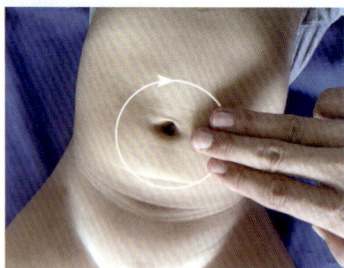

图8-63　摩腹

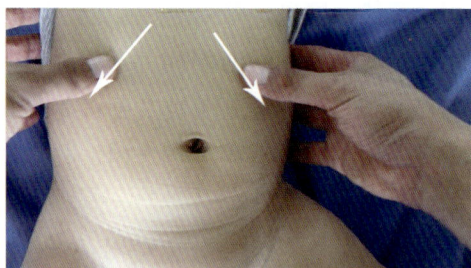

图8-64　分推腹阴阳

作用：健脾和胃，理气消食。

应用：腹为治疗脾胃疾患的要穴，对于小儿腹泻、呕吐、恶心、便秘、腹胀、厌食等消化功能紊乱效果较好。常与提脊、按揉足三里合用，作为小儿保健手法。

四、揉脐法

定位：肚脐。

操作：用食指或中指端或掌根揉，称揉脐（图8-65）；用拇指和食、中两指抓住肚脐抖揉，亦称揉脐。揉100~300次。

作用：温阳散寒，补益气血，健脾和胃，消食导滞。

应用：揉脐多用于腹泻、便秘、腹痛、

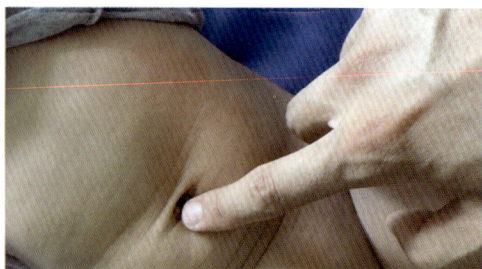

图8-65　揉脐

食积、肠鸣、疳积等症。临床上揉脐、摩腹、推上七节骨、揉龟尾常配合应用，简称"龟尾七节，摩腹揉脐"，为治疗腹泻的四大手法。

五、揉丹田法

定位：小腹部（脐下2寸与3寸之间）。

操作：以拇指或中指指面揉，称揉丹田（图8-66）。揉50～100次。

作用：培肾固本，温补下元，分清别浊。

应用：多用于小儿先天不足、寒凝少腹及腹痛、疝气、遗尿、脱肛等症，常与补肾经、推三关、揉外劳宫等合用。揉丹田对尿潴留有一定效果，临床上常与推箕门、清小肠等合用。

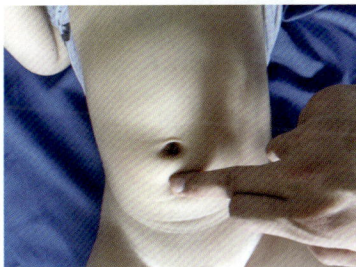
图8-66 揉丹田

六、拿肚角法

定位：脐下2寸（石门）旁开2寸大筋。

操作：用拇、食、中三指做拿法，称拿肚角（图8-67）。3～5次。

作用：止腹痛。

应用：本穴为治疗腹痛之要穴，对各种原因引起的腹痛均可应用，特别是对寒痛、伤食痛效果更好。手法刺激量较大，为防止小儿哭闹影响手法的进行，可在诸手法推毕，再拿此穴。

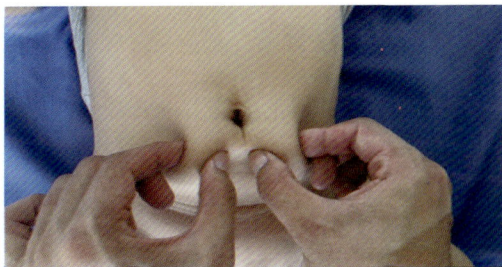
图8-67 拿肚角

项目四 背腰部特定穴推拿手法

一、推、捏脊柱法

定位：大椎至长强成一直线。

操作：用食、中二指面自上而下做直推，称推脊（图8-68）；用捏法自下而上操作，称捏脊（图8-69）。捏脊一般捏3～5遍，每捏三下将背脊皮提一下，称为捏三提一法。推100～300次，捏3～5次。

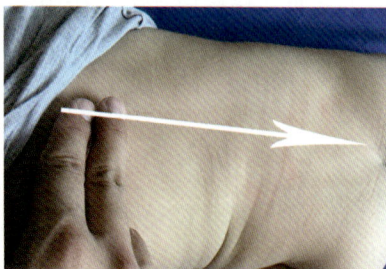

图 8-68 推脊

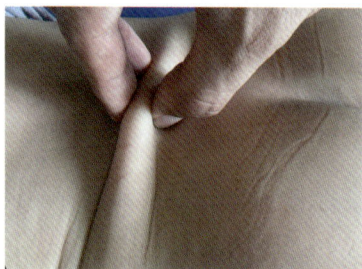

图 8-69 捏脊

作用：调阴阳，理气血，和脏腑，通经络，培元气，清热。

应用：捏脊法是小儿保健常用主要手法之一。临床上多与补脾经、补肾经、推三关、摩腹、按揉足三里等配合应用，治疗先天、后天不足的一些慢性病症。本法单用名捏脊疗法，不仅常用于小儿疳积、腹泻等病症，还可应用于成人失眠、肠胃病、月经不调等病症。

推脊从上至下，能清热，多与清天河水、退六腑、推涌泉等合用。

二、 推天柱骨法

定位：颈后发际正中至大椎穴成一直线。

操作：用拇指或食、中二指面自上向下直推，称推天柱骨（图 8-70）。或用汤匙边蘸水自上向下刮。推100～500次。

作用：降逆止呕，祛风散寒。

应用：主要治疗呕吐、恶心和外感发热、项强等症。治疗呕恶多与横纹推向板门、揉中脘等合用；治疗外感发热、颈项强痛等症多与拿风池、掐揉二扇门等同用。

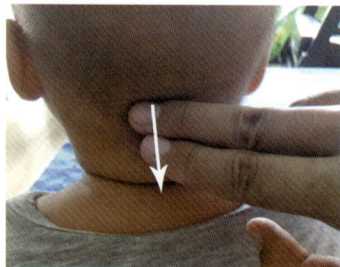

图 8-70 推天柱骨

三、 推七节骨法

定位：第4腰椎至尾椎骨端（长强）成一直线。

操作：用拇指桡侧面或食、中二指面自下向上或自上向下做直推，分别称为推上七节骨和推下七节骨（图8-71）。100～300次。

作用：温阳止泻，泄热通便。

应用：推上七节骨能温阳止泻，多用于虚寒腹泻、久痢等症。临床上常与按揉百会、揉丹田等合用，治疗

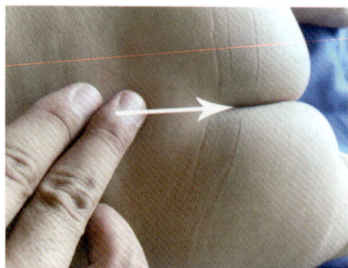

图 8-71 推下七节骨

气虚下陷的脱肛、遗尿等症。推下七节骨能泻热通便，多用于肠热便秘或痢疾等症。

四、 揉龟尾法

定位：尾椎骨端。

操作：拇指、食指或中指端揉，称揉龟尾（图8－72）。100～300次。

作用：调理大肠。

应用：本穴即督脉之长强穴，揉之能通调督脉之经气。穴性平和，能止泻，也能通便。多与揉脐、推七节骨配合应用，以治腹泻、便秘等症。

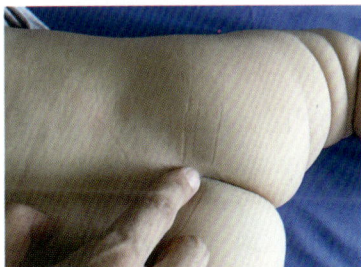

图 8－72　揉龟尾

项目五　下肢部特定穴推拿手法

一、 推箕门法

定位：大腿内侧，膝盖上缘至腹股沟成一直线。

操作：用食、中二指自膝盖内上缘至腹股沟部做直推法，称推箕门（图8－73）。100～300次。

作用：利尿。

应用：推箕门性平和，用于尿潴留多与揉丹田、按揉三阴交等合用，用于小便赤涩不利多与清小肠等合用。

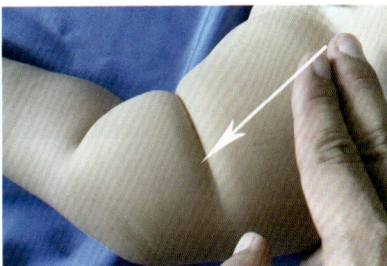

图 8－73　推箕门

二、 按揉百虫法

定位：膝上内侧肌肉丰厚处。

操作：以拇指、食指或中指指端按揉，称按揉百虫（图8－74）。5次。

作用：通经络，止抽搐。

应用：按揉百虫多用于治疗下肢瘫痪及痹痛等症，常与拿委中、按揉足三里等合用。若用于惊风、抽搐，手法刺激宜重。

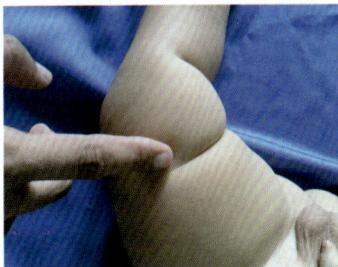

图 8－74　按揉百虫

三、揉膝眼法

定位：膝关节两侧凹陷中。

操作：以拇指、食指或中指指端揉，称揉膝眼（图8-75）。5次。

作用：通经络，止抽搐。

应用：下肢痿软、惊风抽搐。

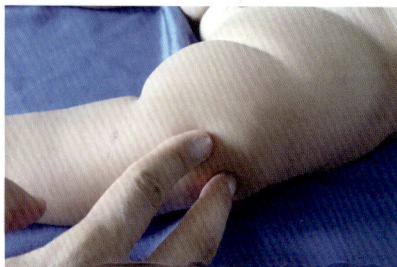

图8-75 揉膝眼

四、掐、揉前承山法

定位：小腿胫骨旁，与后承山相对处。

操作：掐或揉本穴，称掐前承山（图8-76）或揉前承山（图8-77）。掐5次；揉30次。

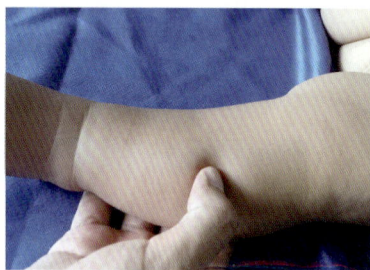

图8-76 掐前承山

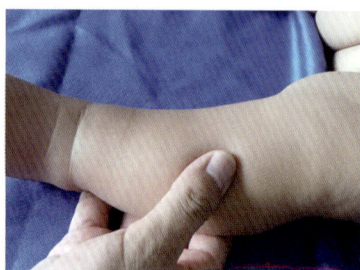

图8-77 揉前承山

作用：止抽搐。

应用：掐揉本穴主治惊风下肢抽搐。常与拿委中、按百虫、掐解溪等合用，治疗角弓反张、肢体抽搐。

五、拿后承山法

定位：腓肠肌腹下凹陷中。

操作：以拇指和食、中指相对进行捏拿，称拿承山（图8-78）。5次。

作用：止抽搐，通经络。

应用：拿后承山主治腿痛转筋、下肢痿软。常与拿委中等配合治疗惊风抽搐、下肢痿软、腿痛转筋等。

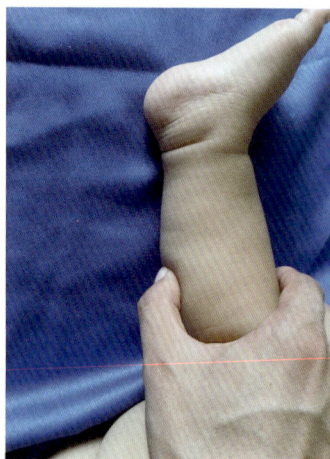

图8-78 拿后承山

复习思考

1. 什么是小儿特定穴？其形态和分布有何特点？

2. 试比较天河水、三关、六腑的定位和操作方法。

3. 试比较"五经穴"在操作上的异同，在临床应用中应注意什么？

4. 试总结可用于治疗小儿惊风的小儿特定穴。

5. 试比较推上七节骨和推下七节骨的操作、作用和临床应用。

扫一扫，知答案

职业按摩师推拿手法篇

足部按摩手法

【学习目标】
1. 了解足部按摩手法的基本知识和操作、运用。
2. 能选择性地进行足部按摩手法的操作。

项目一 足部按摩手法概述

足部按摩手法是运用手或借助按摩器具，通过各种特定的技巧动作，对足部反射区及穴位进行有效的良性刺激，以达到增强体质、防治疾病目的的一种操作方法。

一、足部按摩手法的治病机理

足部按摩手法通过对全足反射区及穴位进行按摩刺激，可以启动人体内部的调节机制，缓解机体的紧张状态，调节脏腑器官的功能，其机理与以下几种学说和理论有关。

（一）生物全息理论

生物全息理论讲的是整体和局部的关系问题。该理论认为，细胞在有丝分裂过程中对某一个整体实现了半保留复制。因此，每一个整体的局部都包含了整体的信息和密码。只要这个局部是独立的器官、独立的功能、独立的边界，就是这个整体的缩影。这个局部的结构越复杂、面积越大，它所包含的信息就越多，对应整体的生物特性就越强。这个整体的局部称为"全息胚"。

根据上述学说，作为一个整体，人体具有独立边界、独立功能的器官有很多，如手、耳、鼻、足等，它们都是人体整体的缩影，都是"全息胚"。经过比较，发现足部面积最大，结构复杂，足部所包含的人体整体的生物特性就比其他的全息胚强，而且它远离心脏，微循环相对比较弱，故足部按摩是一种最佳的选择。

足部这个全息胚包含了人体的全部信息，这些信息称为反射区。这些反射区有与人体器官相对应的特点，按摩足部就相当于对人体进行全部按摩。当人体器官发生变化时，反射区就相应发生变化。实际上，生物全息理论是足部按摩手法原理的理论基础。

（二）中医经络学说

经络"内属于脏腑，外络于肢节"，网络周布全身，沟通人体表里上下，是人体气血运行的通路，具有运行气血、调整阴阳、营养周身、保护机体、抗御外邪的作用。所以，经络学说是以联络、调节人体生理机能为基本特征的。

"体表内脏相关"是中医经络学说中的一个重要内容。内脏有病理变化时，体表特定部位会出现阳性反应区域，这可以认为是在病理状态下出现的一种经络现象。通过对阳性反应区域的按压，可引起明显的压痛等反应，这为临床诊疗疾病提供了依据。

足部虽远离躯体，但通过经络与全身器官保持着密切的联系。连接人体的十二条正经有六条经过足部，即足三阴经和足三阳经，总计有38个腧穴分布在单足上，依靠经络的联系，依赖经气的贯注，人体的脏腑、组织、器官才能形成统一的整体。人体之所以能够维持正常的生理活动，疾病之所以发生，无不与经络的循行、经气的盛衰密切关联，而足部是经络循行最关键的区域之一。足部不少腧穴的位置及治疗功效与足部反射区相吻合。如涌泉穴相当于肾上腺和肾反射区，可反映肾与腰部疾患；侠溪穴相当于内耳迷路反射区，可诊治耳部疾患及偏头痛；申脉穴相当于髋关节反射区，可诊治腰骶部及下肢疾患。这就说明脏腑功能的改变，可反映到足部，同时按摩足反射区或穴位又可促进气血流畅，协调脏腑功能，调节阴阳平衡，从而达到防治疾病的目的。

（三）神经反射学说

人体的体表和内脏到处都有丰富的感受器，当感受器接收到外界或体内环境的变化，就会引起神经传导，沿传入神经传递至中枢神经，中枢神经进行分析综合产生新的神经冲动，再沿传出神经传至效应器、腺体或肌肉，使之做出相应的反应。

足部分布着由许多神经末梢构成的触觉、压觉和痛觉等感受器，按摩足反射区，就是通过上述神经反射方式与某一相关部位或器官发生联系，从而使其相关的脏腑器官的生理功能得以调节。一般来说，刺激反射区对相应器官有双向良性调节作用，在该器官功能低下时可以提高其功能，在功能亢进时又可以使其得到抑制。

足部按摩手法的作用是运用外来的物理刺激，去启动人体内的神经调节机制，激发机体各组织的潜能，充分发挥本身的自卫防御能力和自我修复能力。

（四）血液循环理论

血液循环的主要生理功能是完成体内物质运输，使人体的新陈代谢得以正常进行。血液中的白细胞、淋巴细胞等只有通过血液循环才能发挥其免疫防御的功能。淋巴回流也是通过血液循环，来调节血浆和组织液之间的液体平衡，对维持机体正常生命具有重要意义。

微循环由微小动脉和微小静脉组成，它对正常人体起着非常重要的作用：一是能向组织细胞运送氧气和养料，带走代谢产物；二是能沟通全身各组织细胞，保证能量输送和信息传递；三是能保证人体的血液流量。由于它口径很小，一些代谢产物（如钙盐、乳酸晶体等）容易沉积于血管壁，导致微循环障碍。微循环障碍参与了许多疾病的发生，如急性炎症、休克、慢性溃疡病、肝炎、肝硬化、高血压病、糖尿病、心血管疾病等。因此，改善微循环有助于身体的健康和疾病的康复，寻求好的改善微循环的方法一直为医学界所重视。

双足是离心脏最远的地方，血液流经此处速度最慢，加之地心引力的影响，一些代谢产物（如钙盐、乳酸晶体等）容易沉积于血管壁，导致微循环障碍。足部按摩能改善足反射区的血液循环，使其血管扩张、血流加速、血流量增大，促进组织器官新陈代谢及气体交换；同时可缓解足部肌肉紧张状态，使肌肉放松，有利于静脉和淋巴液的回流，从而使全身血液循环（包括微循环）也得到明显的改善。足部按摩在血液循环中起的作用相当于人的"第二心脏"，通过加强对足部血液代谢产物的排泄和清除，使该部位的血液循环更加通畅，可调节全身的生理机能，达到防治疾病、祛病延年的目的。

（五）心理学理论

足部按摩手法可使受术者得到良好的心理治疗。按摩足反射区是一种很好的治疗方式。它能使人身体放松、充分休息、体力增强、精力充沛、心情愉悦，使人以乐观情绪对待周围的事物。这种良好的心境能增进健康，加速康复。

二、 足部解剖知识

熟悉人体足部解剖部位及其特点，对掌握足反射区的定位和手法操作是非常必要的。

（一）足部的骨骼

足骨共 26 块，分为跗骨、跖骨及趾骨 3 个部分（图 9 - 1）。

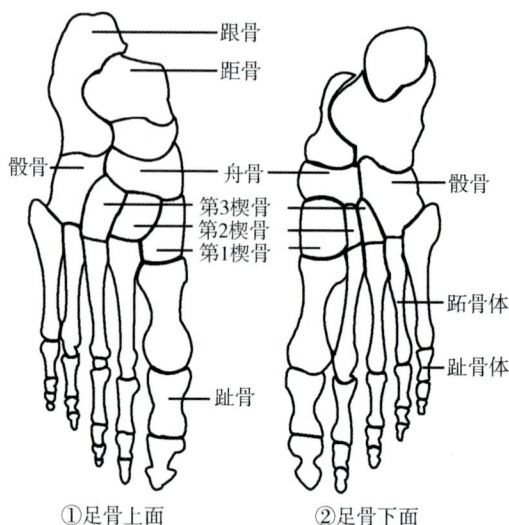

①足骨上面　　　　　②足骨下面

图 9-1　足骨结构

1. 跗骨　包括跟骨、距骨、足舟骨、第 1~3 楔骨及骰骨，共 7 块。

（1）跟骨　为最大的跗骨，呈不规则长方形，前部窄小，后部宽大，向下移行为跟骨结节。

（2）距骨　分为体、颈、头 3 部分。距骨头呈半圆形，与足舟骨的关节面相接。距骨体呈不规则立方形，与内、外踝相关联。

（3）足舟骨　位于距骨头与 3 块楔骨之间，在足内侧纵弓的中央部分，其内缘有一向下方凸起的舟骨粗隆，为足部明显标志，在人体容易摸到。

（4）骰骨　为不规则的立方体，位于跟骨与第 4、5 跖骨之间。

（5）楔骨　由内向外分别为第 1、2、3 楔骨，位于足舟骨与第 1、2、3 跖骨之间。

2. 跖骨　共 5 块，从内向外分为第 1、2、3、4、5 跖骨，位于跗骨与趾骨之间，构成足部骨的中段。

每块跖骨分头、体、底 3 部分。底接跗骨，头接趾骨，体位于头底之间。第 1 跖骨底和头的外侧都有一个明显的小结节。第 5 跖骨底的外侧部特别膨大，形成第 5 跖骨粗隆，在人体容易触摸到。第 1 跖骨底的小结节与第 5 跖骨粗隆的连线相当于跖骨与趾骨之间的界线。

3. 趾骨　共 14 块，除姆趾 2 节外，其他各趾均为 3 节。从内向外分为第 1、2、3、4、5 趾骨。第 1 趾骨即为姆趾，第 5 趾骨即为小趾。每节趾骨分为滑车、体、底 3 部分。靠近跖骨与其形成关节的趾骨为第 1 节趾骨，依次向远心端为第 2、第 3 节趾骨。

（二）足部的关节

足部关节包括踝关节、跗骨间关节、跖趾关节和趾间关节。

1. 踝关节　由胫腓骨下端的关节面与距骨上部的关节面构成。内侧副韧带在内踝，呈扇形向下展开，附着于足舟骨、距骨和跟骨。外踝有 3 个独立的韧带，分别向前、向下、向后，附着于距骨和跟骨，可做伸屈运动。

2. **跗骨间关节**　包括距跟关节、距舟关节、跟骰关节。跗骨间关节可使足内翻（足底面朝向内侧）及足外翻（足底面朝向外侧），以适应在不平坦的道路上行走。

3. **跖趾关节**　由跖骨头与趾骨近端连接而成，可屈伸及微弱地内收、外展运动。

4. **趾间关节**　由趾骨各节连接而成，可以屈伸。

掌握足部关节的解剖生理和运动功能，对足部按摩的手法操作很有帮助，可以防止盲目牵拉造成人为损伤，另外借助关节本身的运动功能，可使手法操作省时省力。

（三）足部的肌肉

足部肌肉可分为足背肌和足底肌。足背肌较弱小，足背的各肌腱均较明显。利用足的各种动作即可显出各肌腱的末端。背屈及内翻足时，可显示胫骨前肌肌腱、踇长伸肌肌腱及趾长伸肌肌腱。在足背的后外侧亦即在外踝之前，所见到的肌性隆起为趾短伸肌的肌腹，主要功能是伸踇趾和伸第 2 ~ 4 趾。足底肌分为 3 群，内侧群运动踇趾，外侧群运动小趾，中间群运动第 2 ~ 5 趾。

（四）足部的血管

足部的动脉主要是胫前动脉与胫后动脉。胫前动脉发出外踝前动脉、内踝前动脉和足背动脉。足背动脉又发出弓形动脉和足底深支。胫后动脉发出足底内侧动脉和足底外侧动脉。

足部的深静脉汇集于胫前静脉和胫后静脉。足背静脉网汇聚于小隐静脉、大隐静脉。小隐静脉汇于大隐静脉，大隐静脉汇于股静脉。

（五）足部的神经

足部的神经组织主要是从腰 4 ~ 5 及骶 1 ~ 2 脊神经发出的纤维支配足背的内侧、外侧及足底。

项目二　足部按摩常用手法

由于足部相对全身的面积小，肌肉组织坚实松软的程度不一，各反射区的位置、形态各异，故足反射区某些手法有别于传统的按摩手法，有它的差异性和特殊性。实际操作中，在使用部分传统成人按摩手法的同时，还需使用下列足反射区按摩手法。

一、单食指扣拳法

[动作要领] 术者一手握足，另一手食指屈曲，与其他手指相握，并用拇指末节内侧缘紧压食指末节的背侧，以前臂及腕部用力来带动食指发力，用食指近节指间关节突起部

着力，在反射区上做点刮手法。操作时时点、时刮，时而运动，时而静止，力度由轻到重，稳而持续（图9-2）。

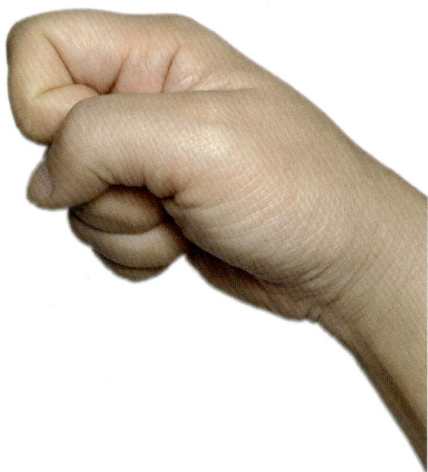

图9-2 单食指扣拳法

[适用反射区] 肾上腺、肾、输尿管、膀胱、肺、心、脾、胃、胰、肝、胆、十二指肠、小肠、大肠、横结肠、升结肠、降结肠、乙状结肠、肛门、盲肠（及阑尾）、回盲瓣、额窦、头、脑垂体、眼、耳、生殖腺、甲状腺、斜方肌、腹腔神经丛、膝、肘、肩、上下身淋巴腺等反射区。

二、 单拇指扣拳法

[动作要领] 术者一手握足，另一手拇指屈曲，与其余四指相对用力夹持住足部，以前臂及腕部用力来带动拇指发力，用拇指指间关节突起部着力，在反射区上做点刮手法。操作时时点、时刮，时而运动，时而静止，力度由轻到重，稳而持续（图9-3）。

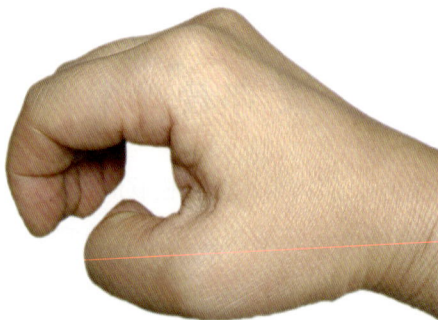

图9-3 单拇指扣拳法

[适用反射区] 鼻、小脑及脑干、胃、胰、十二指肠、膝、肘、肩、颈项、三叉神经、上颌、下颌等反射区。

三、 双指扣拳法

[动作要领] 术者一手握足，另一手半握拳，食、中两指弯曲，并以拇指指腹紧压食、中二指的远节指背，以前臂及腕部用力来带动食、中二指的第1指间关节突起部发力，在反射区上进行点按，力度由轻到重，稳而持续（图9-4）。

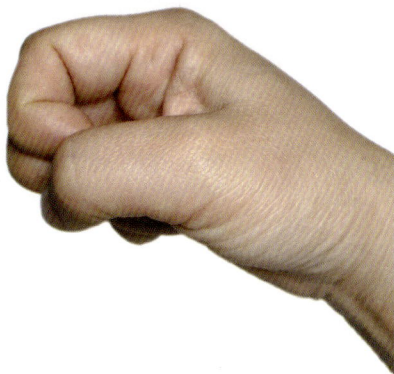

图9-4　双指扣拳法

[适用反射区] 小肠、肩、肘等反射区。

四、 双指钳法

[动作要领] 术者一手握足，另一手食、中二指屈曲呈钳状，相对用力钳夹反射区，以前臂及腕部用力来带动食、中二指发力，用食指第二节尺侧缘在反射区上进行推刮（图9-5）。

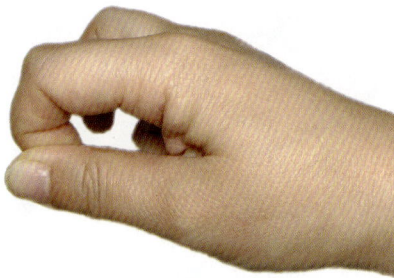

图9-5　双指钳法

[适用反射区] 头部（大脑）、额窦、小脑及脑干、脑垂体、三叉神经、鼻、颈项、眼、耳等反射区。

五、 单食指钩掌法

[动作要领] 术者两手拇指固定，食指弯曲成镰刀状，其余三指微握拳，以前臂及腕

部用力来带动食指发力，用食指中、远节桡侧缘在反射区上进行推刮（图9-6）。

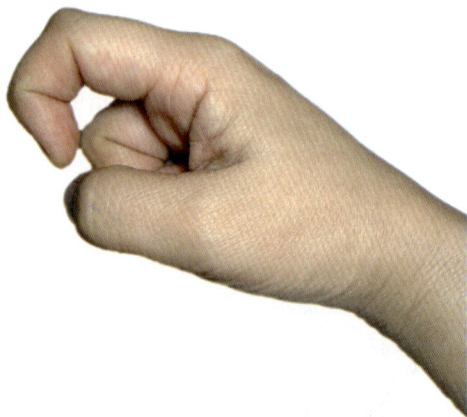

图9-6　单食指钩掌法

［适用反射区］甲状腺、尾骨内外侧、髋关节、子宫、前列腺、生殖腺等反射区。

六、拇指扣指法

［动作要领］术者一手握足，另一手拇指指间关节弯成直角，其余四指并拢微曲起支持作用，以前臂及腕部用力来带动拇指发力，力度由轻到重，稳而持续，用拇指端在反射区上进行点按（图9-7）。

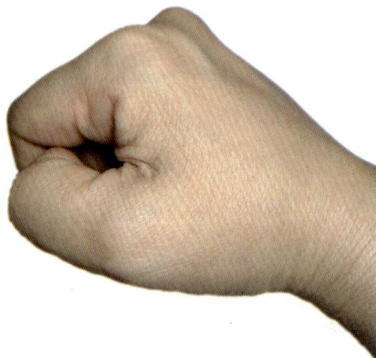

图9-7　拇指扣指法

［适用反射区］小脑及脑干、三叉神经、鼻、颈项、扁桃体等反射区。

七、拇指推掌法

［动作要领］术者一手握足，另一手拇指微曲，并与其余四指相对，虎口分开以便于操作为宜。以前臂及腕部用力来带动拇指指腹推动，推时用力要稳，动作均匀连续，并循反射区域缓慢移动。力度由轻到重，稳而持续，用拇指端在反射区上进行点按（图9-8）。

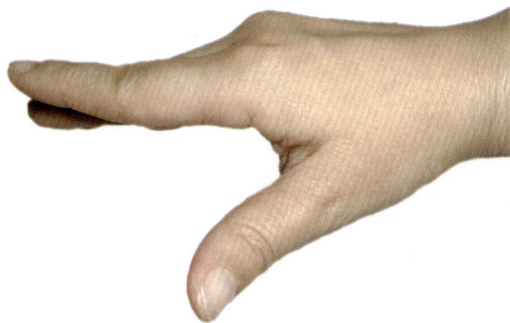

图9-8 拇指推掌法

[适用反射区] 胸部淋巴腺、支气管、坐骨神经、下腹部、肋骨、盲肠、肛门、腹股沟、髋关节、尿道及阴道、胸椎、腰椎、心、肩胛骨、前列腺、子宫等反射区。

八、推掌加压法

[动作要领] 术者以一手拇指与其余四指分开，另一手平掌加压在手背及拇指上，以其余四指为其支点，拇指指腹着力推动。推时用力要稳，动作均匀连续，在循反射区域缓慢移动（图9-9）。

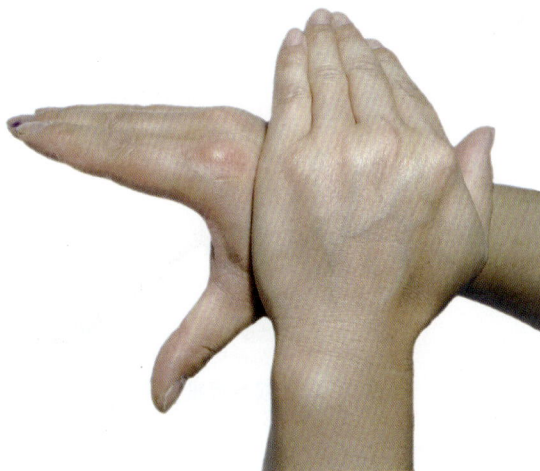

图9-9 推掌加压法

[适用反射区] 胸椎、腰椎、骶骨、尾骨、内外侧坐骨神经、尿道及阴道等反射区。

九、拇食指扣拳法

[动作要领] 术者将双手拇、食指张开，食指第一、二节弯曲，其余三指微握拳，用拇指固定为辅助点，手腕部用力，用食指第一指间关节处在反射区上进行操作（图9-10）。

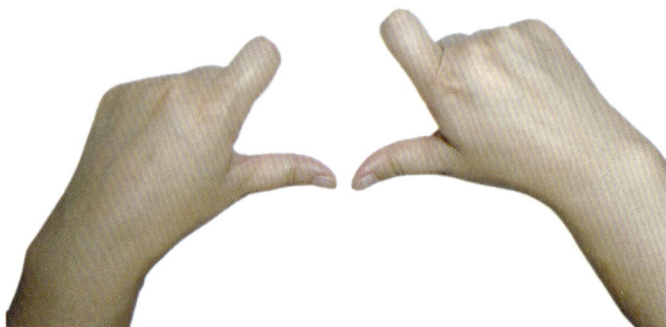

图 9 – 10　拇食指扣拳法

[适用反射区] 横膈膜、上身淋巴腺、下身淋巴腺等反射区。

十、　双掌握推法

[动作要领] 术者双手掌分别握持足部内外侧，同时推抚足底及足背，往返操作；或一手握持足部一侧，另一手推抚，双手交替进行（图 9 – 11）。

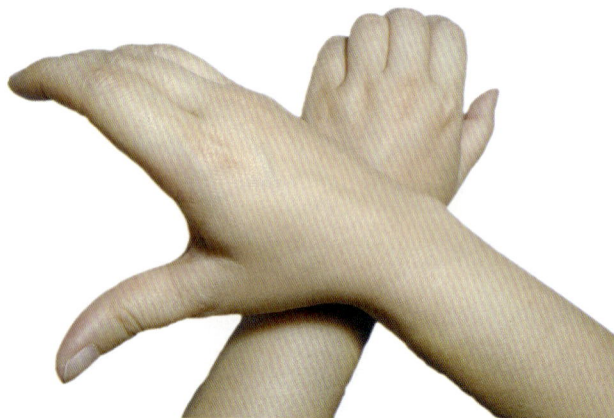

图 9 – 11　双掌握推法

[适用反射区] 作用整个足部，包括足底、足背及足内外侧部。

项目三　足部按摩常用反射区

　　将双足并拢在一起，可以看出类似于屈腿盘坐的人形。人体的各脏腑器官在足部都有其相对应的反射区。各部位在足底对应区的位置，是按照人体内实际位置的上下、左右、前后顺序精确地排列的。

　　若把人体从鼻尖到肚脐划一条"中线"，这条中线把人分成左右两半，中线即人体的脊椎，其对应区就在两足并拢的正中央。足的踇趾，相当于人的头部。由于联系大脑和身体的锥体束在颈部交叉，根据神经反射规律，头部器官对应的各反射区如大脑、额窦、三叉神经、小脑、脑干、鼻、眼、耳等是交叉性的，即它们左侧的反射区在右足，右侧的反射区在左足。足底的前半部，相当于人的胸部（有肺及心脏），人体心脏在中线的左侧，故心脏对应区只在左足。脚的外侧，自上而下是肩、肘、膝等部位。足底的中部，相当于人的腹部，有胃、肠、胰、肝胆（右足）、脾（左足）、肾等反射区。脚跟部分，相当于盆腔，有生殖器官（子宫、卵巢、前列腺）、膀胱、尿道（阴道）、肛门等。

由于双足并拢才反映出一个人的全部器官的缩影，故有几个反射区只在单侧足部出现，如心、脾、降结肠、乙状结肠、肛门只出现在左足底，肝、胆、盲肠、回盲瓣、升结肠只出现在右足底。而其他部位在足部相似的部位都有同名反射区。

多数反射区在一只脚上只定位于一处，但也有同名反射区在一侧足部定位于两处或两处以上者。如眼的反射区位于双足第2、3趾根部足底和足背两个位置，耳的反射区位于双足第4趾与第5趾根部足底和足背两个位置，生殖腺的反射区位于双足足底跟骨中央及双足外踝后下方与跟骨前方间的三角形区域，还有髋关节、坐骨神经、肋骨、尾骨、扁桃体等，都是在同一只脚上存在内外侧两个反射区，在手法操作时，这些反射区都应给予按摩才能收到良好效果。（图9-12~图9-15）

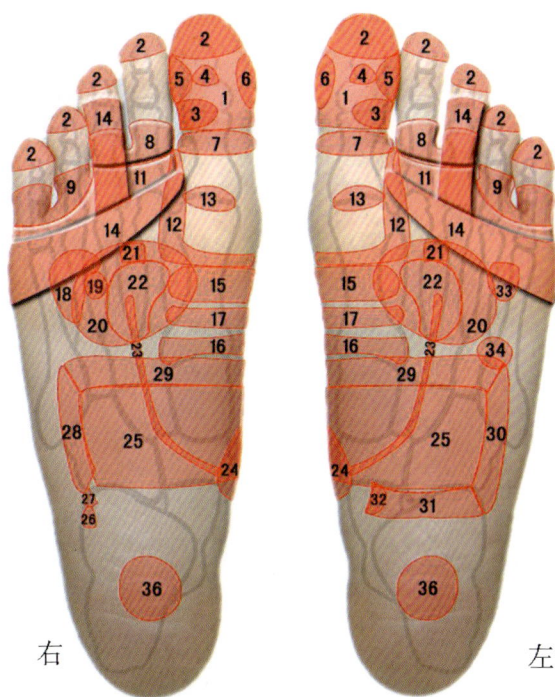

右　　　　　左

图9-12　足底反射区

1. 头部（大脑）；2. 额窦；3. 小脑及脑干；4. 脑垂体；

5. 三叉神经；6. 鼻；7. 颈项；8. 眼；9. 耳；11. 斜方肌；

12. 甲状腺；13. 甲状旁腺；14. 肺及支气管；15. 胃；

16. 十二指肠；17. 胰；18. 肝；19. 胆；20. 腹腔神经丛；

21. 肾上腺；22. 肾；23. 输尿管；24. 膀胱；25. 小肠；

26. 盲肠（阑尾）；27. 回盲瓣；28. 升结肠；29. 横结肠；

30. 降结肠；31. 乙状结肠；32. 肛门；33. 心；34. 脾；36. 生殖腺

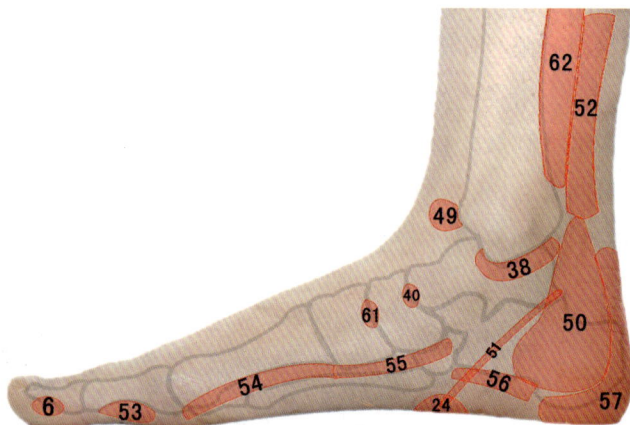

图 9 - 13　足内侧反射区

6. 鼻；24. 膀胱；38. 髋关节；40. 下身淋巴腺；

49. 腹股沟；50. 前列腺、子宫；51. 尿道、阴道；

52. 直肠；53. 颈椎；54. 胸椎；55. 腰椎；56. 骶椎；

57. 尾骨内侧；61. 内肋骨；62. 内侧坐骨神经

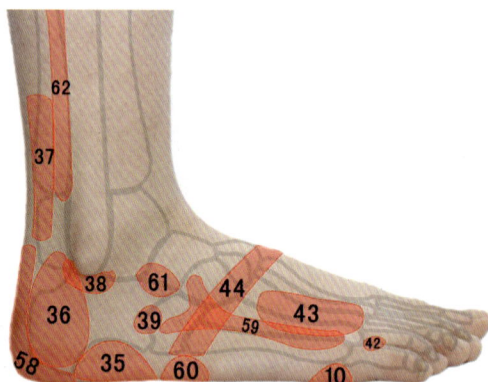

图 9 - 14　足外侧反射区

10. 肩；35. 膝；36. 生殖腺；37. 下腹部；

38. 髋关节；39. 上身淋巴腺；42. 内耳迷路；

43. 胸（乳房）；44. 横膈膜；58. 尾骨外侧；

59. 肩胛骨；60. 肘；61. 外肋骨；62. 外侧坐骨神经

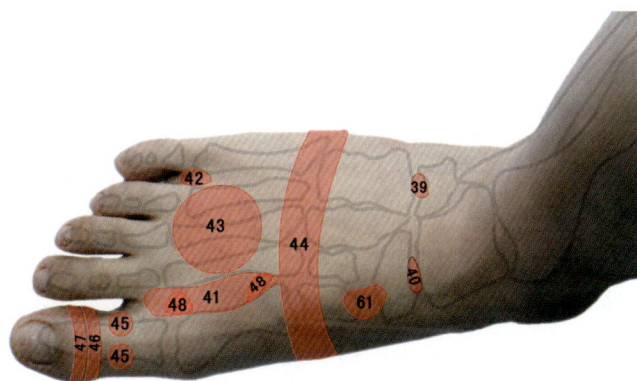

图 9 - 15　足背反射区

39. 上身淋巴腺；40. 下身淋巴腺；41. 胸部淋巴腺；

42. 内耳迷路；43. 胸（乳房）；44. 横膈膜；45. 扁桃体；

46. 下颌；47. 上颌；48. 咽喉、气管及食道；61. 内肋骨

一、足底反射区

（一）头部（大脑）

[定位] 位于双足蹈趾末节掌面的全部。左半球大脑的反射区在右足，右半球大脑的反射区在左足。

[适应证] 高血压、低血压、中风、脑震荡、眩晕、头痛、失眠、老年痴呆症、脑外伤后遗症等。

[手法] 单食指扣拳法、拇指揉按法。

（二）额窦

[定位] 位于双足 1 ~ 5 趾的趾端。右边额窦的反射区在左足，左边额窦的反射区在右足。

[适应证] 中风、头痛、头晕、失眠、鼻窦炎、发热及眼、耳、鼻、口腔等疾患。

[手法] 单食指扣拳法、单拇指扣拳法、拇指推掌法。

（三）小脑及脑干

[定位] 位于双蹈趾根部外侧面靠近第 2 节趾骨处，右半部小脑及脑干的反射区在左足，左半部小脑及脑干的反射区在右足。

[适应证] 小脑疾病、脑震荡、脑肿瘤、高血压、失眠、眩晕、头痛、各种原因引起的肌肉紧张及肌腱关节疾患。

[手法] 拇指揉按法、单拇指扣拳法、食指钩掌法。

（四）脑垂体

[定位] 双踇趾趾腹中央隆起部位，在脑部反射区深部。

[适应证] 甲状腺功能亢进症、肾病性高血压、小儿发育不良、糖尿病及其他内分泌疾患、遗尿、更年期综合征、抗衰老、预防和治疗中风等。

[手法] 单食指扣拳法、单拇指扣拳法。

（五）三叉神经

[定位] 位于双足踇趾末节外侧上中段，在小脑及脑干反射区的上前方。右侧三叉神经反射区在左足，左侧三叉神经反射区在右足。

[适应证] 三叉神经痛、牙痛、偏头痛、面神经炎、腮腺炎、失眠、牙龈炎、头面部及眼、耳、鼻等疾患。

[手法] 拇指揉按法、单拇指扣拳法、单食指钩掌法。

（六）鼻

[定位] 位于双踇趾趾腹内侧，自踇趾甲根部延伸到第1趾间关节前的部位。左鼻的反射区在右足，右鼻的反射区在左足。

[适应证] 各种鼻炎、鼻窦炎及上呼吸道感染、鼻塞、流涕、鼻渊等。

[手法] 拇指揉按法、单拇指扣拳法、拇指扣指法、拇指推掌法。

（七）颈项

[定位] 位于双足踇趾根部横纹处。左侧颈项反射区在右足，右侧颈项反射区在左足。

[适应证] 颈椎病、颈部酸痛、颈部僵硬、颈椎骨质增生、高血压、颈部软组织损伤等颈部疾患。

[手法] 单拇指扣拳法、单食指钩掌法、拇指推法。

（八）眼

[定位] 位于双足第2、3趾根部（包括足底和足背两个位置）。左眼反射区在右足，右眼反射区在左足。

[适应证] 青少年近视、远视、结膜炎、角膜炎、老花眼、青光眼、白内障、眼底出血等。

[手法] 单食指扣拳法、拇指推掌法。

（九）耳

[定位] 位于双足第4趾与第5趾根部（包括足底和足背两个位置）。右耳反射区在左足、左耳反射区在右足。

[适应证] 耳鸣、耳聋、中耳炎、重听、眩晕等。

[手法] 单食指扣拳法、拇指推掌法。

（十）斜方肌

[定位] 位于双足底眼、耳反射区后方，呈一横指宽的带状区。

[适应证] 颈椎病、落枕、斜方肌综合征、肩背劳损、手臂无力等。

[手法] 单食指扣拳法、拇指推掌法。

（十一）甲状腺

[定位] 位于双足足底第 1 跖骨上 1/2 的跖骨头处至第 1、2 跖骨之间，呈"L"形带状。

[适应证] 甲状腺功能亢进症或甲状腺功能减退症、甲状腺炎、甲状腺肿大及肥胖症、糖尿病等。

[手法] 单食指扣拳法、拇指推掌法。

（十二）甲状旁腺

[定位] 位于双足底第 1 跖趾关节处。

[适应证] 甲状腺功能低下引起缺钙症，如筋骨酸痛、手足抽搐、麻痹或痉挛、指甲脆弱、白内障、癫痫、骨质疏松等。

[手法] 单食指扣拳法、拇指扣指法、双指钳法。

（十三）肺及支气管

[定位] 位于双足足底斜方肌反射区的近心端，自甲状腺反射区向外到肩反射区处约一横指宽的带状区域。支气管敏感带自肺反射区中部向第 3 趾延伸。

[适应证] 肺部及支气管疾患，如肺炎、支气管炎、哮喘、咳嗽、肺结核、肺气肿、胸闷等。

[手法] 单食指扣拳法、拇指推压法。

（十四）胃

[定位] 位于双足足底第 1 跖趾关节后方，即第 1 跖骨体前段。

[适应证] 恶心、呕吐、胃痛、胃胀、消化不良、胃酸过多、胃炎、胃溃疡、胃下垂等。

[手法] 拇指揉按法、单拇指扣拳法、单食指扣拳法。

（十五）十二指肠

[定位] 位于双足足底第 1 跖骨基底段，胰反射区的下方。

[适应证] 消化不良、腹痛、腹胀、十二指肠溃疡、食欲不振、食物中毒等。

[手法] 拇指揉按法、单拇指扣拳法、单食指扣拳法、拇指指腹推按。

（十六）胰

[定位] 位于双足足底内侧第 1 跖骨体中下段，胃反射区与十二指肠反射区之间。

[适应证] 消化系统及胰脏本身疾患，消化不良、糖尿病、胰腺炎等。

[手法] 拇指揉按法、单拇指扣拳法、单食指扣拳法。

（十七）肝

[定位] 位于右足足底第4、5跖骨上半部，在肺反射区的后方（向足跟方向）。

[适应证] 甲型肝炎、乙型肝炎、肝硬化、肝大、门脉高压、胆道蛔虫、胆石症等。

[手法] 拇指揉按法、单拇指扣拳法、单食指扣拳法。

（十八）胆

[定位] 位于右足足底第3、4跖骨间中上部，在肝反射区的内下方。

[适应证] 胆囊炎、胆石症、黄疸性肝炎、胆道蛔虫等。

[手法] 拇指揉按法、单拇指扣拳法、单食指扣拳法。

（十九）腹腔神经丛

[定位] 位于双足足底第2~4跖骨体处，分布在肾反射区周围的椭圆区域。

[适应证] 胃痉挛、腹胀、腹痛、胸闷、呃气泛酸、腹泻等。

[手法] 单食指扣拳法、拇指推掌法、拇指扣法。

（二十）肾上腺

[定位] 位于双足足底第2、3跖骨之间的远端，足底部"人"字形交叉点下凹陷中。

[适应证] 腰膝酸软、下肢无力、阳痿早泄、遗精、昏厥、休克、高血压、低血压、过敏、发热、风湿症、关节炎等。

[手法] 单食指扣拳法、单拇指扣拳法、拇指扣指法。

（二十一）肾

[定位] 位于双足足底第2、3跖骨之间的近端，相当于脚掌的"人"字形交叉后方凹陷处。

[适应证] 阳痿、遗精、早泄、不育、不孕、性欲冷淡、小便不畅、肾结石、前列腺炎、水肿、关节炎、高血压等。

[手法] 单食指扣拳法、单拇指扣拳法。

（二十二）输尿管

[定位] 位于双足足底自肾脏反射区中心斜向内后方至足舟骨内下方的膀胱反射区，呈弧形带状区。

[适应证] 输尿管结石、急慢性前列腺炎、排尿困难、泌尿系感染、各种药物中毒等。

[手法] 单食指扣拳法、拇指推掌法、单拇指扣拳法。

（二十三）膀胱

[定位] 位于内踝前下方双足足底内侧足舟骨下方的稍突起处。

[适应证] 泌尿系结石、膀胱炎、尿急、尿频、尿痛、小便不利、尿潴留、食物及药物中毒等。

［手法］单食指扣拳法、单拇指扣拳法、拇指揉按法。

（二十四）小肠

［定位］位于双足足底楔骨至跟骨之间的凹陷区域，被升结肠、横结肠、降结肠、乙状结肠及直肠等反射区所包围。

［适应证］腹胀、腹痛、腹泻、便秘、肠扭转、肠套叠、急慢性肠炎等。

［手法］拳推法、双指扣拳法。

（二十五）盲肠（阑尾）

［定位］位于右足足底跟骨前缘靠近外侧，与小肠及升结肠反射区连接。

［适应证］腹胀、阑尾炎等。

［手法］单食指扣拳法、拇指揉按法、单拇指扣拳法。

（二十六）回盲瓣

［定位］位于右足足底跟骨前方靠近外侧，盲肠反射区的上方。

［适应证］消化系统吸收障碍性疾病，增强回盲瓣的功能。

［手法］单食指扣拳法、拇指揉按法、单拇指扣拳法。

（二十七）升结肠

［定位］位于右足足底，从跟骨前缘沿骰骨外侧至第 5 跖骨底部，在小肠反射区的外侧与足外侧平行的带状区域。

［适应证］消化系统疾病如腹胀、泄泻、便秘、腹痛、肠炎等。

［手法］单食指扣拳法、拇指推掌法、推掌加压法。

（二十八）横结肠

［定位］位于双足足底中间的跖跗关节处，横越足底中部的带状区。

［适应证］消化系统疾患如腹泻、腹痛、便秘、肠炎等。

［手法］单食指扣拳法、拇指推掌法。

（二十九）降结肠

［定位］位于左足足底中部第 5 跖骨底，沿骰骨外缘至跟骨前缘，与足外侧平行的竖条状区。

［适应证］消化系统疾患如腹胀、便秘、腹痛、腹泻等。

［手法］单食指扣拳法、拇指推掌法。

（三十）乙状结肠及直肠

［定位］位于左足足底跟骨前缘呈一横带状区。

［适应证］腹泻、便秘、便血、痔疮、直肠息肉、直肠癌。

［手法］单食指扣拳法、拇指推掌法。

（三十一）肛门

[定位] 位于左足足底跟骨前缘乙状结肠及直肠反射区的末端。

[适应证] 痔疮、肛门脓肿、肛瘘、便秘、脱肛等。

[手法] 单食指扣拳法、拇指揉按法、单拇指扣拳法。

（三十二）心

[定位] 位于左足足底第4、5跖骨间头颈部，在肺反射区后方（向足跟方向）。

[适应证] 冠心病、风心病、肺心病、高血压性心脏病、心律不齐、期前收缩、阵发性心动过速、心动过缓、心绞痛、心力衰竭等。

[手法] 拇指推掌法、单食指扣拳法、单拇指扣拳法。

（三十三）脾

[定位] 位于左足足底第4、5跖骨间基底部，心脏反射区下方约两横指处，横向与十二指肠相对。

[适应证] 消化不良、食欲不振、贫血、皮肤病、发热等。

[手法] 拇指揉按法、单拇指扣拳法、单食指扣拳法。

（三十四）生殖腺（卵巢、睾丸）

[定位] 位于双足足底跟骨中央区域。

[适应证] 阳痿、遗精、性功能低下、不孕症、月经不调、痛经、更年期综合征等。

[手法] 拇指揉按法、单拇指扣拳法、单食指扣拳法。

二、足内侧反射区

（一）颈椎

[定位] 位于双足踇趾根部内侧横纹尽头处的凹陷区域，内侧踇趾间关节前后。

[适应证] 颈椎病、颈项酸痛、颈项僵硬、头痛、上肢麻木、骨质增生等。

[手法] 拇指扣指法、双指钳法。

（二）胸椎

[定位] 位于双足足弓内侧缘第1跖骨头下方到第1楔骨前。

[适应证] 肩背酸痛、腰胸椎骨质增生、腰椎间盘突出症、腰肌劳损、急性腰扭伤等。

[手法] 拇指推掌法、推掌加压法。

（三）腰椎

[定位] 位于双足足弓内侧缘第1楔骨至足舟骨下方，上接胸椎反射区，下连骶椎反射区。

[适应证] 急性腰扭伤、慢性腰肌劳损、腰椎骨质增生、腰椎间盘突出症、腰部肌筋膜损伤等。

［手法］拇指推掌法、推掌加压法。

（四）骶椎

［定位］位于双足足弓内侧缘，起于足舟骨后方，距骨下方到跟骨前缘。

［适应证］腰椎间盘突出症、坐骨神经痛、腰部慢性劳损、梨状肌损伤等。

［手法］拇指推掌法、推掌加压法。

（五）尾骨内侧

［定位］位于双足跟部内侧缘，沿跟骨结节向后呈弧形区域。

［适应证］梨状肌损伤、坐骨神经痛、痔疮、足跟骨质增生、头痛、失眠等。

［手法］单食指钩掌法、拇指推掌法。

（六）髋关节

［定位］位于双足内踝外下方和后方。

［适应证］髋关节痛、梨状肌损伤、坐骨神经痛、风湿性关节炎、股外侧皮神经炎等。

［手法］拇指推掌法。

（七）腹股沟

［定位］位于内踝尖正前方骨凹陷处。

［适应证］遗精、早泄、阳痿、性交后腹痛、不育、痛经、月经不调、性冷淡、子宫脱垂、疝气等。

［手法］拇指推掌法、拇指揉按法。

（八）前列腺、子宫

［定位］位于双足足跟骨内侧，内踝后下方的类似三角形区域。

［适应证］急慢性前列腺炎、阳痿、早泄、遗精、滑精、不育症、痛经、月经不调、子宫肌瘤、子宫脱垂、性欲冷淡、不孕症及更年期综合征等。

［手法］拇指推掌法、单食指钩掌法。

（九）尿道、阴道

［定位］位于双足足跟内侧，自膀胱反射区向上斜穿前列腺及子宫反射区的一条带状反射区。

［适应证］尿路感染、尿急、尿频、尿痛、阴道炎、排尿困难、白带增多、遗尿、前列腺炎、尿路结石等。

［手法］拇指推掌法。

（十）直肠

［定位］位于双足胫骨内侧后方与跟腱间的凹陷处，从踝骨后方向上延伸四横指的带状区域。

［适应证］脱肛、肛门红肿疼痛、肛裂、痔疮、肛门脓肿、直肠息肉、直肠肿瘤、便

秘等。

[手法] 拇指揉按法、拇指推掌法、推掌加压法。

（十一）内侧坐骨神经

[定位] 位于双腿内侧，胫骨后缘，起于内踝关节后方，止于胫骨内侧髁下方的凹陷处。

[适应证] 坐骨神经痛、腰椎间盘突出症、腰椎管狭窄、急性腰扭伤、末梢神经炎、静脉炎、下肢肌肉萎缩、坐骨神经炎、卒中后遗症等。

[手法] 拇指推掌法、推掌加压法。

三、足外侧反射区

（一）肩

[定位] 位于双足足底外侧第5跖趾关节处。

[适应证] 肩周炎、颈椎病、肩背酸痛、手臂无力、手臂麻木、风湿性关节炎等。

[手法] 拇指揉按法、拇指推掌法、单食指扣拳法、双指钳法。

（二）肘

[定位] 位于双足足底外侧第5跖骨粗隆凸起的前后两侧。

[适应证] 风湿性关节炎、肘关节炎、网球肘、肘关节酸痛、肩周炎等。

[手法] 拇指揉按法、拇指推掌法、单食指扣拳法、双指钳法。

（三）膝

[定位] 位于双足足底外侧骰骨与跟骨前缘所形成的凹陷处。

[适应证] 坐骨神经痛、膝关节炎、膝关节骨质增生、风湿性关节炎等。

[手法] 拇指揉按法、拇指推掌法、单食指扣拳法。

（四）生殖腺（卵巢、睾丸）

[定位] 位于双足外踝后下方与跟骨前方间的三角形区域。

[适应证] 阳痿、遗精、性功能低下、不孕症、月经不调、痛经、更年期综合征等。

[手法] 单食指钩掌法、拇指揉按法。

（五）尾骨外侧

[定位] 位于双足外侧、沿跟骨结节后方外侧的一带状区域。

[适应证] 痔疮、头痛、足跟痛、坐骨神经痛。

[手法] 拇指推压法、单食指钩掌法。

（六）髋关节

[定位] 位于双足外踝下缘，呈弧形区域。

[适应证] 髋关节痛、梨状肌损伤、坐骨神经痛、风湿性关节炎、股外侧皮神经炎等。

[手法] 拇指推掌法。

（七）外侧坐骨神经

[定位] 位于双腿外侧，腓骨后缘，起于外踝关节外后方，止于腓骨小头后下方。

[适应证] 坐骨神经痛、腰椎间盘突出症、腰椎管狭窄、急性腰扭伤、末梢神经炎、静脉炎、下肢肌肉萎缩、坐骨神经炎、卒中后遗症等。

[手法] 拇指推掌法、推掌加压法。

（八）下腹部

[定位] 位于双小腿腓骨外侧后方，自足踝骨后方向上延伸四横指的带状区域。

[适应证] 痛经、月经不调、性交后腹痛、附件炎、盆腔炎、性冷淡等。

[手法] 拇指揉按法、拇指推掌法、推掌加压法。

四、足背反射区

（一）上身淋巴腺

[定位] 位于双足足背外侧踝骨前，由距骨、骰骨构成的凹陷处。

[适应证] 各种炎症、发热、囊肿、肌纤维瘤、蜂窝组织炎、增强免疫抗癌能力。

[手法] 拇指揉按法、拇食指扣拳法、单食指扣拳法。

（二）下身淋巴腺

[定位] 位于双足足背内侧踝骨前，由距骨、舟骨构成的凹陷处。

[适应证] 各种炎症、水肿发热、囊肿、纤维肌瘤、蜂窝组织炎、增强机体抗癌能力。

[手法] 拇指揉按法、拇食指扣拳法、单食指扣拳法。

（三）胸部淋巴腺

[定位] 位于双足足背第1、2跖骨间。

[适应证] 各种炎症、发热、白细胞减少、白细胞增多、再障性贫血、各种癌症、免疫功能低下等。

[手法] 拇指推掌法、推掌加压法、拇指揉按法。

（四）内耳迷路

[定位] 位于双足足背第4、5跖骨头之间，止于第4、5跖趾关节。

[适应证] 头晕、目眩、眼花、高血压、耳鸣、耳聋、晕车、晕船、低血压、昏迷、平衡障碍。

[手法] 拇指揉按法、单拇指扣拳法、单食指钩掌法。

（五）胸（乳房）

[定位] 位于双足足背第2、3、4跖骨间所形成的区域。

[适应证] 急性乳腺炎、乳腺癌、乳腺结核、乳腺增生、乳腺纤维瘤、乳房下坠、胸

部肌肉损伤、食管疾患等。

[手法] 掌揉法、拇指揉按法。

（六）横隔膜（膈）

[定位] 位于双足足背跖跗关节处，横跨足背左右侧的带状区域。

[适应证] 胸闷、膈肌痉挛、呃逆、横膈膜疝气、恶心、呕吐、腹胀、腹痛等。

[手法] 拇食指扣拳法、拇指推掌法。

（七）扁桃体

[定位] 位于双足足背踇趾近节趾骨上，踇长伸肌腱的两侧。

[适应证] 上呼吸道感染、扁桃体炎症（扁桃体肿大、化脓、肥大等）、易感冒、机体抗病能力低下等。

[手法] 拇指揉按法、拇指扣指法。

（八）下颌

[定位] 位于双足足背踇趾趾间关节横纹近侧带状区域。

[适应证] 牙周炎、牙龈炎、口腔溃疡、牙痛、三叉神经痛、味觉障碍、打鼾、颞颌关节紊乱综合征。

[手法] 拇指揉按法、拇指扣指法。

（九）上颌

[定位] 位于双足足背踇趾趾间关节横纹远侧带状区域。

[适应证] 牙周炎、口腔炎、牙痛、牙龈炎、味觉障碍、打鼾、颞颌关节紊乱综合征、三叉神经痛等。

[手法] 拇指揉按法、拇指扣指法。

（十）咽喉、气管及食管

[定位] 位于双足足背第1、2跖骨头和第1、2跖骨基底部之间的两处凹陷中。

[适应证] 咳嗽、气喘、支气管炎、咽炎、喉痛、上呼吸道感染、声音嘶哑、食管疾患等。

[手法] 拇指揉按法。

（十一）内肋骨

[定位] 位于双足足背第1楔骨与足舟骨之间的凹陷处。

[适应证] 肋骨各种病变、胸闷、胸膜炎、肋间神经痛等。

[手法] 拇指揉按法、拇食指扣拳法。

（十二）外肋骨

[定位] 位于双足足背骰骨、足舟骨和距骨之间的凹陷处。

[适应证] 肋骨各种病变、胸闷、胸膜炎、肋间神经痛等。

[手法] 拇指揉按法、拇食指扣拳法。

（十三）肩胛骨

[定位] 位于双足足背沿第4跖骨与第5跖骨之间延伸到骶骨的一带状区域。

[适应证] 肩周炎、颈椎病、肩背酸痛、肩臂酸胀麻木等。

[手法] 拇指推掌法。

项目四　足反射区的分类及配区原则

一、足反射区的分类

（一）基本反射区

目前基本反射区的划分不一。一般将肾、输尿管、膀胱3个反射区作为基本反射区。也有将大脑、小脑、脑垂体、腹腔神经丛、肾上腺、肾、输尿管、膀胱8个反射区作为基本反射区。

（二）病变反射区

病变反射区是指与病变器官本身同名的反射区。一般大部分患者的主诉和其病变反射区的阳性体征是一致的，但也要注意以下两种情况：一是患者主诉和阳性体征完全不同，如心律失常往往不是心脏病，而是甲状腺功能失调的临床表现；口腔溃疡实际上是小肠吸收功能障碍所致；内侧坐骨神经中、上段手感有块状物，并非为坐骨神经病症，而可能是糖代谢紊乱；支气管哮喘的患者往往在肺及气管无阳性体征，而在肾上腺及脑垂体区疼痛明显；另一种情况是患者主诉的症状很多，但说不出哪里是主要病症所在，这时就需要术者做综合诊断来选配病变反射区。

下面介绍一些病变反射区。

心病：心反射区。

耳病：耳、内耳迷路反射区。

肺病：肺反射区。

肝病：肝反射区。

鼻病：鼻、额窦反射区。

胃病：胃反射区。

支气管：气管、支气管反射区。

眼病：眼反射区。

糖尿病：胰、内侧坐骨神经反射区。

脊柱病：相应脊柱节段反射区。

（三）相关反射区

相关反射区是指与某病症相关联的一些反射区，有功能协同相关、支配相关等。

下面介绍一些病症的相关反射区。

眼疾：三叉神经、额窦、大脑、肝等反射区。

颈椎病：斜方肌、肩胛骨等反射区。

胃病：十二指肠、小肠、脾、横膈膜、腹腔神经丛等反射区。

肺病：鼻、咽喉、扁桃体、支气管、心脏、大肠、胸部淋巴腺等反射区。

肝病：胆、十二指肠、胰、小肠、脾、胃等反射区。

耳病：大脑、三叉神经、内耳迷路、颈椎、肾等反射区。

鼻病：额窦、咽喉、扁桃体、支气管、肾上腺、甲状旁腺、肺、大肠等反射区。

咽喉病：鼻、支气管、扁桃体、颈项、肺等反射区。

支气管病：鼻、咽喉、扁桃体、肺等反射区。

十二指肠病：胃、小肠、腹腔神经丛、肝、胆、胰等反射区。

小肠病：胃、心、结肠、腹腔神经丛等反射区。

大肠病：小肠、乙状结肠、直肠、腹腔神经丛等反射区。

子宫病：阴道、尿道、卵巢、生殖腺等反射区。

前列腺病：生殖腺、尿道、膀胱等反射区。

卵巢病：子宫、阴道、尾骨等反射区。

睾丸病：尿道、前列腺、腹股沟等反射区。

甲状腺病：脑垂体、肾上腺、小脑、颈项等反射区。

颈部病：甲状腺、颈椎、气管、斜方肌等反射区。

肩部病：颈椎、肩胛骨、肘等反射区。

肘部病：肩、颈椎等反射区。

膝部病：肘、髋关节、坐骨神经等反射区。

高血压病：心、颈椎、脑垂体、大脑等反射区。

食物中毒：肾、输尿管、膀胱、肾上腺、甲状旁腺、胃、十二指肠、小肠、大肠、肝、胆、上身淋巴腺、下身淋巴腺、脑垂体等反射区。

感染性疾病：肾上腺、甲状腺、甲状旁腺等反射区。

免疫力低下：脾、上身淋巴腺、下身淋巴腺、胸部淋巴腺等反射区。

二、足反射区的配区原则

（一）脏腑经络理论配区法

脏腑经络理论配区法是指根据脏腑的表里关系、阴阳五行的相生相克关系来选择配区，以达到补充和增强疗效的目的。如五行的相生相克关系中，生我者为"母"，我生者为"子"，"克"即制服、限制，治疗中当"虚者补其母，实者泻其子"。如脾脏虚弱，依土克水，需用轻手法做脾反射区，用重手法做肾反射区，达到补脾母，泻肾子。因此，在选配相关反射区时还要考虑到五行生克有关脏器反射区。根据心开窍于舌，心与小肠相表里的辨证关系，口舌生疮时加强心、小肠反射区的按摩，从而达到泻小肠湿热、降心火的目的；再如肺开窍于鼻，肺与大肠相表里，鼻病时应加强肺和大肠等反射区的按摩。

（二）系统配区法

系统配区法是指把足反射区系统地全部按摩一遍。系统配区法操作顺序是先从左脚开始，按照足底反射区、足内侧反射区、足外侧反射区及足背反射区的顺序进行手法操作，然后再用同样的方法按摩右脚。此法在足反射区按摩中又称"全足反射区按摩法"。这种方法有以下的优点：一是对全身各系统的功能进行了调整；二是增强了全身的免疫功能，提高了机体的抗病能力，以促进疾病的康复。

（三）病变反射区配区法

病变反射区配区法是指根据不同病症选取该病症相对应的反射区的配区方法。根据"生物全息理论"，双足相并是一个完整的全息胚，包含了人体的全部信息，可投影出全身各脏腑器官、四肢百骸相对应的区域，即相应的反射区，当某脏腑器官发生变化时，对应的反射区就相应发生变化。根据这一原理，在进行足反射区按摩时，依不同病症可取相应的反射区来治疗。如眼病配眼反射区、颈椎病配颈椎反射区等就是病变反射区配区法。

（四）相关反射区配区法

相关反射区配区法就是除病变反射区配区法外，选取与该疾病相关联的一些反射区的配区方法。相关反射区配区法有两种：一是从解剖角度来选取相同或相似功能的脏腑器官反射区。如眼疾除配眼反射区外，还可取三叉神经、额窦、大脑等反射区；颈椎病除取颈椎反射区外，还可取颈项、斜方肌、肩胛骨等反射区；肺病除取肺反射区外，还可取鼻、咽喉、扁桃体、支气管、胸部淋巴腺等反射区。二是从脏腑的表里、阴阳五行的相生相克关系来选择相关反射区，也就是前面讲述的脏腑经络理论配区法。

以上简单介绍了4种常用配区法，在临床实践中，对每个患者可单独使用一种配区法，也可多种配区法并用，总之是以更迅速、更有效地解除患者的痛苦为选区宗旨。

项目五　足部按摩手法的应用

一、手法按摩的方向

一般认为应从远心端向近心端按摩，亦即顺着血液回流心脏的方向，以利于静脉血液与淋巴液的回流，将代谢产物及废物等有害物质带走。但也有人认为不一定强调向心性按摩，此点不做硬性规定。定点按压并不是固定不移的，操作时可在定点区域做小范围的揉按动作。

二、手法按摩的顺序

（一）全足手法按摩顺序

一般从左足开始：按照心反射区、基本反射区、足底反射区、足内侧反射区、足外侧反射区、足背反射区、基本反射区的顺序进行按摩。然后再按上述次序按摩右足。具体顺序如下。

1. **心反射区按摩**　采用轻、中、重 3 种力度的手法刺激，以了解心脏功能，防止意外的发生。

2. **左足基本反射区按摩**　按摩肾、输尿管、膀胱 3 个基本反射区 3 遍。

3. **左足底反射区按摩**　头部（大脑）、额窦、小脑及脑干、脑垂体、三叉神经、鼻、颈项、眼、耳、斜方肌、甲状腺、甲状旁腺、肺及支气管、胃、十二指肠、胰、心、脾、腹腔神经丛、肾上腺、肾、输尿管、膀胱、小肠、横结肠、降结肠、乙状结肠及直肠、肛门、生殖腺。

4. **左足内侧反射区按摩**　颈椎、胸椎、腰椎、骶椎、尾骨内侧、髋关节、前列腺、子宫、尿道、阴道、直肠、内侧坐骨神经。

5. **左足外侧反射区按摩**　肩、肘、膝、尾骨外侧、髋关节、生殖腺、下腹部、外侧坐骨神经。

6. **左足背反射区按摩**　上身淋巴腺、下身淋巴腺、胸部淋巴腺、内耳迷路、肩胛骨、胸（乳房）、扁桃体、下颌、上颌、咽喉、气管及食道、横膈膜、肋骨、腹股沟。

7. **左足基本反射区按摩**　按摩肾、输尿管、膀胱 3 个基本反射区 3 遍。

8. **右足基本反射区按摩**　按摩肾、输尿管、膀胱 3 个基本反射区 3 遍。

9. **右足底反射区按摩**　头部（大脑）、额窦、小脑及脑干、脑垂体、三叉神经、鼻、颈项、眼、耳、斜方肌、甲状腺、甲状旁腺、肺及支气管、胃、十二指肠、胰、肝、胆、腹腔神经丛、肾上腺、肾、输尿管、膀胱、小肠、盲肠（阑尾）、回盲瓣、升结肠、横结肠、生殖腺。

10. **右足内侧反射区按摩**　颈椎、胸椎、腰椎、骶椎、尾骨内侧、髋关节、前列腺、子宫、尿道、阴道、直肠、内侧坐骨神经。

11. **右足外侧反射区按摩**　肩、肘、膝、尾骨外侧、髋关节、生殖腺、下腹部、外侧坐骨神经。

12. **右足背反射区按摩**　上身淋巴腺、下身淋巴腺、胸部淋巴腺、内耳迷路、肩胛骨、胸（乳房）、扁桃体、下颌、上颌、咽喉、气管及食道、横膈膜、肋骨、腹股沟。

13. 右足基本反射区按摩　按摩肾、输尿管、膀胱 3 个基本反射区 3 遍。

（二）疾病治疗按摩顺序

1. 基本反射区按摩。

2. 病变反射区按摩。

3. 相关反射区按摩。

4. 基本反射区按摩。

三、 手法按摩的时间

每次按摩时间一般为 30 ~ 45 分钟，对重病患者，可视其病情而缩短时间。按摩治疗的时间间隔多长与按摩次数多少，应取决于患者患病的性质、病程的长短、患者接受按摩治疗的耐受力，反射区恢复的能力，以及患者的性别、年龄、职业等。通常对重症急症患者，每日按摩 1 次；慢性病或康复期间可隔日 1 次或每周 2 ~ 3 次；保健按摩一般每日 1 次。一般 10 次为 1 个疗程。

四、 手法按摩的力度

按摩力度的强弱应根据患者的痛觉敏感度、病情、反射区的部位而定，以"得气"即患者有酸、胀、痛为度。无论是保健还是治疗，无论是体弱还是体健，按摩时，力度应由轻到重，做到轻而不浮、重而不滞。

五、 手法按摩的禁忌证

1. 活动性结核病、梅毒、淋病、艾滋病、急性传染病患者。

2. 严重心脏病、高血压、肝脏病、肾脏病、化脓性关节炎等患者。

3. 体质极度虚弱或各种癌症晚期患者。

4. 严重外伤、烧伤、骨折和高热待查患者。

5. 月经期及妊娠期妇女。

6. 白血病、败血症、咯血、吐血、脑出血等出血性疾病和血小板减少患者。

7. 严重脚癣等皮肤溃烂患者。

六、 手法按摩的常见反应

在足部按摩过程中，可能出现下列常见反应，一般可在几小时或者 1 ~ 2 天内消失，不需中断治疗。

1. 脚背及足踝轻度肿胀。

2. 尿量增加，小便浓黄，大便气味重或恶臭。

3. 按摩后痛感近于消失，而深部发痒，是接近治愈的预兆。

4. 按摩后可能出现较轻的低热、畏寒、疲乏等感觉。

5. 睡眠、排汗及食量增加，表示机体生理功能正在进行自我调整。

6. 鼻黏膜、眼、气管的分泌物增加或异味。

7. 某些反射区起疱或破口、流水。

8. 因血流量增加，原有的静脉曲张可能更加明显。

9. 某些反射区甚至相邻的反射区痛感增加。

10. 治疗期间某些病症，如关节炎、风湿病或坐骨神经痛等，可能会出现更加疼痛现象，宜继续按摩，不要放弃，同时应配合其他治疗方法。

七、 手法按摩的注意事项

1. 按摩环境要安静、整洁，温度适宜，空气流通。

2. 术者手要保持温暖。天气寒冷时，先将两手掌搓热，或将手泡热水中温热，也可用热水袋暖热后再行治疗。

3. 术者操作前要修剪指甲，保持手的清洁卫生，去掉戒指、手链、手表等硬物，以免划破受术者的皮肤。

4. 每次按摩后 30 分钟内，饮温白开水 500mL 左右，以促进排泄功能（肾脏病者不要超过 150mL）。

5. 避免压迫骨骼部位，防止骨膜发炎或血肿现象发生。

6. 饭后 1 小时和饭前半小时内不宜按摩，以免伤胃和影响疗效。

7. 长期按摩足部感觉迟钝者，可先用温盐水泡脚半小时，以增强足部敏感，提高疗效。

8. 按摩后，如受术者感觉疲劳，可以休息片刻，但要加盖衣被，以防感冒。

9. 若按摩时受术者突然出现头晕、恶心、面色苍白、出虚汗、脉搏加快等晕推现象，术者应让其平卧床上，再掐其人中、十宣穴，按揉印堂、内关、足三里穴、大椎等穴。

八、 手法按摩的自护

在手法操作过程中必定消耗大量的体能，时间一长就会感觉疲劳、肌肉酸痛、心情烦躁等。鉴于其职业特点，平时有必要在力量、肢体、精神等方面进行自我调护，以保证身心健康，适应工作。

（一）力量自护

1. **自我练功** 平时应注意自我练功，如易筋经、少林内功等，使自己具有较强健的身体素质和一定的功力，从而发力柔和而深透，同时又有助于恢复在推拿过程中消耗的体能，缓解疲劳，以改善其职业性久立、久坐、腕部超负荷运动及持续性弯腰等不良姿势所造成的气血运行偏颇状态。

2. 节省体力 推拿手法是一种技巧，是一种高级的人体运动形态。手法操作时应悉心揣摩、研究每一种手法的动作要领，全面理解手法技术的力学原理，准确掌握每一种手法的动作结构，巧妙运用各项省力原则，使手法技巧与力量的运用完美结合在一起，施用最小的力，消耗最少的体能，既保证身体健康，又取得良好的治疗效果，避免不良反应的产生。

（二）肢体自护

1. 双手操作 左右手均应娴熟地进行操作，只有在这种状态下，术者的双手才能交替放松、休息，以适应长时间、繁重的临床工作，防止某一侧肢体的过度劳损。

2. 体位正确 采取正确的身体姿势，有利于手法操作的进行和力量的发挥。如站立手法操作时应含胸拔背收腹，两足成丁字步或弓箭步，可使身体进退自如，转侧灵活，保持操作过程中身体各部动作协调一致，预防腰椎疾病的发生。

3. 器具使用 借用手动或电动足部按摩器具，辅助手进行按摩，可延伸手的功能，有效预防手指变形，保护双手，使按摩操作更方便、有效及省力。

（三）精神自护

1. 心和神宁 在手法操作过程中，应有一个安静的内外环境。术者需全神贯注、呼吸自然，意念专注于某一手法，以意领气，以气发力，使人体产生所谓的"内劲"，从而发挥自身最大的潜能。

2. 医德高尚 术者必须具备医务人员应有的业务素质和医德修养，仪表端庄，谈吐文雅，举止大方，对工作精益求精，具有吃苦耐劳、坚韧不拔的敬业精神，全心全意为患者服务。

复习思考

1. 简述足反射区按摩手法的治病机理。
2. 简述足反射区按摩常用手法。
3. 简述心、肺、肝、脾、肾、输尿管及膀胱反射区的位置。
4. 简述足反射区的配区原则。
5. 简述足反射区手法按摩的顺序。
6. 简述足反射区手法按摩的禁忌证。
7. 简述足反射区手法按摩的注意事项。

扫一扫，知答案

模块十
踩跷法

【学习目标】

1. 了解踩跷法的基本知识和操作、运用。
2. 能选择性地进行踩跷法的操作。

项目一　踩跷法概述

一、定义

踩跷法是通过手握踩床上面的吊环、吊杆或床边两侧的扶杆，对抗术者的体重，以术者的体重所形成的压力作为按摩的力量，采用特殊的脚法，作用于受术者某些特定部位，以达到防病治病的目的。踩跷法因操作省力、方便、简单，受术者舒适度高，方法实用，疗效好，越来越被按摩师及按摩爱好者接受。

二、作用

1. 舒筋活络，活血化瘀，祛风除湿散寒。
2. 解除粘连，促进血液循环，加快代谢，纠正错位。
3. 放松肌肉，消除肌肉紧张，增强对疾病的抵抗力，有益身心健康。

三、特点

1. 踩跷法借助体重优势，主要适用于肥胖和感觉迟缓者等用手法推拿费力的受术者。
2. 踩跷法脚法力度较大，适合医生体重比较小、体力不及者。

3. 踩跷法渗透力高，适合某些在深层软组织、深层神经及关节缝隙中的疾病。

4. 踩跷法以面为主，施术面积比手法按摩大，与手法按摩结合使用，可以弥补手法按摩以点为主的不足，做到点面结合，从而提高疗效。

5. 踩跷法注重形、气、意三者的结合。形即形体，指人体的力和量；气乃由息调而充，可调整阴阳，畅通经脉；意即意念，放松身心的同时，注意力集中脚法和施术部位上。通过调心、调息、调身的锻炼，使形、气、意三者紧密结合，从而使术者身心统一，提高疗效。

四、 适应证

踩跷法是中医外治法之一，广泛应用于保健、医疗、运动领域。它以中医基础理论为基础，辨证论治为原则，并结合西医学的解剖、病理、诊断，应用于临床多科、多领域、多系统疾病。

1. **神经系统** 如神经衰弱、坐骨神经痛、腓总神经麻痹等。

2. **运动系统** 广泛应用于人体各部位肌肉、韧带、肌腱的损伤，关节紊乱等。

3. **呼吸系统** 感冒、支气管哮喘等。

4. **消化系统** 胃痛、腹痛、胃肠功能紊乱、腹泻、便秘等。

5. **泌尿生殖系统** 尿路感染、遗尿、阳痿早泄、遗精等。

6. **妇科疾病** 痛经、慢性骨盆炎、产后腰痛、月经不调等。

五、 禁忌证

1. 儿童、年老体弱者、极度疲劳者。

2. 严重的心、脑血管疾病者。

3. 严重骨质疏松者、肿瘤患者。

4. 传染性疾病、感染性疾病，如骨髓炎、肝炎、肺结核者。

5. 各种出血性疾病者。

6. 孕妇忌用，月经期女性慎用。

六、 注意事项

1. 对初诊受术者在治疗前做好说明和解释。

2. 治疗时受术者宜采用俯卧位。踩床床垫厚度和柔软度要适宜。

3. 开始踩压力量宜小，频率宜慢，逐渐加大，以受术者能够承受为度。

4. 治疗时，不断观察、询问受术者的感受和反应，如果出现异常情况，应立即停止治疗。

项目二　基本手法

一、推法

术者站在受术者身上，用单脚或双脚向一个方向进行滑动的方法，称为脚推法。按其运动方向不同，可分为脚直推法、脚分推法、脚合推法和双脚滑推法。

（一）直推法

术者以足掌、足跟或足尖在被施术部位上进行直线推动的方法（图 10-1）。

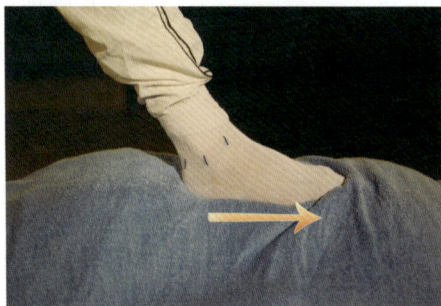

①足掌直推

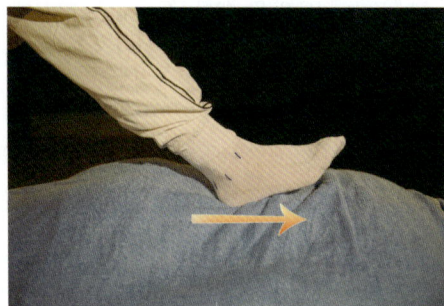

②足跟直推

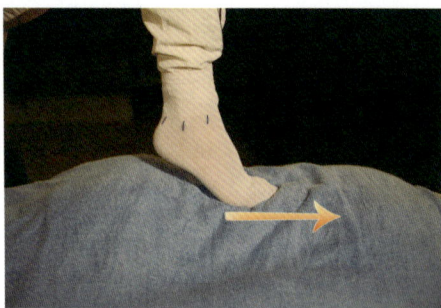

③足尖直推

图 10-1　直推法

【动作结构】

术者双手握踩床扶手，提气轻身，控制自重，以单足或双足踩压在施术部位，以足的不同部位着力，在腰背部及下肢进行直线推动，并反复操作。

【要领及注意事项】

操作时动作要稳，速度要匀，不可左右滑动。单脚推时，只需双手握住横杆即可；双脚推时，两脚半屈，两前臂撑住横杠。

【临床应用】

1. 作用　舒筋活络，疏理气血，祛风散寒，活血化瘀，解痉止痛，解除疲劳。

2. 应用　适用于腰背部、四肢，常用于治疗腰肌劳损、腰椎间盘突出症、腰扭伤、感冒、四肢酸痛等。临床常用操作方法如下。

（1）足掌直推　用足掌在受术者的施术部位上进行直线匀速推动的方法，多用于腰背部，四肢内、外侧。

（2）足跟直推　用足跟在受术者的施术部位上进行直线匀速推动的方法，多用于脊柱两侧、大腿后侧。

（3）足尖直推　用足尖在受术者的施术部位上进行直线匀速推动的方法，多用于四肢内、外侧，尤以小腿为多。

（二）分推法

双脚着力于受术者一定施术部位，分别从一点向两个相反方向推动，称为双脚分推法（图10 - 2）。

【动作结构】

术者坐于头侧坐板上，双足底置于施术部位上，双脚自中央棘突部位处以中度力量，低频率向两侧分推。

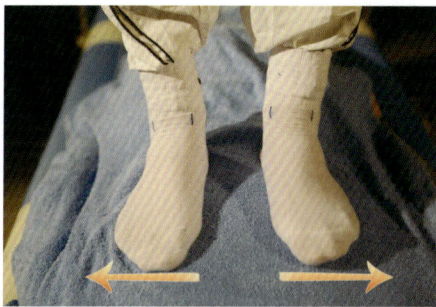

图 10 - 2　分推法

【要领及注意事项】

双足着力要均匀，动作协调一致，力度适中，分推要平稳，不可跳跃。

【临床应用】

1. 作用　通经活络，宁心安神，分理筋结，消肿化瘀，散寒止痛，强壮腰脊。

2. 应用　适用于背腰部、肩胛部、胸腹部，常用于治疗肋痛、腹痛、肩背部疼痛、胸背部跌打损伤、腰肌劳损等。

（三）合推法

术者用足底（掌、跟）在受术者臀、腰、背、肩等部位，左右足底由两侧推至中心棘突部位的方法（图10 - 3）。

【动作结构】

术者面向一侧横杠，双手扶该杠，支撑体重，两脚分别从大椎和长强穴推向腰背中心。或术者坐于头侧坐板上，横向做合推。

【要领及注意事项】

双足的力量均匀一致，不可滑脱。在第11、12肋处动作要轻，避免发生危险。

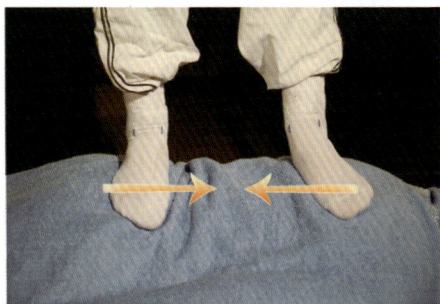

图10-3 合推法

【临床应用】

1. 作用　疏经通络，理气止痛，调和气血，活血化瘀。

2. 应用　适用于肩背部、腰部，常用于治疗脊柱及其两侧疼痛、肩背部疼痛、腰肌劳损等。

（四）滑推法

术者以双足足掌自受术者项部，经背部、下肢膀胱经路线缓缓推至踝部。

【动作结构】

术者双足站于受术者项下部，半蹲，面向足，体略前倾，抓稳扶手，双足沿背部、下肢膀胱经路线向下滑推至足踝部。

【要领及注意事项】

术者要把握好重心位置，以及足掌与足跟在滑推至不同部位时力量关系的变化，动作要均匀、缓和、自如。

【临床应用】

1. 作用　疏经通络，调和气血，解除疲劳。

2. 应用　适用于腰背部、大腿后侧，常用于放松腰背肌肉，治疗腰背部肌肉劳损等。

二、擦法

术者以单足或双足的某一部位（足掌、足跟）紧贴受术者的施术部位，做直线往返摩擦的方法。根据其施力部位的不同，又可分为脚掌擦法、脚跟擦法和双足合擦法。

（一）脚掌擦法

术者以单足的足掌紧贴受术者的施术部位，做直线往返摩擦的方法（图10-4）。

【动作结构】

术者两手扶踩床横杠，控制好重心，一脚踩于床上或受术者身体某部位，另一脚足掌着力于受术者施术部位，紧贴受术者皮肤做直线往返摩擦。

【要领及注意事项】

以足掌为着力点，紧贴受术者施术部位皮肤，不可擦破皮肤，直线往返摩擦，以皮肤发热为度，不可跳跃或停顿。

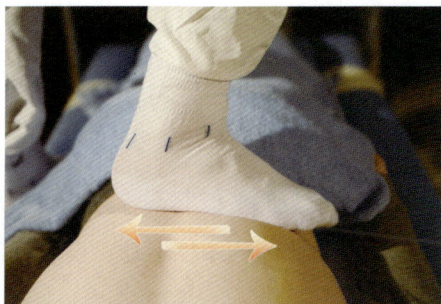

图 10-4 脚掌擦法

【临床应用】

1. 作用　温经通络，调理脾胃，宽胸理气，散寒解表，扶正祛邪。

2. 应用　适用于胸腹部、肩背部、四肢部、腰骶部，常用于治疗胃脘冷痛、腹胀纳呆、胸膈痞闷、外感风寒、痛经等。

（二）脚跟擦法

术者以单足足跟紧贴受术者的施术部位皮肤，做直线往返摩擦的方法（图10-5）。

【动作结构】

术者两手扶踩床横杠，控制好重心，一脚踩于床上或受术者身体某部位，另一脚足跟着力于受术者施术部位，紧贴受术者皮肤做直线往返摩擦。

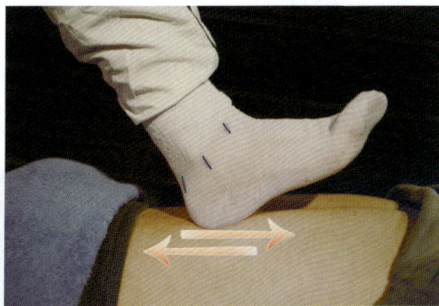

图 10-5 脚跟擦法

【要领及注意事项】

以足跟为着力点，紧贴受术者施术部位皮肤，切勿擦破皮肤，直线往返摩擦，反复操作，以皮肤发热为度，不可跳跃或停顿。

【临床应用】

1. 作用　温经活血，补肾助阳，消肿止痛，祛风散寒。

2. 应用　适用于脊柱两侧、四肢部、腰骶部，常用于治疗体虚易感、胃脘冷痛、痛经、跌打损伤等。

（三）双足合擦法

术者双足并拢或重叠在皮肤上做摩擦运动的方法。（图 10 - 6）

【动作结构】

术者坐于头部坐板上，着力于两足足底，紧贴皮肤做开合张闭的摩擦运动，反复操作。

【要领及注意事项】

两脚协同，力量相当，动作连贯，切勿擦伤皮肤。

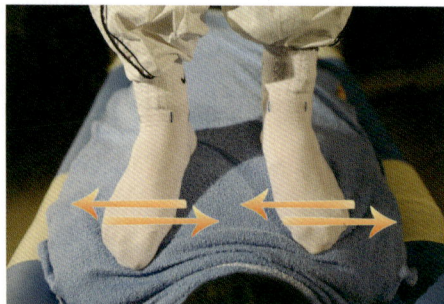

图 10 - 6　双足合擦法

【临床应用】

1. **作用**　活血消肿，温经散寒，滑利关节。
2. **应用**　适用于肩背部，常用于治疗肩背部劳损、外感风寒等病症。

三、搓法

术者用足掌或足心，压在受术者被施术部位上，带动肢体进行有节奏地来回搓动，其节律可带动肢体，使被搓部位有明显晃动的方法，可分为单脚搓法和双脚搓法（图 10 - 7）。

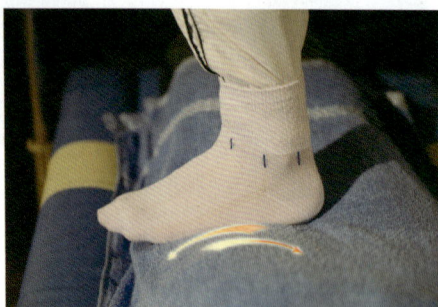

①单脚搓法

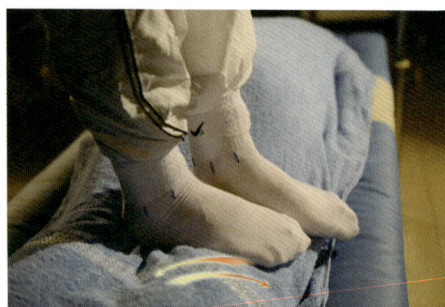

②双脚搓法

图 10 - 7　搓法

（一）单脚搓法

术者用单脚（脚心或脚掌）为施力点，带动受术者被施术部位进行快速往返有节奏的搓动的方法。

【动作结构】

受术者仰卧或俯卧位，施术者坐在踩床一头的坐板上，或一脚站立在踩床的一侧，两手扶踩床横杠，控制好重心，另一脚掌或掌心踩在受术者的施术部位上做有节奏的往返搓动的方法。

【要领及注意事项】

用力均匀和缓，使受术者有压迫感和轻松舒适感。

【临床应用】

1. **作用**　舒筋活络，温经祛寒，理气通络，祛瘀止痛。

2. **应用**　适用于腰骶部（足掌）、四肢部（足心），尤以小腿为多，常用于放松受术者全身肌肉，主要用于治疗背腰部肌肉劳损、四肢肌肉萎缩等。

（二）双脚搓法

术者用双脚（脚心或脚掌）为着力点，两足相互交替，带动受术者被施术部位进行快速往返有节奏的搓动的方法。

【动作结构】

术者坐在踩床头侧的坐板上，用双足脚掌或掌心吸定被施术者的皮下组织，双脚相互协同交替，在施术部位上做快速的往返搓动。

【要领及注意事项】

双足下压的力量小于前后移动的力量，用力均匀缓和，使受术者既有沉重的压迫感，又有轻松舒适感。

【临床应用】

1. **作用**　舒筋活络，温经祛寒，理气通络，祛瘀止痛。

2. **应用**　适用于腰骶部、四肢、小腿，常用于放松受术者全身肌肉，主要用于治疗腰部肌肉劳损、腰椎间盘突出症、四肢肌肉萎缩等。

四、拨法

术者将脚紧贴受术者一定部位的皮肤做直线往返运动，运行路线与肌纤维走行方向呈直角垂直拨动的方法。可分为足跟拨法和足尖拨法（图10-8）。

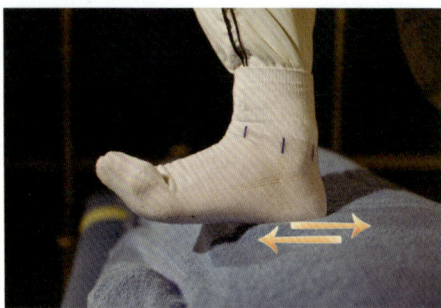
①足跟拨法

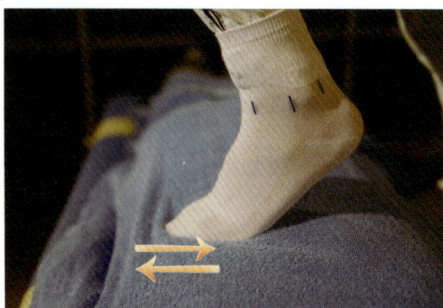
②足尖拨法

图 10 - 8　拨法

（一）足跟拨法

术者用足跟为着力点，紧贴受术者一定部位的皮肤做直线往返运动，运动路线与肌纤维走行方向呈直角的方法。

【动作结构】

术者两手扶横杠，支持自重，一脚踩在受术者骶部或腿上或踩床上，另一只脚足跟在受术者被施术部位做拨法。

【要领及注意事项】

操作时，以一脚足跟为着力点，术者足跟紧贴受术者被施术部位皮肤，保持相对位置不变，动作幅度不可过大。在腰背部施术时，术者两手扶横杠，一脚踩于骶部，另一只脚在腰背两侧肌肉处做拨法；在臀部或下肢施术时，术者一脚站在受术者腿上，另一只脚紧贴施术部位做拨法。当在小腿部位时，可一脚踩在床上，另一只脚进行拨法。

【临床应用】

1. **作用**　解除痉挛，剥离粘连，活血止痛。

2. **应用**　适用于腰背部、臀部、四肢部，常用于治疗肩背部肌肉粘连、腰肌劳损、急慢性腰扭伤、梨状肌综合征、坐骨神经痛等。

（二）足尖拨法

术者用足尖为着力点，紧贴受术者施术部位皮肤，做直线往返运动，运动路线与肌纤维走行方向呈直角的方法。

【动作结构】

术者两手扶横杠，轻身提气，一脚踩在受术者骶部、腿上，或站立于踩床上，另一只脚以足尖为着力点，在受术者被施术部位上做拨法。

【要领及注意事项】

以足尖为着力点，紧贴受术者皮肤，保持相对位置不变，不可滑脱，不可幅度过大。

【临床应用】

1. **作用** 解除痉挛，活血止痛。
2. **应用** 适用于肩胛部及前臂、小腿部位，常用于治疗肩背部肌肉粘连、下肢伸肌肌张力高综合征、坐骨神经痛等。

五、揉法

术者以足掌或足跟，在施术部位上做顺时针或逆时针揉动，使作用力达到深层，受术者局部有酸胀、微热感觉的方法。又可分为单脚揉法和双脚揉法（图10－9）。

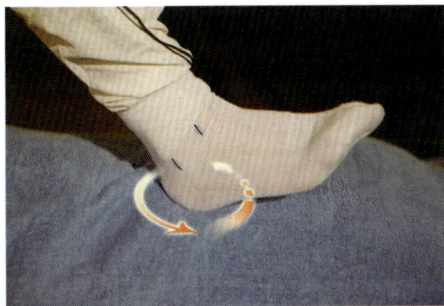 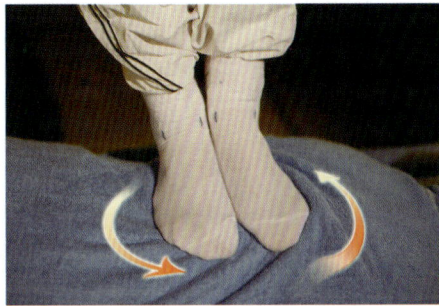

①单脚揉法　　　　　　　　　　　②双脚揉法

图10－9　揉法

（一）单脚揉法

术者以单足掌（或足跟）在施术部位进行环形移动的方法。

【动作结构】

术者双手握横杠，一脚站在床上或受术者身体上，以另一脚掌或脚跟自上而下、由浅入深、由轻到重，达于肌肉组织，有节奏地顺时针或逆时针方向揉动。

【要领及注意事项】

用力由轻到重再到轻，力量达于肌肉组织，足不离开皮肤，以能耐受为度，不可施用暴力。动作要柔和平缓，速度均匀，不可忽快忽慢，忽轻忽重，要有节律，使受术者有轻松舒适感。

【临床应用】

1. **作用**　舒筋活血，消肿止痛，理气通络，散风祛湿，调和气血。

2. **应用**　适用于肩背部、腰骶部、四肢部、腹部，常用于放松受术者全身肌肉，主要用于治疗跌打损伤所致的肌肉组织疼痛、关节炎、背腰部肌肉劳损、风湿痹痛、食积便秘、腹痛等。临床常用操作法如下。

（1）单脚足掌揉法　以单足足掌为着力点，在受术者一定部位上进行环形移动的方法。适用于肩背部、腰骶部、上肢部及下肢部、腹部。

（2）单脚足跟揉法　以单足足跟为着力点，在受术者一定部位上进行环形移动的方法。适用于肩背部、腰骶部、四肢部。

（二）双脚揉法

术者用双脚置于受术者一定部位上，进行环形移动的方法。

【动作结构】

术者坐于头侧坐板上，两脚并拢置于受术者一定施术部位上，两脚同时用力进行有节奏的环形移动。

【要领及注意事项】

两脚协调合作，力量一致适当，不离开皮肤，动作柔和，力度均匀有节律。

【临床应用】

1. **作用**　舒筋活血，消肿止痛，疏经通络，祛风除湿，调和气血。

2. **应用**　适用于肩背部、腰骶部、下肢，主要用于治疗跌打损伤所致的肌肉组织疼痛、关节炎、背腰部肌肉劳损、风湿痹痛等。

六、滚法

术者将单足放于受术者施治部位，以足底外侧缘赤白肉际为轴，做内翻和外翻往返动作的连续有节律滚动的方法（图10-10）。

【动作结构】

术者两手握横杠，一脚踩在受术者身体上或踩在床上，另一只脚以足底外侧缘赤白肉际紧贴

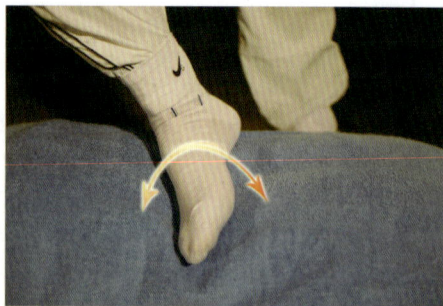

图10-10　脚滚法

受术者被施术部位皮肤，做连续的内外翻动往返运动。

【要领及注意事项】

力量要均匀柔和，有节律地由轻到重，逐渐使力量达到深层肌肉，由上至下做，不可捻动或带动皮肤。

【临床应用】

1. 作用　疏经活络，祛寒止痛。

2. 应用　适用于腰背部、四肢部，常用于放松受术者全身肌肉，主要用于治疗风湿痹痛所引起的组织红肿热痛。

七、 压法

术者用单脚或双脚置于受术者一定部位上，垂直下压的方法。根据其着力点不同，又可分为单脚按压法和双脚按压法、足弹压法、足顿压法、足尖点压法。单脚按压法又可分为单脚足跟压法、单脚足底压法；双脚压法又可分为双脚足跟压法和双脚足底压法（图10－11）。

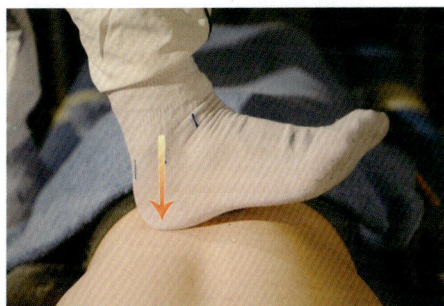

①单脚足跟压法　　　　　　　　　　②单脚足底压法

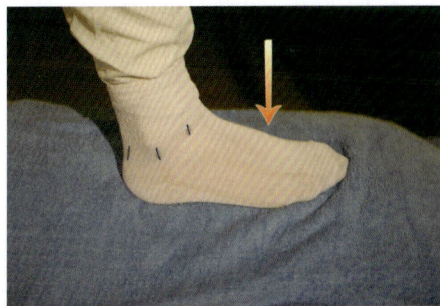

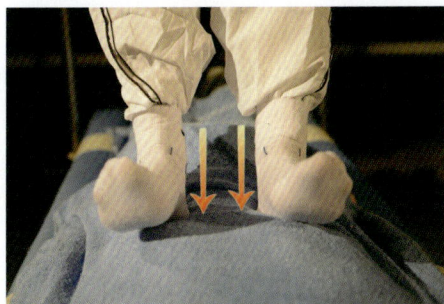

③双脚足跟压法　　　　　　　　　　④双脚足底压法

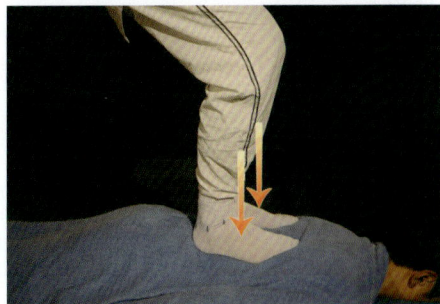

图 10 – 11　压法

（一）单脚按压法

术者用单脚置于受术者一定部位上，垂直下压的方法。

【动作结构】

术者双手握横杠，控制自身重心，一脚踩于受术者身体某部位或踩床上，另一只脚踩于被施术部位，由上到下，由轻到重，由浅入深垂直下压。

【要领及注意事项】

动作要柔和深透，力量要先轻后重，可配合受术者呼吸操作，呼气时垂直下压，吸气时放松，使受术者既有被压迫感又有舒适感。

【临床应用】

1. **作用**　通经活络，散瘀止痛。

2. **应用**　适用于肩背部、胸腹部、腰骶部及下肢，常用于治疗软组织损伤、腹痛、肌肉麻痹、坐骨神经痛、肌肉震颤等。临床常用操作法如下。

（1）单脚足跟压法　术者用单脚足跟为着力点，作用于受术者一定部位，垂直下压的方法。操作步骤：术者双手握横杠，控制自身重心，一脚踩在受术者身体某部位或踩床上，另一只脚以足跟置于被施术部位，做下压法。

（2）单脚足底压法　术者以足底弓起处为着力点，在受术者被施术部位做垂直下压的方法。操作步骤：术者以一脚足底为着力点，另一脚踩在踩床上，做由上到下、由轻到重、由浅入深的踩压动作。

（二）双脚按压法

术者双脚置于受术者被施术部位做垂直下压的方法。

【动作结构】

术者双手握横杠，两前臂屈曲平放在杠上支撑自身，两足分前后位置放好，两足同时用力进行踩压操作。

【要领及注意事项】

踩压时以受术者能耐受为度，其他同单脚踩压法，两脚协作配合。

【临床应用】

1. **作用**　通经活络，散瘀止痛。

2. **应用** 适用于肩背部、腰骶部、大腿后侧，常用于治疗软组织损伤、肌肉麻痹、坐骨神经痛等。临床常用操作法如下。

（1）双脚足跟压法 术者以双脚足跟为着力点，在受术者被施术部位进行垂直下压的方法。该法刺激量较重，一般应用在肌肉较为丰厚的部位，如腰部肾俞穴处、臀部、大腿后侧。

（2）双脚足底压法 术者以双脚足底为着力点，在受术者被施术部位进行垂直下压的方法。该法刺激量较轻，一般应用在肌肉较为薄弱的部位，如背部、肩胛部、腹部、大腿前侧、小腿部。

（三）足弹压法

术者将双足置于受术者腰骶椎部，逐渐下压，然后随腰椎弹性抬起足跟的方法（图10 - 12）。

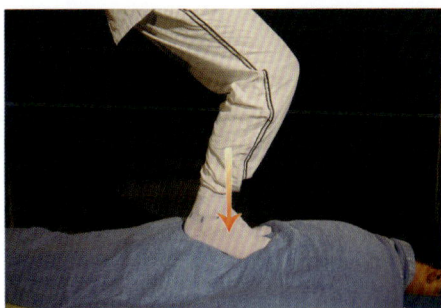

图 10 - 12 足弹压法

【动作结构】

受术者俯卧位，术者两手握横杠，控制自身重心，两脚并拢，双脚同时进行，身体保持向后坐的姿势，足跟开始由上向下进行按压。

【要领及注意事项】

足跟下压力及弹跳幅度逐渐加大，并随受术者呼吸一起一伏，术者足跟不得离开受术者腰骶椎，动作协调。对类风湿性脊椎炎、骨折者禁用。

【临床应用】

1. **作用** 舒筋通络，矫正畸形，止痛。

2. **应用** 适用于腰骶部。常用于调理受术者脊椎骨及相关躯干骨的关节和组织，主要用于治疗长期坐位所致的脊柱酸困不适，脊柱畸形所产生的肌肉发育不良等疾病。

（四）足顿压法

术者以一足跟在受术者腰椎或骶髂部位垂直下压，进行上下左右颤动和摆动，待关节放松后，突然用力下压的方法（图10 - 13）。

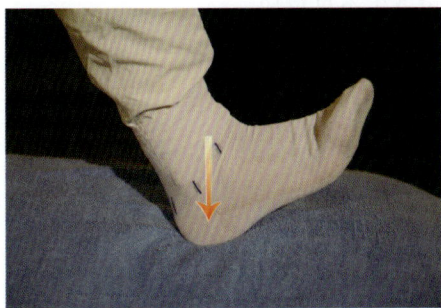

图 10 - 13 足顿压法

【动作结构】

受术者俯卧位，术者两手扶住横杠，提气轻身，控制自身重心。面对受术者脚方向（腰骶部）、面向受术者头方向（骶髂关节），两脚跟并拢，做身体向后坐的动作，然后进行顿压法操作。

【要领及注意事项】

动作要协调和缓，待充分放松后方可顿压，用力不可过大。

【临床应用】

1. 作用　通经止痛，分离粘连，矫正畸形。
2. 应用　适用于腰骶部、骶髂关节，常用于治疗骶髂关节炎、腰椎间盘突出症等。

（五）足尖点压法

术者以单足或双足足尖为着力点在被施术部位腧穴或痛点上进行点压的方法（图 10 - 14）。

【动作结构】

受术者仰卧、侧卧或俯卧于踩床上，术者两手握横杠，提气轻身，以双足足尖或单足足尖为着力点，点压在所选定的腧穴或痛点之上，用力由轻逐渐加重，稳而持久，使刺激充分透达到肌肉组织的深部。

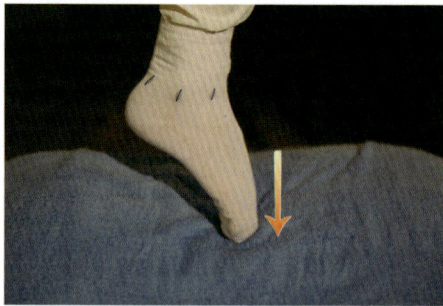

图 10 - 14　足尖点压法

【要领及注意事项】

力量均匀而持久，点压力量以受术者局部出现酸麻胀痛等感觉为度。切忌使用暴力，以免发生不良反应。

【临床应用】

1. 作用　开通闭塞，通经活络，散寒止痛，软坚散结。
2. 应用　适用于胸腹部、腰背部及四肢部的腧穴处、痛点处。

八、 啄点法

术者以双足或单足足尖着力于受术者一定部位进行雀啄的方法（图 10 - 15）。

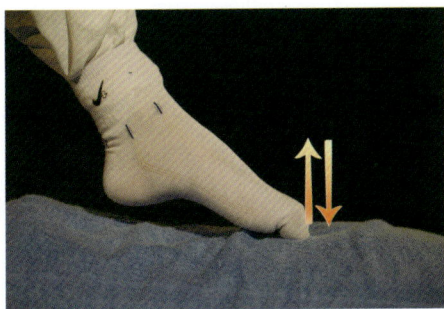

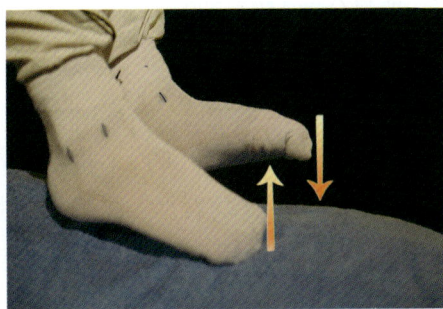

①单脚啄点法　　　　　　　　　　　　②双脚交替啄点法

图 10 – 15　啄点法

（一）单脚啄点法

术者以单足尖作用于受术者一定部位进行雀啄的方法。

【动作结构】

术者两手握踩床横杠，一脚置受术者身体上或踩床上，另一脚以足尖为着力点似鹰嘴状，在受术者一定部位上或穴位上进行雀啄。

【要领及注意事项】

以足尖为着力点，动作柔和协调，着力准确，有力度，有弹性。

【临床应用】

1. 作用　通经活络，散风祛邪，疏积导滞，活血化瘀止痛。
2. 应用　适用于肩背部、腰臀部及下肢。常配合其他脚法共同使用，起辅助性调理作用，主要用于保健。

（二）双脚交替啄点法

术者用双脚足尖作用于受术者施术部位进行交替啄点的方法。

【动作结构】

受术者俯卧位，术者两手握杠，肘关节屈曲，前臂平伸放在杠上，以支撑体重（或术者坐在头侧坐板上），双膝关节屈曲，足尖绷紧，双足尖在受术者施术部位上交替进行有规律地啄点。

【要领及注意事项】

两脚以足尖为着力点，协调一致，着力准确，动作柔和，力度以受术者能耐受为度，频率一般每分钟 150～200 次。

【临床应用】

1. 作用　振奋精神，通经活络，散风祛邪，开胸顺气，疏积导滞，活血化瘀止痛。

2. 应用　适用于肩背部、腰臀部，常用于缓解背腰部肌肉劳损引起的疼痛酸楚症状，配合其他脚法共同使用，起辅助性调理作用，主要用于保健。

九、 拍法

术者用足的某一部位（足掌或足背）在被施术部位或穴位上进行叩击，使受术部位产生酸胀麻窜感的方法。根据其着力点不同可分为足掌拍法（单足足掌拍法、双足足掌交替拍法）、足背拍法（单足足背拍法、双足足背交替拍法）（图 10 - 16）。

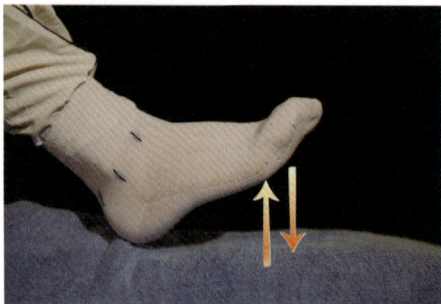

①脚掌拍法

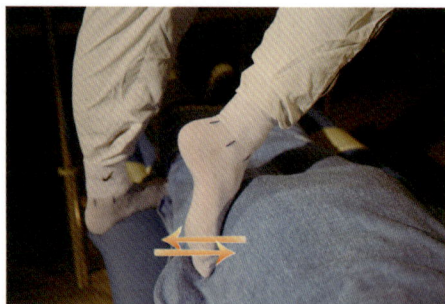

②足背拍法

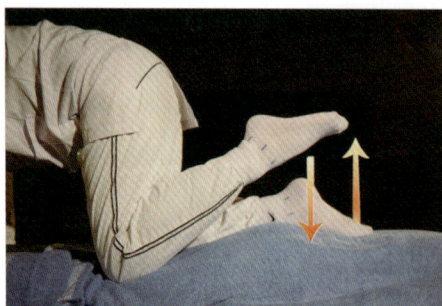

③双足足背交替拍法

图 10 - 16　拍法

（一）脚掌拍法

术者用单足足掌在受术者被施术部位或穴位上进行叩拍的方法。

【动作结构】

受术者俯卧或侧卧位，术者一足踩于受术者身体上或踩床上，另一脚以足掌为着力点在受术者一定部位，进行叩拍的动作。

【要领及注意事项】

以足掌为着力点，力求着力准确，用力均匀，先轻后重，以受术者能耐受为度。

【临床应用】

1. 作用　通经活络，祛瘀止痛。

2. 应用　适用于肩背部、腰部（尤为多用）、下肢部，对缓解受术者肌肉酸痛等不适，有保健或辅助治疗意义。

（二）两脚足掌交替拍法

术者用两脚足掌在受术者被施术部位或穴位上进行交替叩击的方法。

【动作结构】

术者坐于头侧坐板上，两手扶持横杠，两前臂平放横杠上，提气轻身，控制自重，以两脚足掌为着力点，在受术者被施术部位上进行交替拍打。

【要领及注意事项】

两脚协调合作，力量一致，不可过大，着力准确，用力均匀。

【临床应用】

1. 作用　通经活络，祛瘀止痛。

2. 应用　适用于肩背部、腰部，对缓解受术者肌肉酸痛等不适有保健或辅助治疗意义。

（三）足背拍法

术者用单脚足背在受术者一定部位上进行拍击的方法。

【动作结构】

受术者俯卧位或侧卧位，术者两手扶横杠，一脚踩于床上或受术者身体某部位，另一脚以足背为着力点在受术者被施术部位进行拍击。

【要领及注意事项】

以足背为着力点，着力准确，用力适度均匀，由轻到重，以受术者能耐受为度。

【临床应用】

1. **作用**　通经活络，祛瘀止痛，解除疲劳。

2. **应用**　适用于下肢外侧。对缓解受术者肌肉酸痛等不适有保健或辅助治疗意义。

（四）双足足背交替拍法

术者用两脚足背作用于受术者被施术部位或穴位，进行交替叩击的方法。

【动作结构】

术者两膝跪在受术者大腿上，以膝关节为轴，两小腿放松，两足背绷紧，在两小腿的带动下在受术者一定部位进行交替拍打。

【要领及注意事项】

两足背为着力点，着力准确，力度适当，两脚合作协调。

【临床应用】

1. **作用**　疏通经络，祛散瘀痛，解除疲劳。

2. **应用**　适用于臀部、小腿部，对缓解受术者肌肉酸痛等不适有保健或辅助治疗意义。

项目三　踩跷法的应用

一、腰背部

（一）取穴及手法

1. **取穴**　肺俞、心俞、膈俞、脾俞、肝俞、三焦俞、肾俞、志室、气海俞、大肠俞、关元俞、膏肓俞、天宗等。

2. **手法**　踩压法、脚推法、搓揉滚动法、脚揉法、脚拨法、脚颤压法等。

（二）动作结构

1. 受术者俯卧位，术者双手握横杠，面向受术者头侧，从臀部开始沿膀胱经路线自下而上，再自上而下至小腿部进行双脚踩踏法，反复数遍。

2. 体位同上，术者一脚踩于臀部上，一脚沿膀胱经路线自上而下做揉法，每侧3～5次。

3. 体位同上，术者单脚踩拨膀胱经，每侧3～5次。并沿背部竖脊肌肌肉走行做拨法。

4. 术者坐于头侧坐板上，足跟拨揉肩部，然后分推腰背部数次。

5. 足大趾或足跟点按膀胱经诸穴及腰阳关、腰眼、腰部阿是穴等，每穴按 1～2 分钟。

6. 术者站于受术者一侧，一脚踩于床上，一脚在腰部做搓揉滚动 5～7 次。

7. 可在背腰部做震颤踩压法，突出部重压。

8. 受术者侧卧位，患侧在上，术者站于后面，用足跟拨点法拨竖脊肌 3～5 次。

9. 受术者仰卧位，术者站于患侧，用足跟点揉髀关至梁丘穴数遍，足跟揉拨小腿前外侧，足跟点压阳陵泉、足三里、解溪穴及健侧扭伤穴，同时令受术者抬高或屈伸患肢髋关节数遍。

10. 最后施以拉髋踩背腰法和踩腰旋髋法活动关节。也可仰卧位施以屈膝屈髋旋髋法。

（三）要领及注意事项

1. 配合手法牵引、扳动及机械牵引，可提高疗效。

2. 在治疗期间睡硬板床，注意保暖，防止寒湿受凉。

3. 施术前必须排除骨质病变。

4. 恢复期注意功能锻炼。

5. 可选用理疗、针灸等配合治疗。

二、臀部

（一）取穴及手法

1. 取穴　居髎、环跳、承扶等。

2. 手法　脚推法、脚揉法、脚踩压法、脚拨法、脚颤法、屈膝屈髋旋髋法等。

（二）动作结构

1. 受术者俯卧位，术者双手握横杠，面向受术者足部，在受术者臀部做自上而下的直推法，反复操作 8～10 次。

2. 体位同上，术者单脚揉腰部、骶部及臀部 5～10 次。

3. 术者单脚在腰部和骶部的骶棘肌和下肢后侧胆经路线做拨揉法。

4. 术者用足大趾或足跟点揉次髎、环跳和承扶穴，每穴点按 1～2 分钟。

5. 术者在骶髂部及臀部做震颤踩压法。

6. 术者对臀部做双脚交替踩踏法。

7. 用屈膝屈髋旋髋法得以活动关节。

（三）要领及注意事项

1. 注意保暖，防止潮湿受凉。

2. 两周内避免负重。

3. 可用理疗配合治疗。

4. 施术前必须排除骨质病变。

三、 下肢部

（一）取穴及手法

1. 取穴　承扶、梁丘、血海、内膝眼、外膝眼、阳陵泉、足三里、地机、鹤顶、昆仑、太溪、委中、承山等。

2. 手法　脚点法、脚揉法、脚推法、脚搓法、搓揉滚动法等。

（二）动作结构

1. 受术者仰卧位，术者坐于足侧坐板上，自腹股沟向下搓揉大腿前群肌肉，两脚掌对揉膝关节周围 3～5 次，后用足跟对搓法搓揉膝关节内外侧至踝部，足大趾点揉内外膝眼穴 1～2 分钟。

2. 体位同上，术者一脚掌将髌骨向内推，同时另一脚足大趾垂直按压髌骨边缘压痛点（力量由轻到重），反复操作 3～5 次。

3. 体位同上，术者坐于足侧坐板上，双脚掌对揉膝部，并用足大趾点按膝眼、梁丘、足三里、昆仑、鹤顶穴，每穴 1 分钟。

4. 体位同上，术者站于受术者一侧，单脚足跟推按髌骨下缘，反复多次。

5. 体位同上，单脚搓揉滚动下肢前面，反复操作 3～5 次。

6. 受术者侧卧位，患侧向上，术者站于受术者背后，单脚掌推压患肢胆经路线（自环跳以下至膝弯），重点点压风市穴压痛点，点按膝阳关和阳陵泉，每穴 1～2 分钟。

7. 受术者侧卧位，患侧在下，术者站于受术者前面，单脚足跟点揉血海穴区并点按血海、箕门穴，然后在膝部内侧行旋揉法，重点在膝关节内侧间隙，即胫骨内侧髁。

8. 体位同上，术者两手扶横杠，面向受术者头侧做踩压屈膝部位数次得以活动膝关节。

9. 受术者俯卧位，术者两手扶横杠，自臀部至踝部做自上而下的脚推法，反复操作 3～5次。

10. 体位同上，术者坐于坐板上，自上而下搓揉下肢后群肌肉，反复操作 3～5 次。

11. 体位同上，术者坐于足侧坐板上，用足跟点法点压承扶、委中、承筋、承山等穴，每穴 1～2 分钟。

（三）要领及注意事项

1. 治疗的同时结合功能锻炼。

2. 主要保暖，避免过于劳累，也可用药物热敷。

3. 肥胖者可做适当的减肥锻炼。

4. 施术前必须排除骨质病变。

复习思考

1. 踩跷法和一般的推拿疗法相比较有何特点？

2. 踩跷法常用手法有哪些？

3. 踩跷法主要受术部位有哪些？

4. 踩跷法在应用中有何注意事项？

扫一扫，知答案

扫一扫，看课件

模块十一

美容按摩手法

【学习目标】

1. 了解美容按摩手法的基本知识和操作、运用。
2. 能选择性地进行美容按摩手法的操作。

项目一　美容按摩手法概述

美容是根据物理、化学和医学原理，用科学的方法保持或恢复身体各部位的生理功能，达到健与美的统一。美容有狭义和广义之分，狭义的美容是指美化面部五官的容貌；广义的美容则泛指人的身心健康、形体优美、精力充沛，保持朝气蓬勃的健康美、自然美、协调美。广义的美容包括化妆美容、护肤美容和医学美容。

按摩美容是医学美容的一个重要组成部分，是指运用按摩手法作用于人体体表的部位或穴位，以清洁养护颜面、须发、五官和皮肤，提高其生理机能、延缓衰老进程为目的的一种美容方法。

随着医学科学的发展和人们生活水平、文明程度的不断提高，人们对美的追求也越来越强烈，美容已成为人们日常生活中不可缺少的一部分。随着美容按摩的不断发展，美容按摩逐渐被大众所了解并采用，人们已认识到按摩的确有良好的美容效果，且没有任何副作用。美容按摩具有广阔的发展前景，大量临床实践证明，通过按摩，可使脏腑功能强健、气血充盈、经气通畅、经络疏通而起到人体美容作用。

一、　皮肤的特征

皮肤的质感对于人的美是至关重要的。了解皮肤特性，是有针对性地运用美容方法，改善皮肤的湿润度、弹性，使皮肤能得到更多的营养，迅速消除皮肤疲劳等的前提。

1. **湿润度** 皮肤的含水量是非常高的，特别是年轻人的皮肤，含水量大约占体重的20%，对于皮肤本身来说，皮肤的含水量是皮肤重量的70%。所以，皮肤要始终保持湿润是皮肤光滑滋润的前提。

2. **弹性** 皮肤富有弹性是免于出现皱纹、防止皮肤松弛的先决条件。一般来说，年轻人皮下脂肪丰富，新陈代谢速度快，皮肤能始终保持较好的弹性；而年纪大的人，或身体状况较差的人皮下脂肪减少，新陈代谢速度变慢，皮肤便会失去弹性。出现皱纹，意味着皮肤已开始衰老。

3. **色泽和细腻** 通常说"一白三分俏"，这种说法当然带有片面性。而今，有人主张晒黑后的皮肤是健康的。其实，无论白也好、黑也好，细腻是皮肤美丽的前提。皱纹重叠、黑斑遍布的皮肤是衰老的表现。

对皮肤的保养是非常重要的，除了要注意保持皮肤清洁外，同时还要注意皮肤的营养、皮肤的休息，以及适当的皮肤运动、皮肤的按摩。

二、 美容按摩的作用与功效

1. 细胞氧气的供给有赖于血液的运输，按摩可以促进血液循环，从而加强细胞对血液中营养物质的吸收，使皮肤得到滋养，同时也有利于废物的排除，改善皮肤晦暗和苍白无色的状态。

2. 按摩时皮肤温度升高，毛孔张开，血液循环畅通，以及按摩时对毛囊壁的牵扯、挤压都非常有助于皮肤对按摩膏中有效成分的吸收。

3. 按摩可以促进皮脂腺、汗腺的分泌，使皮肤得到滋润，变得娇嫩而富有光泽。

4. 面部按摩属于被动运动，持之以恒地进行，可以消除皮下多余的水分，消除肿胀和改善皮肤松弛现象，使皮肤结实而富有弹性，有效延缓衰老。

5. 按摩时对穴位的刺激可使面部肌肉得到放松，神经得到安抚和休息，有利于消除疲劳。

6. 按摩带给人的愉悦感受有利于健康激素的分泌，增强身体的活力、细胞的新陈代谢和机体的免疫力。

三、 美容按摩的基本原则

（一） 按摩应顺肌肉纹理走向及神经的分布进行操作

前额肌、鼻肌、上唇方肌、降口角肌、下唇方肌部位的按摩方向为由下至上，皱眉肌、眼轮匝肌、口轮匝肌部位的按摩方向为环状。

1. 按摩方向由下至上。当人到了一定年龄之后，肌肤会自然呈现松弛现象，又由于地心引力的作用，松弛的肌肉会下垂而呈现衰老的状态。因此，在按摩时手法应由下至上进行，否则会加重皮肉下垂，加速肌肤老化。

2. 按摩方向由里向外，从中间向两边。尤其是在进行面部抗衰老性按摩时，应尽量将面部的皱纹展开，并推向脸颊两侧。

3. 按摩方向与肌肉走向一致，与皮肤皱纹方向垂直。因为肌肉的走向一般与皱纹的方向是垂直的，故在进行按摩时，只要注意按摩方向与皱纹方向垂直，就能保证与肌肉走向基本平行一致。

（二）按摩时尽量减少肌肤的位移

当肌肉发生较大位移时，肌肉运动方向另一侧的肌纤维会绷紧、过强，持续的张力会使肌肤松弛，加速其衰老。因此，在进行按摩时要尽量减少肌肤的位移。使用足够量的按摩介质（如按摩霜、精油）是防止肌肤位移的有效方法之一。

四、美容按摩的适应证

1. **可直接获取美容保健效果的疾病**　白发、粉刺、隐疹、冻疮、口眼㖞斜、斜视、胞轮振跳、上胞下垂、肥胖症、肌性斜颈等。

2. **可间接获取美容治疗的疾病**　落枕、肩周炎、面瘫、神经衰弱、慢性腹泻、便秘、胃肠功能紊乱、月经不调、痛经、近视等。

3. **其他**　皱纹、皮肤松弛、皮肤色泽晦暗、毛发枯黄、眼袋、乳房发育不良、肥胖等。

以上是美容按摩相对常规按摩的几个侧重点，其禁忌证、体位选择、补泻作用、介质等可参见常规推拿相关章节。

项目二　基本手法

美容推拿手法具有与其他推拿手法不同的操作特点，多使用手指末节的指腹，常称指腹推拿。为了避免损伤皮肤，忌用插、抓、拧等手法，多以抚摩、推揉、轻擦等手法为主，以避免皮下组织受强力牵拉而变松弛。下面从手法的操作方法、动作要求及作用等介绍几种常用美容推拿手法。

一、摩法

摩法是用指腹或掌贴附体表的一定部位或穴位，做有节律的环转或直线往返运动。可分为指摩法和掌摩法，掌摩法又分为全掌摩、掌根摩、大鱼际摩和小鱼际摩，应用时可根据需要灵活选用。

（一）操作要领

指摩法是用指腹（多为 2 ~ 4 指）贴附一定的部位或穴位，做有节律的运动。操作时要求肘关节微屈、腕关节放松，以腕关节为中心连动掌指做环转运动。

掌摩法是用全掌或掌的某部位贴附一定的部位，通过连动前臂、腕关节做环旋运动。摩动时手指自然伸直，动作应缓和而协调，频率为每分钟 100 ~ 120 次。

（二）注意事项

1. 指摩法力量较轻，腕关节自然屈曲在 150° 左右，形成摩动的力量主要源于前臂，且速度宜稍快；掌摩法腕关节微背伸，主要以掌心、掌根部接触施术部位皮肤，做环摩时肩、肘、腕关节动作要协调，且力量和速度宜稍重缓。

2. 摩法操作速度不宜过快，也不宜过慢；压力不宜过轻，也不宜过重，摩动时不带动皮下组织。

3. 摩法要根据病情的虚实来决定手法的摩动方向，传统以"顺摩为补，逆摩为泻"。现代应用时，常以摩动部位的解剖结构及病理状况决定顺逆摩的方向。

（三）作用与应用

摩法具有温经散寒、和中理气、消积导滞、调节胃肠蠕动等作用。摩法是按摩减肥常用手法，多用于腹部操作。

二、抹法

以拇指螺纹面或掌面着力，紧贴于体表一定部位，做或上下或左右、直线或弧形、曲线的往返抹动，称为抹法。

（一）操作要领

1. 指抹法　以单手或双手拇指螺纹面置于一定的施术部位，余指置于相应的位置以固定助力。以拇指的掌指关节为支点，拇指主动施力，做或上下或左右直线，或弧形曲线的往返抹动。

2. 掌抹法　以单手或双手掌面置于一定的施术部位，以肘关节为支点，前臂部主动施力，腕关节放松，做上下或左右直线，或弧形曲线的往返抹动。

（二）注意事项

1. 注意抹法与推法的区别。通常所说的推法是指平推法，其运动是单向、直线，而抹法则是或上或下，或左或右，或直线往来，或曲线运转，可根据不同的部位灵活变化运用。

2. 抹法操作时压力要均匀，动作应和缓，即重而不滞，轻而不浮，连贯性要强。抹动时，不宜带动深部组织。

（三）作用与应用

抹法具有清醒头目、疏肝理气、消食导滞、活血通络、解除痉挛等作用。指抹法适于面部、手足部；掌抹法适于背腰、四肢部。临床主要用于感冒、头痛、面瘫及肢体酸痛等病症治疗。抹法常用于手足保健及面部美容按摩。

三、揉法

揉法是用手掌大鱼际、掌根或手指螺纹面吸定于一定部位或穴位上，做轻柔缓和的回旋揉动的方法。美容按摩手法之揉法可分为带动皮肤揉法及不带动皮肤揉法。

（一）操作要领

带动皮肤揉法多在点法、按法的基础上，用指腹（拇指或食指、中指、无名指）、掌根或大鱼际，贴附在一定部位或穴位上，带动皮肤做局部按揉，以增强点、按法的疗效，临床称为按揉法。操作时必须吸定在所需治疗或养护的部位及穴位。

不带动皮肤揉法是用拇指末节桡侧缘或大鱼际贴附在一定部位或穴位上，腕关节放松并摆动，带动大鱼际或拇指末节桡侧缘，在局部做轻柔和缓的摆动，手法向下的压力要轻，动作要协调而有节律性，操作时不可带动皮肤，手法频率为每分钟120次。操作中移动要慢，揉动要快。

（二）注意事项

1. 揉法操作时压力要适中，且注意吸定于施术部位，带动吸定部位组织一起运动，不能在体表形成摩擦。

2. 大鱼际揉法操作时前臂应有推旋动作，且腕部宜放松；指揉法操作时，腕关节要保持一定的紧张度，且轻快；掌根揉法操作时腕关节略有背伸，松紧适度，压力可稍重些。

3. 揉法操作动作要灵活，富有节律性，频率一般情况下保持每分钟120～160次。

（三）作用与应用

揉法具有舒筋通络、开通闭塞、活血祛瘀、消积导滞、增强皮肤活力等作用。其中带动皮肤揉法与点按法复合应用于局部，可放松肌肉、活血祛瘀等，还可在穴位上应用。不带动皮肤揉法为一种轻刺激手法，多应用在头面部，可使面部紧张的肌肉放松，促进面部血液循环，是面部美容的主要手法。

四、点法

用指端或屈曲的指间关节部着力于施术部位，持续进行点压，称为点法。点法应用于美容按摩多分为拇指点、屈指点、肘尖点。

（一）操作要领

1. 拇指点是用拇指端或指腹点在一定部位或穴位。

2. 屈指点是用拇指指间关节或食指第 1 指间关节屈曲后的突起部位，点压一定部位或穴位。

3. 肘尖点是在肘关节屈曲位，用突起的尺骨鹰嘴部点按一定部位或穴位。肘尖点法多用于肌肉丰厚部，如腰、臀部等。

（二）注意事项

1. 点法操作时，用力方向宜与受力面垂直，点取部位、穴位要准确，用力平稳，由轻到重，以"得气"或受术者能耐受为度，不可久点。点后宜加揉，以免造成局部软组织损伤。

2. 点法操作时，施术者要呼吸自然，不可屏气发力，也不可施用暴力或蛮力。

3. 年老体弱、久病虚衰者点法要慎用，心功能较弱者忌用。

（三）作用与应用

点法具有通经活血、理气解郁、调整脏腑功能等作用。适用于全身各部穴位，是按摩美容常用手法之一。由于本法刺激性较强，操作时应根据不同部位，不同体质酌情用力。

五、 击法

击法是用指尖、手掌尺侧（小鱼际）、拳背等部位叩打体表的方法。在按摩美容中常用的有指尖击法及小鱼际击法。

（一）操作要领

1. 指尖击法在操作时，手指微屈，以指尖（不可用指甲尖）击打体表，击打时以放松的腕关节做快速的伸屈抖动，以指尖接触体表，速起速落，如雨点般，有节奏地下落。

2. 小鱼际击法在操作时，手指自然伸直并放松，腕关节稍背伸，以单手或双手小鱼际为着力点击打体表。做击法时动作要快速，用力要均匀。鱼际击法在使用过程中，因手指放松，相互碰撞，可出现响声，但有时也可无响声。只要按操作要领做，有无声响均不影响疗效。

3. 拳背击法为手握空拳，腕关节伸直，肘关节做主动伸屈，以拳背击打体表。

（二）作用与应用

击法具有舒筋活络、理气和血的作用。指尖击法多用于头面部美容，小鱼际击法多用于腰、臀、下肢等部位的减肥美体，腰臀部脂肪较厚者亦可用拳背击法操作。

六、 颤法

以指或掌在施术部位做颤动，称为颤法。

（一）操作要领

以食、中二指或食、中、无名指三指螺纹面或掌面着力，手和臂部肌肉绷紧，主动施力，做节律性颤动，使受术部位连同施术者手臂一起颤动。操作时，对施术部位要施加合适的压力，既不过重，又不能过轻，以适合颤动传递为宜。

（二）注意事项

1. 颤法是通过手臂肌肉绷紧加之主动运动而使所施部位颤动；振法则是手臂部肌肉静止性用力，而不做其他的主动运动，可以区别运用。

2. 颤动频率一般认为在每分钟 200～300 次。

（三）作用与应用

颤法具有温中散寒、调理脾胃的作用。本法较振法颤动幅度大而频率低，刺激温和而舒适，适宜于腹部操作，多用于腹部减肥、调节内分泌。

七、搓法

用双手掌面对称地夹住肢体的一定部位，做相反方向的快速搓动，称为搓法。

（一）操作要领

沉肩，垂肘，腕部微背伸，手指自然伸直，以双手掌面夹住施术部位，令受术者肢体放松。以肘关节和肩关节为支点，前臂与上臂部主动施力，做相反方向的较快速搓动，并同时缓慢地做上下往返移动。

（二）注意事项

1. 搓法操作时两手夹持不宜太紧，避免造成手法呆滞。

2. 两手用力要对称，动作要协调、连贯，搓动速度应快，移动速度宜慢。

3. 操作过程中要气沉丹田，呼吸自然，不可屏气发力。

（三）作用与应用

搓法具有滑利关节、舒筋通络、调和气血、疏肝理气、消除疲劳等作用。搓法是一种刺激较为温和的手法，主要适用于四肢、胸胁等部位，作为美容按摩手法时还经常用于头颈部。临床常用于肢体酸痛、关节活动不利及胸胁屏伤等病症的治疗，亦常作为推拿的结束手法。

八、拿法

拿法分三指拿法、五指拿法及辗转拿法。三指拿法是以拇指与食、中二指相对，五指拿法是拇指与其余四指相对，捏某一部位，逐渐由轻至重用力。辗转拿法是在三指、五指拿法的基础上加入左右旋转的力来完成。

（一）操作要领

用手指指腹相对挤压（三指或五指）用力提捏，操作时动作要连贯，和缓而有节律，不可用指尖着力，更不可突然用力提捏。辗转拿法在左右旋转时应保持向上提捏的力量，旋转角度不可过大，以免局部皮肤损伤。

（二）注意事项

1. 捏拿软组织宜多，捏提中宜含有揉动之力。实则拿法为复合手法，含有捏、提、揉3种成分。

2. 腕关节要放松，动作柔和而灵活，连绵不断，富有节奏性。拿法同捏法一样要求对称用力，且用力要由轻渐重。

（三）作用与应用

拿法具有舒筋通络、活血散寒的作用。可用于颈、肩、下肢、腰、腹等部位，可通过提捏、旋转作用于脂肪沉积部。拿法是减肥美体中主要手法之一。

九、 按法

按法是用单掌、双掌、双掌重叠，在一定部位逐渐用力深压。临床上常与揉法合用。

（一）操作要领

操作时要紧贴体表，用力方向应与体表垂直，由轻至重，不可用暴力猛压，以防发生意外。在与揉法配合使用时，以小幅度缓慢按揉为宜，揉动时向下按压的力不要减弱，以免影响按法的效果。

（二）注意事项

1. 按压部位要准确，着力部紧贴体表。按压的用力方向多为垂直向下或与受力面相垂直。指按法接触面积小，刺激较强，常在按后施以揉法，有"按一揉三"之说。

2. 不可突施暴力。不论指按法还是掌按法，其用力原则均是由轻而重，再由重而轻，按压到一定深度后，需在受术部位停留一定时间，结束时指、掌、肘应慢慢放松。

（三）作用与应用

按法具有舒通筋脉、活血祛瘀、放松肌肉等作用，适用于背、腰、臀、下肢等脂肪沉积部位的减肥。

十、 捏法

捏法是用手指夹挤治疗养护部位。可分为三指捏、五指捏及捏脊。

（一）操作要领

1. 三指捏法是用拇指与食、中二指指腹相对用力挤压某一部位。

2. 五指捏法是用拇指与其余四指相对用力挤压某一部位。挤压时用力要均匀、和缓而有节律性。临床上可根据不同部位选用三指捏法或五指捏法，也可双手同时使用。

3. 捏脊法是在长强至大椎一条直线上捏挤操作的专用手法。可拇指在后，食、中二指在前，从长强穴起，用三指捏起皮肤，双手交替滚推捻动向前操作，直至大椎穴上。亦可食指屈曲在后，拇指在前，用食指桡侧带及拇指从长强穴起，捏起皮肤双手交替滚推捻动向前操作，直至大椎穴前。捻动的过程中可捏三下提一下局部皮肤，以增强疗效。

（二）注意事项

1. 捏法操作时拇指与其余手指用力要对称，且均匀而柔和，动作要连贯而有节奏性。

2. 捏法操作时尽量以拇指指腹接触被治疗部位，以增强柔和感。

3. 挤捏时沿肌纤维方向对称移动，一般由近端向远端。

（三）作用与应用

捏法具有舒筋通络、活血祛瘀、行气导滞的作用。适用于颈、背、腰、臀、腹及四肢等美体。捏脊法可调阴阳，理气血，和脏腑，通经络，培元气。捏脊法用途广泛，是按摩美容、美体的常用手法之一，也是人体保健及治疗多种疾病的常用手法。

项目三　美容按摩手法的应用

一、面部

（一）面部自我保健按摩法

1. **静神**　双眼自然闭合，面部肌肉和皮肤放松。

2. **嘴巴周围的按摩**　用两手中指按在人中处，然后两手各朝左右两边摩动；再换成两手中指按在下巴中间处，然后两手各朝左右两边摩动。上下交替重复进行。

3. **面颊的按摩**　用两手掌捂住两侧面颊，成圆圈形轻轻地摩动。

4. **鼻四周的按摩**　用两手中指轻轻自下而上地摩擦鼻子四周的皮肤，然后再用双手中指按住鼻梁处朝上推拉。

5. **眼睛四周的按摩**　用两手中指从眼内角起，顺上下眼睑成螺旋形朝外移动摩擦，到太阳穴止。上下交替重复进行。

6. **额头按摩**　两手中指从额头中间，成大螺旋形慢慢朝外移动按摩，到太阳穴为止。用两手中指由额头中间朝两边平直摩擦。

7. **太阳穴按摩**　两手各用四个手指按住太阳穴，轻轻地揉动，顺、逆时针各做数分钟。

8. **颈部按摩**　用两手拇指在胸锁乳突肌处，沿着边缘自下而上按摩。

9. **防皱敲打**　先用手指把眼角容易起皱的皮肤撑开绷紧，再用另一手的中指轻轻敲打此处皮肤。左右交替敲打。

（二）面部除皱法

1. 消除额部皱纹　将两手食指、中指、无名指三指并拢，指腹紧贴前额中部（或用小鱼际操作），如画圈般从额头中央揉推至鬓角，然后用掌根部从下向上推至发际处，如此反复操作 20～40 次。前额皱纹变浅、变少后，即可减少操作次数，着重于保养。

2. 消除两眉皱纹　先将中指和食指并拢，以指腹在攒竹穴上按揉片刻，然后分别沿上眼眶分推至太阳穴，再以指腹按揉两侧太阳穴片刻，反复 3～5 次；再以两手大鱼际紧贴两侧外眼角处，由下而上推到额角和耳郭上缘处。如此反复操作 10～15 次。

3. 消除鼻唇沟皱纹　先用两手中指、食指指腹按揉迎香、地仓、大迎穴等；然后用中指、食指指腹从内眼角沿鼻颊两侧推至口角处，反复 3～5 次。再用掌根部盖住嘴角两边皱纹，用力压紧脸面皮肤，缓慢地推向耳根部，使两颊绷紧，稍停片刻后放手。如此操作 5～10 遍。

（三）消除眼袋法

受术者微闭双目，术者用食指和中指按住眼下部肌肉，稍用力由两侧推向鼻梁，保持 10 秒钟后复位，然后全眼部肌肉放松，开始抬起眉毛使眼睛尽量增大，持续几秒钟，然后尽量紧闭双眼，并使鼻部的肌肉缩向一处。最后放松眼部，闭眼让眉毛上抬。

（四）消除双下巴法

施术者先用中指按揉承浆、人迎、扶突等穴，然后嘱受术者抬头，使下颌尽可能地朝前挺伸，保持这一姿势，并把下嘴唇向上拉，尽可能拉紧，口一张一闭 3～5 次，闭嘴时使下嘴唇盖在上嘴唇上，使下颌下面的肌肉承受一定的紧张度。注意用力要轻柔，不宜用暴力，下颌绷紧 10～15 秒钟即可，然后放松。如此反复 3～5 次。

（五）增强面颊肌肉弹性法

先用两手中指按揉耳门、大迎、颊车、下关穴，然后用双手中指指腹分别从鼻翼、口角、下颌正中，从下向上如画圈般地向上推至鬓角，注意方向是从下往上。如此反复 3～5 次。

（六）面部美容按摩法

1. 先用拇指指腹按揉印堂穴半分钟至 1 分钟，再螺旋式向上按揉至神庭穴 10 遍。然后双手由印堂穴沿两眼眶上缘稍用力分推至太阳穴，并在太阳穴轻轻按压一下，反复操作 5～10 次。

2. 用双手拇指和中指同时按揉双侧攒竹穴和鱼腰穴半分钟至 1 分钟，然后用中指按揉丝竹空穴半分钟至 1 分钟。

3. 用双手中指指腹按揉睛明、承泣、球后、瞳子髎、太阳、眉冲、曲差等穴，每穴半分钟至 1 分钟。

4. 用双手拇指同时由内向外切掐上眼眶 5 次、下眼眶 5 次，以局部有酸胀感为度。

5. 先用双手中指从同侧睛明穴起，沿鼻旁螺旋式按揉至迎香穴，反复 3~5 遍，然后双手中指、食指并拢，以指腹部推擦鼻梁两侧 10~20 次。

6. 先用食、中指指腹或掌面揉摩面颊，再由中向外分推 5~10 次。

7. 先两掌相互擦热，然后紧贴两侧颜面，以整个面部微微发热为度。

术前在面部涂抹适量的按摩膏或按摩油，然后进行面部操作。

（七）头部美容按摩法

1. **按揉穴位**　用拇指或中指指腹按揉百会、上星、神庭、头维、率谷、翳风、风池等穴，每穴各约 1 分钟。

2. **干洗头**　将双手五指略分开，指腹紧贴头皮，置于前发际中线两旁，稍用力由前发际推向后发际处，反复 10~20 次。

3. **推鬓角**　双手中指、食指、无名指略分开，指腹紧贴头皮，放在两侧鬓发处，沿耳郭呈圆圈状推至后发际处，反复 10~20 次。

4. **叩头**　双手五指微屈，手指自然分开，用手腕部带动手指叩击头部的两侧及头顶，由前向后各叩击 5~8 遍。叩击时用力要均匀，强度适中。

5. **捏拿颈项**　将拇指与其余四指分放在颈项肌两侧，相对用力，一紧一松，一捏一提，由上而下捏拿到颈根部，反复 10~20 次。

二、腹部

（一）常规保健按摩法

1. **分推、揉腹法**　术者两手拇指和大鱼际从腹部正中线沿肋弓向两侧分推，时间大约 1 分钟；然后以双手叠掌轻揉腹部，先揉脐周，然后顺时针揉全腹，操作 2~3 分钟。

2. **按揉腹部诸穴法**　以拇指按揉腹部中脘、梁门、神阙、天枢、气海、关元、归来等穴，操作时宜随着受术者的腹式呼吸进行操作，即呼气时随腹部的凹陷进行按揉，吸气时手指随腹部的隆起而放松按压，每穴按揉半分钟。

3. **摩腹法**　术者以掌心先置于脐部，以脐为中心，然后缓慢至全腹，先顺时针后逆进针方向旋转轻摩腹部 30 次，或以腹部发热内透为度。

4. **提拿腹直肌法**　术者用双手自上而下提拿腹直肌 3~5 次。

5. **振腹法**　以脐为中心掌振 1~2 分钟。

（二）推拿减肥法

1. **摩脘腹部**　用单掌或双手叠掌置于脐上，做顺、逆时针方向摩腹约 5 分钟。摩时稍用力，摩动的范围宜由小到大，再由大到小。

2. **提拿腹肌**　取仰卧位，双下肢微屈，腹部放松。以一手提拿中脘穴处肌肉组织，另一手提拿气海穴处肌肉组织。提拿时面积宜大，力量深沉。拿起时可加捻压动作，放下时，动作应缓慢，反复操作 10～30 次。

3. 抄拿胁肋　双掌从胁下抄拿胁肋部肌肉，一拿一放。拿起亦应加力捻压，并由上向下反复操作 10～30 次。

4. 分推腹阴阳　用双手四指分别置于剑突下，沿季肋下缘自内向外下分推 10～30 次。

5. 按揉穴位　以一手拇指按揉上脘、中脘、神阙、气海、关元、天枢等穴，每穴半分钟。

6. 擦腹部　双掌自胁下向腹部用力推擦，并逐渐向下擦至小腹部，以透热为度。

复习思考

1. 常用美容按摩手法有哪几种？
2. 美容按摩有哪些注意事项？
3. 美容按摩运用的基本原则是什么？
4. 面部美容按摩如何操作？

扫一扫，知答案

扫一扫，看课件

模块十二

运动保健按摩手法

【学习目标】

1. 了解运动保健按摩手法的基本知识和操作、运用。
2. 能选择性地进行运动保健按摩手法的操作。

项目一　运动保健按摩手法概述

现代竞技体育，是一项集体育运动、体育科研、运动医学于一体的超人体能量常规的一项运动。运动员在运动的不同时期，可能出现不同程度的身体不适反应，如肌肉疲劳、赛前失眠、精神紧张、精神不振、赛中的肌肉痉挛，赛后的缺氧等，必须进行调整方能达到竞技状态，保证运动成绩，同时减少运动损伤。

按摩是一种强筋骨、健身心、抵御外邪、预防疾患的良性保健方法。运动员在比赛或运动前后、睡前晨起、平素休息时，接受他人按摩或实行自我按摩，对增强肌肉韧带的力量、增进关节的功能、保持良好的心理状态、提高运动能力、预防运动损伤等诸多方面，均有着极为重要的作用。尤其是赛前接受按摩，可醒脑提神，为身体增添活力。赛后或赛间休息接受保健按摩，可迅速缓解疲劳，加快体力恢复。

运动保健按摩的手法与普通按摩手法类似，常用手法分为摆动类、摩擦类、挤压类、振动类、叩击类、运动关节类、复合手法几大类。

运动保健按摩中，摆动类常用手法有㨰法和揉法；摩擦类常用手法有推法、摩法、擦法和搓法；挤压类常用手法有按法、点法、拨法、捏法和拿法；振动类常用手法有抖法和振法；叩击类常用手法有拍法和扣法；运动关节类常用手法有摇法和扳法；复合类常用手法有按揉、拿揉等。以上常用手法在之前的内容中已介绍，在此不再赘述。

项目二　运动前保健按摩

运动前保健按摩的主要目的是使运动员保持训练和比赛前的良好状态，通过不同的按摩手法，增强肌肉力量，增进关节韧带的灵活性和柔韧性，提高运动能力，预防运动损伤。一般情况下，运动前按摩应和运动前的准备活动结合起来，以在训练或比赛前 15 分钟内进行为宜。

一、赛前紧张

（一）病因与症状

有些运动员在比赛前几天会出现兴奋性过高，情绪激动、动作协调性差、厌食失眠等现象。一方面可以施以心理按摩术，即同运动员谈论与运动夺冠关系不大的话题，以手掌温和地拍拍运动员的肩背，抚摩其头发，边谈边抚摩，使其心理上得到温暖、关心、理解，然后给予鼓励，使其具有必胜的信心。另一方面用轻快柔和的手法进行较长时间、大面积的按摩，起到抑制兴奋、调整状态的作用，使运动员在短时间内抑制兴奋，并安然入睡，或者略加调治，使运动员的情绪趋于平和，从而可以欣然参赛或投入运动。

（二）保健按摩

令受术者仰卧，全身放松，自然呼吸，闭目凝神；操作环境要清静；术者动作慢而稳。手法及操作步骤如下。

1. **开天门**　以两手拇指指腹从眉心印堂穴推向额上神庭穴，以皮肤略显红色为度。

2. **分抹法**　以两手拇指桡侧缘从眉心印堂穴向外沿眉弓分抹至两侧太阳穴。

3. **按揉头面部穴位**　按揉印堂、太阳、睛明、迎香、地仓、人中、百会等。

4. **拿五经**　以五指指腹拿头顶正中线督脉和两旁太阳、少阳经，自前发际经头顶向后至枕骨部，止于两侧风池穴。

5. **叩头顶**　术者双手十指自然分开，指间关节屈曲，以各指指尖着力，由头部前额转圈叩击，并缓慢向后移动经头顶至颞部叩击至枕骨部风池穴；再反之，由后向前叩击，反复 10 次。

6. **拿肩井**　术者站于受术者体后，双手拇指分别置于其两肩井穴处，其余四指与拇指相对置于斜方肌前缘，相对用力，将斜方肌拿起并自指间弹出。一拿一放，两手交替进行，提拿数次。

7. **指振揉腹部**　术者一手中指末节指腹置于鸠尾穴，另手中指末节指腹指振阑门、天枢穴各 2 分钟，配合指揉阑门穴、天枢穴；继用掌振法振腹肌 2~3 分钟。

8. **点按腹部穴位**　点按上脘、中脘、下脘、关元、气海、天枢等穴，用力由轻而重，动作缓慢，可间隔一定时间。

9. **揉拿四肢**　术者两手拇指和其他四指相对用力大面积拿揉受术者的上臂、前臂和大腿、小腿等的肌群，重点在上臂和小腿。

10. **叩足底**　空拳叩击双侧足底 1~2 分钟。

上述按摩法，是一组缓解运动员赛前或参加运动前精神过度紧张的调整性手法，对人体没有任何副作用。如赛前精神过度紧张，又没有时间休息时，根据运动员的具体情况选用手法组合方式，缩短施术时间，一般施术 10 分钟左右，受术者的紧张情绪多可趋于平衡，焕发运动活力。

二、精神不振

（一）病因与症状

运动员赛前精神状态不佳，缺乏足够的兴奋性，情绪低落，表情冷淡，对比赛失去信心。术者可采用助其兴奋，泄其抑制的按摩方法施治，加快运动员的周身血液循环，快速消除身体的倦怠与不适，提高中枢神经的兴奋性和神经过程的灵活性，调节植物神经的协调性，从而提高运动员的运动能力。操作时，用力稍大，速度宜快，时间宜短。术者如能针对其不同的心理状态，同时配合兴奋性心理疗法，效果更佳。

（二）保健按摩

1. **开天门**　以两手拇指指腹从眉心印堂穴推向额上神庭穴，以皮肤略显红色为度。

2. **按揉头面部穴位**　按揉印堂、太阳、睛明、迎香、地仓、人中、百会等。

3. **拿五经**　以五指指腹拿头顶正中线督脉和两旁太阳、少阳经，自前发际经头顶向后至枕骨部，止于两侧风池穴。

4. **拿肩井**　受术者取坐位。术者站于其体后，双手拇指分别置于两肩井穴处，其余四指与拇指相对置于斜方肌前缘，相对用力，将斜方肌拿起并自指间弹出。一拿一放，两手交替进行，提拿数次。

5. **拿膀胱经**　受术者取俯卧位。术者双拇指置其肺俞穴处，食、中、无名指并置于对侧魄户穴处，沿膀胱经自上而下，缓慢移动做深部的拿法。拿至白环俞与秩边穴后，双手拇指移至同侧的魄户穴，食、中、无名指移至对侧的肺俞穴。以同样的方法拿至秩边穴与白环俞穴。双侧反复 3~5 次。

6. **推膀胱经**　体位同上。术者双手分置受术者两侧膀胱经上，以全掌着力，保持深度的按压力，从肺俞、魄户起自上而下顺推至秩边、白环俞止。反复 3~5 次。

7. **拨三里**　受术者取仰卧位。术者用一手中指对准其足三里穴，食指、中指、无名指同时用力，并横向弹拨足三里及上下肌群，两侧交替进行，共约 1 分钟。

8. **捏、拿、抖、叩击四肢**　术者根据运动员的运动项目，对需运动的肢体及肌群施行重而快地捏拿抖及叩击手法数遍。

上述兴奋按摩各法，是一组改善运动员赛前精神不振的有效方法，施术时手法要果断利落，用力要扎实深透；施术后，受术者无疼痛或不适感觉。

三、专项保健按摩

由于运动项目的不同，有的需要运动员肌肉强而有力，有的要求运动员有很强的耐力，有的则需要有强的动作协调平衡能力。如果在赛前对运动员进行有针对性的按摩操作，则有助于提高相关肌肉群的兴奋性，取得提高其竞技能力、预防意外伤害和提高比赛成绩的效果。

（一）增强肌肉力量的按摩法

运动前采用较重、频率较快的手法，短时小面积的局部按摩，可改善血液循环，提高肌肉的收缩力，增强肌肉和韧带的弹性，从而提高运动员的运动能力。可针对局部关节、肌肉用重推和搓擦法 3 ~ 4 次，对深部肌肉进行挤捏操作，或用中度力量拍击局部肌群，使肌肉保持一定的紧张度，促进肌肉血液循环，促进肌肉力量的爆发。

（二）增强耐力的按摩法

有些比赛项目需要相当的耐力，为了提高运动中的耐力，赛前按摩方式则与增加肌肉爆发力的按摩方法相反，是使肌肉松弛而不是紧张，让运动员以舒适的体位休息，以手掌顺着肌纤维束的方向做全身性按摩或在肌肉丰厚处轻按 3 ~ 5 下，或在四肢肌肉群上施以轻搓、振摇手法使之放松。

（三）提高动作平衡能力的按摩法

有些运动项目要求有良好的平衡能力，运动按摩在这方面也可提供帮助。人的平衡能力与视力、听力、皮肤感受器、内耳平衡器及小脑功能有关，提高平衡能力，具体按摩方法如下。

1. **拿睛明** 受术者取坐位，术者站于体侧，一手拇指按压百会穴，另一手拇、食指指端分置睛明穴处，以指端侧缘着力，向后、向内轻轻用力按压睛明穴。

2. **揉太阳** 体位同上。术者站于其体后，双手分置太阳穴处，以大鱼际或食、中、无名指末节指腹着力，做顺或逆时针方向的轻柔和缓揉动。

3. **揉眼球** 体位同上，让受术者闭目养神片刻。术者用手指在眼球上轻轻按摩几下，以不压至出现"眼花"为度。再让受术者睁眼由远至近，又由近至远观察 3 遍，如此按摩 2 分钟。

4. **闭按双耳** 体位同上。术者站于其体后，用双手掌闭按双耳，用力稍轻。

5. **握捏双耳** 体位同上。术者用拇、食、中指指腹相对用力握捏双耳 10 ~ 20 次。

6. **下拉耳垂** 体位同上。术者用拇指与食指末节指腹捏握耳垂，向下轻拉 15 ~

20 次。

7. **轻叩鼓部** 体位同上。术者弯曲的食、中、无名指末节指腹着力，轻轻敲击双耳廓后方的鼓部，20～30 次。

8. **摇头颈** 体位同上。术者用两手掌分置头两侧，以较慢的速度使运动员的头部向前后、左右轻摇 10～15 次，再分别按顺逆时针方向转相同的圈数。

9. **轻摸全身** 用毛巾遍摸全身皮肤，轻摸以有痒感为宜，令皮肤感觉进入兴奋状态。

项目三　运动中保健按摩

运动中保健按摩即运动间歇中的按摩，其目的是迅速消除疲劳，恢复体力，提高机体的兴奋性。先用轻而缓和的手法，对负荷大的肌群进行按摩，消除肌肉紧张和疲劳；对按摩已经疲劳的肌肉或运动中将要承受较大负担的肌肉群，施以较重而快的手法，以提高其兴奋性。如果运动员在运动过程中出现肌肉僵硬、胸闷不适、疲劳或关节无力及其他运动意外等情况，常用捏拿、搓揉、擦摩和抖动等手法，解除肌肉疲劳、痉挛，使关节滑利、轻松。按摩时间不宜过长。

一、肌肉疲劳

运动员经过激烈的比赛后，身体消耗能量较大，为在短时间内迅速缓解疲劳，使运动中将要承受较大负担的肌肉群保持较高的兴奋性。可按以下手法进行操作。

1. **揉颈侧** 受术者正坐，术者站于其体后，双手分置颈部两侧，以食、中、无名指指腹着力，自乳突部开始，沿胸锁乳突肌、斜角肌向下揉至颈根部，手法力度深透。

2. **拿颈侧** 体位同上。术者一手扶受术者头顶，另一手拇指与其他四指分置胸锁乳突肌、斜角肌的两侧，以各指指腹着力，由上至下分别做拿法。

3. **拿肩井** 体位同上。术者双手拇指分别置于受术者两肩井穴处，其余四指与拇指相对置于斜方肌前缘，相对用力，将斜方肌拿起并自指间弹出。一拿一放，两手交替进行。

4. **分颈肌** 受术者正坐。术者站于其体侧，一手扶头顶，另手拇指置颈侧，其余四指置项部，以拇指指腹深压斜角肌、胸锁乳突肌并做左右方向的拨动，由上至下进行。

5. **拿揉曲池、少海** 体位同上。术者一手扶托受术者前臂，另一手拇指与中指分置曲池、少海穴，以末节指腹着力做拿揉法。双臂交替进行。

6. **拿揉上肢肌群** 体位同上。术者一手受术者扶腕部，另一手拇指与其余四指末节指腹着力分别拿揉两上肢上臂和前臂肌群。双臂交替进行。

7. **揉膀胱经** 受术者取俯卧位。术者双掌分别置于其两侧膀胱经，以掌根部着力按揉腰椎两侧的肌群。

8. **分腰背** 体位同上。术者一手置受术者背伸肌上段，另一手置对侧肾俞穴处，双手以掌根着力，保持深度的按压力，沿背伸肌向下做左右滑动的分筋。双手分筋至骶尾部后，交换双手位置，重复以上操作。

9. **拿揉小腿肌群** 体位同上。术者先用双手食、中、无名指指腹着力揉动受术者小腿肌群，然后用双手拇指与其余手指末节指腹相对用力拿捏小腿肌群。

10. **拿揉大腿前侧肌群** 受术者取仰卧位。术者先用掌根或实拳揉动大腿前侧肌群，而后用双手拇指与其余四指末节指腹相对用力拿捏大腿前侧肌群。

上肢运动量较大者，可重点按摩上肢关节肌群；下肢运动量较大者，可重点按摩下肢关节肌群，总时间不超过 3 分钟。要求术者手法简练，用力扎实。运动人员主诉酸累不适部位为重点施术部位。

二、 运动中昏厥

（一）病因与症状

运动中昏厥是指在运动中突发昏仆，稍后苏醒的症状。多因素体脾胃虚弱，气血不充，复因在运动中情志刺激，疲劳过度，大量汗出，气血津液耗之过骤，致使气虚下陷，清阳不展，闭塞清窍而昏仆。运动者出现面色苍白，汗出淋漓，继而昏仆，不省人事，四肢清冷，呼吸急促，醒后体乏肢软，口渴欲饮，舌淡苔薄，脉沉微。

（二）保健按摩

1. **掐急救穴位** 受术者取仰卧位。术者迅速掐人中、捏兑端、掐十宣等至其苏醒。

2. **开天门** 体位同上。术者双拇指置印堂穴处，其余四指置头顶固定头部。以拇指端桡侧缘着力，自印堂穴推至神庭穴，双手拇指交替进行。手法轻柔和缓，反复操作 1~2 分钟。

3. **分推眉弓** 体位同上。术者以双拇指桡侧缘着力，其余四指分置受术者两侧颞部，自眉头推至眉尾。手法力度轻，反复操作 1~2 分钟。

4. **推迎香、人中、承浆** 体位同上。术者双拇指分置于受术者迎香穴，其余四指分置两侧颞部，以拇指端桡侧缘着力，从迎香穴推至人中后，再向两边分推至承浆。手法力度中等，反复操作 1 分钟。

5. **分推膻中** 体位仰卧。术者用双手拇指末节指腹置于膻中穴，其余四指分置两侧胁部，自中间向两侧分推数次。

6. **提拿腹肌** 体位同上。术者用拇指与其余四指末节指腹相对用力提拿腹肌数次。

7. **掌振腹部** 体位同上。术者用一手手掌轻置于腹部，利用上臂的颤动来带动手掌作振法。

8. 拿头筋 体位俯卧。术者以拇指与其余四指相对用末节指腹拿头部，自前发际至后发际，反复操作5~7遍。

9. 拿风池 体位同上。术者一手扶头顶，另手拇、食指分置两侧风池穴处，以指尖及侧缘着力，向前向上按压风池穴，停留片刻后松开两指，并轻拿风池穴数次。

10. 拿肩井 体位同上。术者双手拇指分别置于受术者两肩井穴处，其余四指与拇指相对置于斜方肌前缘，相对用力，将斜方肌拿起并自指间弹出。一拿一放，两手交替进行。

（三）辨证加减

1. 醒后伴头痛、头晕者

拿攒竹：受术者取仰卧位。术者一手拇指按压其百会穴，另一手拇、食指指端分别置于攒竹穴处，以指端侧缘着力，向后向上用力按压攒竹穴，停留片刻后松开两指，并轻拿局部数次，以减轻按压手法的刺激。手法力度轻重交替，反复操作3~5遍。

揉太阳：体位同上。术者双手分置于受术者太阳穴处，以鱼际或食、中、无名指末节指腹着力，做顺时针或逆时针方向的揉动。手法力量平稳，轻柔和缓。

拿鱼腰：体位同上。术者一手拇指按压受术者百会穴，另一手拇、食指分置于鱼腰穴处，以指端着力，向后按压鱼腰穴，停留片刻后松开两指，轻拿鱼腰数次。

点穴：掐揉合谷、曲池、百会、列缺。

2. 伴有恶心呕吐者

分推眉弓：受术者取仰卧位。术者以双拇指桡侧缘着力，其余四指分置于其两侧颞部，自眉头推至眉尾。

推风府至大椎：受术者取俯卧位。术者双拇指置于其风府穴处，其余四指环抱颈部两侧，以拇指桡侧缘指腹着力，由风府穴向下推至大椎穴，两手拇指交替进行。

点穴：按揉内关、足三里。

三、运动中腹直肌痉挛

（一）病因与症状

运动中腹直肌痉挛乃由于剧烈运动、大量出汗、津液耗散过骤、呼吸急迫、气机不畅，使经气不调，筋膜拘急所致。常表现为腹部疼痛，部位表浅，腹直肌板硬、紧张、压痛明显。

（二）保健按摩

1. 揉按腹直肌 受术者取仰卧位。术者以掌根部轻轻按揉其两侧腹直肌，上下往返，反复按揉3~5分钟。

2. 掌摩腹部 体位同上。术者以全掌面自受术者上腹至脐再至下腹部缓缓摩动2~3

分钟。

3. 点穴 点按内关、阳陵泉、上巨虚、足三里。

4. 后伸扳腰 受术者取俯卧位。术者一手掌按于其腰部，一手前臂托其双膝部，做腰部后扳法，以拉长腹肌，持续扳压 1~2 分钟。

四、 运动性肌肉痉挛

（一）病因与症状

运动性肌肉痉挛又称"抽筋""转筋"，是指肌肉发生不自主的强直收缩而言。其中最易发生的部位为小腿腓肠肌，其次是足底屈蹬肌和屈趾肌。多因未做准备活动，或准备活动不充分，导致肌肉受寒冷刺激；或因活动剧烈，过度出汗；或在运动中肌肉过快地连续收缩，放松时间太短而致肌肉痉挛。临床上表现为局部肌肉痉挛，疼痛难忍，痉挛处僵硬，且一时不易缓解。

（二）保健按摩

1. 腓肠肌痉挛

（1）擦承筋、承山 受术者取俯卧位。术者双手分别置于其患侧承筋、承山穴处，以小鱼际着力，做力度深透的擦法。至发热或舒适感为度。

（2）指揉承山 体位同上。术者以一手食、中、无名指指腹着力于受术者承山穴做揉法，力度深透。

（3）拿腓肠肌 体位同上。术者拇指与其余四指相对，用指腹自上而下拿受术者腓肠肌 3~5 次，至局部微有酸胀舒适感为度。

（4）理腓肠肌 受术者取俯卧位。术者位于其足底侧，以双手食、中、无名指指腹着力，分别沿患侧腓肠肌内外侧头向下理筋。内侧经筑宾、交信、照海至太白穴止，外侧经飞扬、跗阳、昆仑、仆参、申脉至束骨穴止。

（5）推腓肠肌 体位同上。术者先用一手虎口处着力自上而下推受术者腓肠肌 1~3 次，在肌腹处用力宜轻，肌腱处用力宜重；而后自下向上推腓肠肌 1~3 次，肌腱处用力轻，肌腹处稍加力。

（6）点揉穴位 委中、合阳、承山、承筋、昆仑、太溪各点揉 1 分钟。

（7）摇踝 受术者取仰卧位。术者一手握患踝前上方，另手握足尖，使踝做顺时针或逆时针方向的旋转摇晃活动 5~10 次。

（8）扳踝 体位同上。术者一手扶其踝关节，另手推压使其足背屈至极限，推压半分钟，反复 5~8 次。

（9）点按足三里、阳陵泉 各 1 分钟。

2. 屈蹬肌、屈趾肌痉挛 首先使足和足趾强力背伸，然后按揉阳陵泉、承山、足三

里、解溪等穴，最后轻轻按摩痉挛部的肌肉肌腱。

项目四　运动后保健按摩

赛后或运动后保健按摩，主要是解除疲劳，恢复体力，调节中枢神经的兴奋与抑制过程，以尽快恢复良好的抑制和安静状态。运动后按摩多采用频率均匀、手法和缓、力度适中的抑制性刺激及在缓解精神过度紧张的按摩手法基础上加以丰富和完善。运动后按摩可在运动结束部分或运动后进行，也可在洗澡时或睡前进行。当运动员十分疲劳时，需让运动员休息 2～3 小时后，再进行按摩。按摩的部位应根据运动项目的特点及运动员疲劳的情况而定，一般是按摩运动员负担最大的部位，极度疲乏时，进行全身性按摩。局部按摩时，关节躯干部以揉为主，四肢肌肉以揉捏为主，先按摩大肌肉，后按摩小肌肉，两侧交替按摩。按摩时，宜循静脉回流方向和顺肌纤维做适度的按摩揉捏，以促进静脉血回流，迅速排除代谢产物和调整肌张力，达到消除疲劳的目的。

一、上肢按摩法

1. **滚上肢肌**　受术者取坐位。术者站于其体侧，一手扶托腕部，另一手以第 5 掌指关节处着力，滚动上肢三角肌、肱二头肌、肱三头肌和前臂伸屈肌群。

2. **揉上肢肌**　体位同上。术者一手托受术者腕部，另一手以食、中、无名指末节指腹着力，揉动三角肌、肱二头肌、肱三头肌和前臂伸屈肌群。

3. **拿上肢肌**　体位同上。术者一手扶受术者腕部，另一手拇指与其余四指相对，以末节指腹分别拿捏三角肌、肱二头肌、肱三头肌和前臂伸屈肌群。

4. **点穴**　取手三里、肘五里、手五里、肩贞、肩髃、肩井、曲池、合谷。

5. **摇肩**　受术者取坐位。术者站于其体后，一手置肩井穴部固定，另手托住肘部，做顺时针或逆时针方向的旋肩。

6. **摇肘**　体位同上。术者一手托受术者肘部，另手握前臂做顺时针或逆时针方向的旋转活动。

7. **摇腕**　受术者取坐位。术者站于其体前，一手握腕近端，另手握手部，做顺时针或逆时针方向的屈伸旋转摇晃。

8. **平推上肢**　体位同上。术者一手握受术者腕部，另一手全掌平贴于上肢部，先从下到上做平推，后改为从上到下施术。

9. **搓上肢**　体位同上。术者两手掌分别放置于受术者上肢的相对侧，用力做上肢的搓动手法。

10. **抖上肢**　体位同上。术者两手掌分别握受术者大小鱼际处，利用双腕的伸屈运动带动上肢抖动。

二、腰背部按摩法

1. **㨰督脉** 受术者取俯卧位。术者双手分别置于其身柱及中枢穴部,以掌指关节着力,沿棘突、棘突间隙做㨰法,由上至下,双手㨰至骶尾部止。

2. **㨰膀胱经** 体位同上。术者一手置受术者肺俞穴处,另手置对侧的胆俞穴处,双手同时做㨰法。沿膀胱经向下㨰至白环俞后,交换两手位置,重复以上操作。

3. **㨰肾俞、环跳** 体位同上。术者双手分别置于受术者同侧的肾俞及环跳穴处,以第5掌指关节着力,双手同时做㨰法。

4. **指揉督脉经** 体位同上。术者双手并拢以食、中、无名指末节指腹着力,自受术者大椎穴起,揉至腰俞穴止。手法轻柔和缓,揉至出现温热感后,停留片刻,再缓慢向下移动。其中大椎、身柱、命门、腰阳关、腰俞穴等适当延长停留时间。

5. **掌根揉膀胱经** 体位同上。术者双掌分别置于受术者两侧膀胱经上,以掌根部着力,自肺俞、魄户起,向下揉至秩边、白环俞。

6. **掌揉命门、八髎** 体位同上。术者双掌分别置于受术者命门及八髎穴处,以双掌心着力,做顺时针方向的揉动。揉至热感出现后1~2分钟。

7. **拿膀胱经** 体位同上。术者双拇指置于受术者肺俞穴处,食、中、无名指并置对侧魄户穴处,沿膀胱经向下,缓慢移动做深部的拿法。拿至白环俞与秩边穴后,双手拇指移至同侧的魄户穴,食、中、无名指移至对侧的肺俞穴,以同样的拿法拿至秩边与白环俞穴。

8. **理膀胱经** 体位同上。术者双手分置受术者两侧膀胱经上,以全掌着力,保持深度的按压力,从肺俞、魄户起向下顺理至秩边、白环俞。

9. **理肋隙** 体位同上。术者双手分置受术者上背部两侧,以食、中、无名指指腹着力,自脊柱旁沿肋隙向两侧理筋至胁部止,从上至下理至腰部。

10. **掌根分腰背** 体位同上。术者一手置受术者背伸肌上段,另一手置对侧肾俞穴处,双手以掌根着力,保持深度的按压力,沿背伸肌向下做左右滑动的分筋。

11. **平推腰肌** 体位同上。术者用掌根或双手拇指着力,沿受术者腰肌自上而下的做推法。

12. **扳肩背** 体位同上。术者右掌根置受术者下背部棘突上,左手置右肩前方,双手对向用力扳动脊柱,使脊柱产生旋转运动。扳肩背时,左手扳肩向后上,右手按压脊柱向前下。每扳动一次,右掌根向下移动少许,直至腰骶部止。右侧扳毕后,术者交换站立位置及双手位置,重复以上操作扳动左肩。

三、 下肢按摩法

1. **擦下肢后侧** 受术者取俯卧位。术者以双手第 5 掌指关节着力，保持深度的按压力，擦动其下肢股二头肌和小腿三头肌。

2. **指揉下肢后侧** 体位同上。术者以双手食、中、无名指末节指指腹着力，揉动受术者下肢股二头肌和小腿后侧肌群。

3. **拿下肢后侧** 体位同上。术者以拇指与其余四指末节指腹相对用力，拿捏受术者下肢的股二头肌和小腿三头肌。

4. **点按穴位** 取环跳、承扶、委中、承山、昆仑、太溪等。

5. **平推下肢后侧** 受术者取俯卧位。术者以掌根部着力，保持深度的按压力，平推其下肢后侧。

6. **擦髋外侧** 受术者取侧卧位。术者双手分别置于其环跳和风市穴处，与第 5 掌指关节着力，保持深透的力度，吸定穴位及在穴位周围做擦法。

7. **擦大腿前内侧** 受术者取仰卧位。术者双手先分别置于其冲门、伏兔穴处，以第 5 掌指关节着力，保持适当的力量，吸定穴位及在穴位一带做擦法。然后在股内收肌做擦法，此时受术者应将髋外旋置足于另一侧膝上方，重点操作在箕门、血海、阴包等穴处。

8. **掌揉股四头肌** 体位同上。术者以一手或双手掌心着力，沿受术者股四头肌由上而下做揉法。手法力度柔和，可顺时针或逆时针方向操作。

9. **拿股四头肌** 体位同上。术者一手或双手在受术者股四头肌部做拿法，由上至下，反复进行。

10. **拿股内收肌** 体位同上。术者一手置于受术者股内收肌，另一手置股外侧肌处，双手同时做拿法，由上至下，拿至大腿中下 1/3 处止。

11. **平推下肢前侧** 体位同上。术者用一手掌根着力沿受术者股四头肌平推下肢至足踝部，在大腿处用力较重，至小腿处力量变轻。

12. **点穴位** 点髀关、伏兔、血海、风市、膝眼、阳陵泉、足三里等穴。

四、 颈部按摩法

1. **擦颈棘突** 受术者取坐位。术者站于体侧，一手扶其头顶，另一手以掌指关节着力，自第 2 颈椎棘突开始，自上向下擦至第 7 颈椎棘突。

2. **擦颈棘突旁** 体位同上。术者以第 5 掌指关节着力，沿受术者颈棘突旁由上向下做擦法。反复进行 3~5 遍后，吸定天柱穴部做擦法 1~2 分钟。

3. **擦颈侧** 体位同上。术者一手置受术者颞部，使其头偏向对侧，另一手掌指关节着力，沿斜角肌、胸锁乳突肌等由上向下做擦法。

4. **擦颈根**　体位同上。术者双手分别置于受术者双肩井穴处，以小鱼际或掌指关节着力，沿斜方肌、冈上肌做擦法。力度由轻至重，交替进行。

5. **揉颈棘突**　体位同上。术者以食、中、无名指末节指腹着力，自受术者第2颈椎棘突开始，沿棘突及棘突间隙向下揉至大椎穴止。

6. **揉颈侧**　体位同上。术者站于受术者体后，双手分置其颈部两侧，以食、中、无名指指腹着力，自乳突部开始，沿胸锁乳突肌、斜角肌向下揉至颈根部止。

7. **揉颈根**　体位同上。术者双手分别置于受术者双肩井穴处，以食、中、无名指指腹或小鱼际掌根着力，做顺时针或逆时针方向的揉法。

8. **拿颈棘突**　受术者取坐位。术者站于其体侧，一手扶其头顶，另一手拇指与食、中、无名指分别置于颈椎棘突两侧，由上至下做拿法。

9. **拿颈侧**　体位同上。术者一手扶受术者头顶，另一手拇指与其余四指分别置于颈部两侧，以各指指腹着力，由上至下做拿法。

10. **拿肩井**　受术者取坐位。术者站于其体后，双手拇指分别置于两肩井穴处，其余四指与拇指相对置于斜方肌前缘，相对用力，将斜方肌拿起并自指间弹出。一拿一放，两手交替进行。

11. **推风府至大椎**　体位同上。术者用双手拇指置受术者风府穴部，其余四指环抱颈部两侧，以拇指桡侧缘指腹着力，由风府穴向下推至大椎穴，双手拇指交替进行。

12. **推风池至肩井**　体位同上。术者双拇指分别置于受术者双侧风池穴，其余四指环抱颈前侧，以拇指指腹着力，从风池穴向下推至肩井穴。

13. **推颈侧**　体位同上。术者双手拇指微屈，其余四指自然并拢置于受术者颈部两侧，以指腹着力，沿胸锁乳突肌起点向止点轻推，由上向下，单向操作。

14. **理项韧带**　体位同上。术者一手扶受术者头顶，另一手拇指微屈，其余四指并拢，以末节指腹着力，深压项韧带，由上向下滑动理筋。

15. **理颈肌**　体位同上。术者双拇指微屈，其余四指并拢，分别置于受术者颈侧，以指腹深压颈侧肌肉，由上向下滑动理筋。

16. **理颈根**　体位同上。术者双侧小鱼际掌根分别置于受术者双肩井穴，保持深度按压力，缓慢滑动至肩峰，梳理斜方肌、冈上肌。

17. **点穴位**　点风府、大椎、天柱、大杼、风门、风池、天容、天窗、天鼎、缺盆等穴。

附：赛后缺氧的保健按摩法

1. 由助手将缺氧运动员扶于凳上，术者迅速于其印堂、太阳、百会、风池、人中穴上点揉5次、点2遍，再提捏斜方肌3次，按摩乳突肌5次。

2. 令运动员深呼吸数次即可。

项目五　日常自我保健按摩

一、搓摩运动头顶

站立位施术。术者先用两手的食、中、无名指末节指腹，以每秒钟6次的速度，前后方向交替搓摩受术者百会穴和风池穴。然后用两手掌面搓摩颈，以局部产生热感为度。最后做颈椎的前屈后伸、左右侧屈、左右环转等主动运动，共3~5分钟。可清醒头脑，养护并强健颈部的关节、韧带、肌肉，为各项运动奠定良性基础。

二、搓揉运动腰背

站立位施术。术者先用两手掌根深而有力地交替搓揉受术者腰背中线的督脉，同时搓揉两侧的太阳经线，然后做腰部的前屈后伸、左右侧屈、左右环转等主动运动，共约3分钟。可疏通腰背经脉，养护并强健腰背部的关节、韧带等软组织，为参与各项活动奠定基础。

三、拿揉摩擦运动上肢

站立位施术，两侧交替进行。术者先用右手拇指与其他四指相对，拿揉受术者肩、上臂、肘、前臂、腕部肌群。再用右手掌面，以每秒钟2~4次的速度，往返摩擦左上肢，最后做肩关节的后转运动、肘关节的屈伸环转运动、腕关节的抖动环转运动，共3~5分钟。可畅通经脉，滑利关节，同时养护并强健上肢的神经血管、肌肉韧带等软组织，为参与各项运动增添活力。

四、拨揉推摩运动下肢

站立位施术，两侧交替进行。术者先两手相对，拇指在上，用其余指端拨揉受术者下肢的软组织，然后用两掌，以每秒钟1次的速度上下推摩下肢的所有部位，最后抖动下肢，转动髋、膝、踝运动，共3~5分钟。可加速血液循环，保健并养护下肢的关节韧带、肌腱、神经等，为参与各项体育运动增添活力。

五、搓摩胸腹

站立位施术。术者先用右手掌根以每秒钟1次的速度，扎实有力地环摩受术者膻中穴、中脘、气海穴，然后用掌根纵向搓摩胃腹中线和左右侧中线，最后做全身的伸展跳跃运动，共约3分钟。可固护本元，增强脏腑机能，为参与各项体育运动提供内在的能量契机。

上述是一组健体强身的自我按摩方法。运动人员如能熟练掌握并经常施用，不仅能够提高活动能量，还可消除潜在病灶，预防疾患。

复习思考

1. 运动保健按摩常用手法有哪些？
2. 运动保健按摩三个阶段的目的和作用是什么？
3. 增强肌肉力量和增强耐力的按摩有何不同？
4. 缓解腓肠肌痉挛的运动保健按摩应该如何操作？

扫一扫，知答案